AF332633

LES MALADIES
DE L'ESTOMAC
ET LEUR TRAITEMENT

PAR

Le Dr L. BOURGET

PROFESSEUR DE CLINIQUE MÉDICALE
A L'UNIVERSITÉ DE LAUSANNE

DEUXIÈME ÉDITION

PARIS. — J.-B. BAILLIÈRE & FILS. — 1912

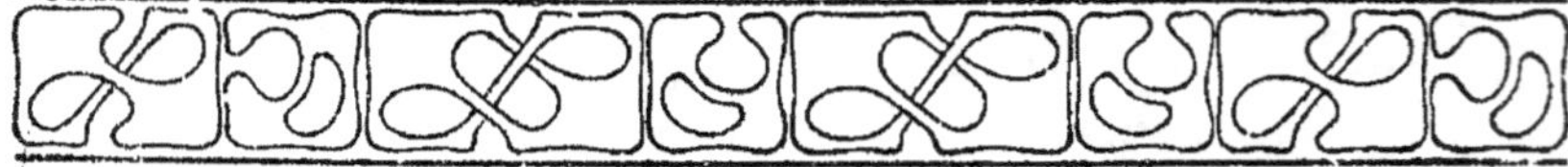

LES

MALADIES DE L'ESTOMAC

ET LEUR TRAITEMENT

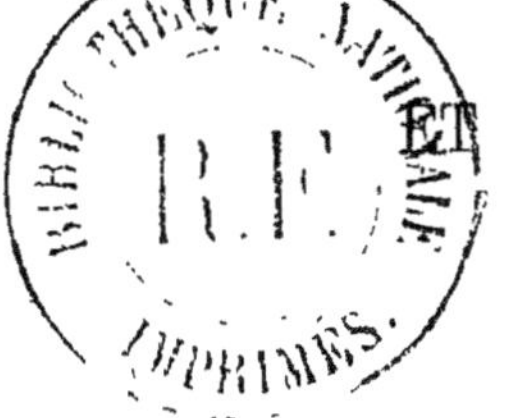

LES MALADIES
DE L'ESTOMAC
ET LEUR TRAITEMENT

PAR

Le Dr BOURGET

PROFESSEUR DE CLINIQUE MÉDICALE A L'UNIVERSITÉ DE LAUSANNE

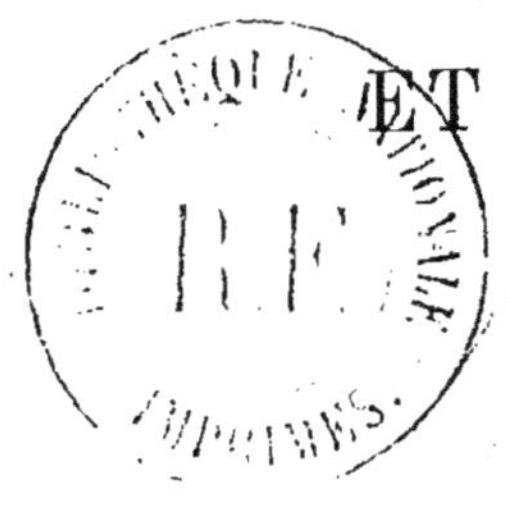

Avec planches noires et coloriées

ET FIGURES DANS LE TEXTE

Deuxième Édition

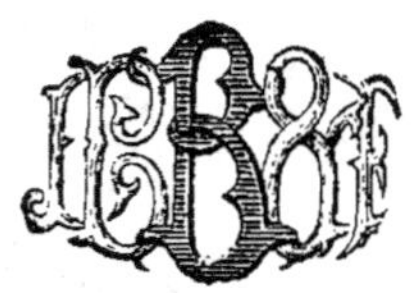

PARIS

LIBRAIRIE J.-B. BAILLIÈRE ET FILS

19, rue Hautefeuille, près du boulevard Saint-Germain

1912

Tous droits réservés.

PRÉFACE

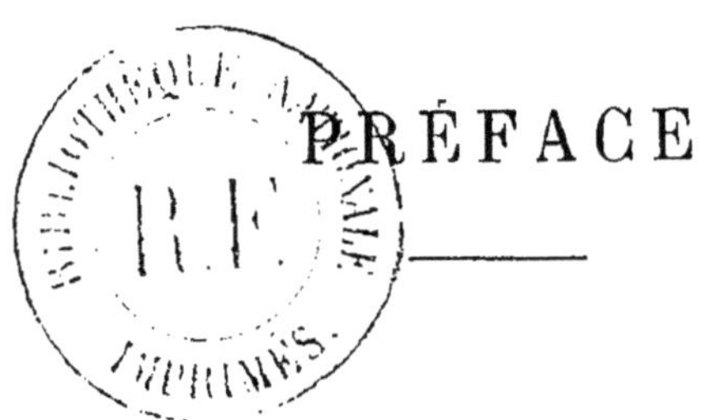

Ces leçons ont été faites au lit du malade, devant les
étudiants qui préparent leur examen professionnel.
Les quelques indulgents amis et confrères qui ont
quelquefois assisté à ces cliniques m'ont souvent engagé
à les publier, essayant de me persuader qu'elles
pourraient être de quelque utilité au médecin praticien.

Si je me décide aujourd'hui à présenter ces leçons
au public médical, c'est que les années passent vite et
qu'on sent le besoin, à certain moment, de résumer le
travail accompli, afin d'y trouver un nouveau courage
pour reprendre la besogne de demain.

Voici déjà vingt ans que je publiais mes premières
remarques sur la composition chimique du suc gastrique, et pendant ces années d'activité si vite écoulées,
je n'ai pas cessé, soit au laboratoire, soit au lit du
malade, de m'intéresser à la pathologie des voies digestives.

Mon continuel souci a été de simplifier les méthodes d'investigation, pour permettre leur facile application par le médecin praticien et faciliter la tâche de mes étudiants.

J'ai cherché à rester toujours dans le domaine de la clinique pratique et de l'observation physiologique, laissant aux ouvrages spéciaux ou plus étendus le soin de discuter sur les théories, ou de décrire en détail les méthodes de laboratoire.

Tout ce que j'expose dans ces leçons trouvera son application pratique au lit du malade, et même les recherches chimiques pourront être faites dans le cabinet du médecin moderne, qui pourra les exécuter avec une instrumentation très simple.

Il arrivera, en suivant ces conseils, à établir facilement et assez rapidement un diagnostic complet de la fonction digestive.

Et ce diagnostic lui dictera sa ligne de conduite au point de vue thérapeutique.

En se basant sur la stricte méthode physiologique, il n'est pas d'organe plus facile à interroger que l'appareil gastro-intestinal, et plus spécialement l'estomac, qui, à toute heure de la journée et à n'importe quelle phase de sa digestion, livrera ses secrets à l'observateur renseigné.

J'ai tenu à dire tout cela sous la forme de la leçon clinique, parce qu'elle permet plus de familiarité et plus d'intimité dans l'exposition, laissant la forme plus littéraire aux grands ouvrages didactiques.

Mon but a été de rendre cette partie de la science intéressante et attrayante aux étudiants, utile et pratique à mes confrères.

Dr BOURGET.

LES MALADIES DE L'ESTOMAC

ET LEUR TRAITEMENT

PREMIÈRE LEÇON

LES CLASSIFICATIONS DES MALADIES
DE L'ESTOMAC

Coup d'œil sur les classifications des maladies de l'estomac. — Autrefois et aujourd'hui. — Les données de la physiologie et des sciences biologiques. — Trousseau et la dyspepsie. — Classifications modernes : allemandes et françaises. — Importance secondaire de ces classifications. — Importance plus grande de l'étude de la fonction.

Autrefois et aujourd'hui. — Depuis une vingtaine d'années, la pathologie gastro-intestinale a fait d'incessants progrès. S'appuyant sur les documents des laboratoires de physiologie et de chimie physiologique, elle arrive peu à peu à comprendre le fonctionnement normal et les altérations pathologiques des actes digestifs *chez l'homme.*

Nous disons chez l'homme, sain ou malade ; car, si la clinique a fait souvent fausse route dans ce domaine, la faute en est souvent au physiologiste expérimentant sur des animaux, grenouille, lapin ou chien, et tirant de ces expériences des conclusions qu'il prétendait pouvoir appliquer à la pathogénie gastro-intestinale de l'homme. Or ces découvertes portaient bien souvent sur des questions de détail, très importantes au point de vue purement scientifique, mais dont on avait le tort d'amplifier l'importance en regard des autres actes de la digestion.

C'est ainsi qu'après avoir trouvé la pepsine, le physiologiste cherchait à démontrer, par ses intéressantes expériences, qu'il fournissait au clinicien un médicament capable de guérir toutes les maladies d'estomac.

La pepsine devint pendant plusieurs années l'unique médicament appliqué aux affections stomacales. La clinique finit par s'apercevoir que ce moyen thérapeutique n'était pas suffisant. Et il en fut de même pour tous les autres ferments solubles (propepsine, lab).

Puis ce fut le tour des acides. On chercha longtemps avant de connaître la nature des acides de la digestion. Le physiologiste opina d'abord pour l'acide lactique, qui passa immédiatement dans la thérapeutique des troubles digestifs. Mais quand la chimie physiologique démontra que le vrai acide actif était l'acide chlorhydrique, la clinique dut l'accepter. De nouveau, pendant plusieurs années, tous les pauvres malades qui se plaignaient de l'estomac recevaient quelques gouttes de ce précieux acide.

Il faut avouer qu'un grand nombre de malades se trouvaient bien de cette pratique. Nous nous expliquons très bien ces guérisons obtenues grâce au concours de la physiologie, car nous savons actuellement qu'une bonne partie des troubles digestifs étant sous une dépendance psychique, la suggestion par médicament pouvait faire merveille. Mais quand tous ces moyens scientifiques ne réussissaient pas, le médecin découragé avait l'habitude de dire à son malade : « J'ai tout essayé pour vous guérir, sans y arriver ; maintenant, laissez-vous conduire par votre estomac : donnez-lui ce qu'il aime, ménagez-le », et bien d'autres platoniques conseils qui indiquaient bien la limite des connaissances du praticien.

Les données de la physiologie et des sciences biologiques. — La physiologie ne devint utile au médecin qu'une fois qu'elle eut une notion plus nette des actes digestifs dans leur ensemble.

Cependant elle ne tint pas encore assez compte des conditions dans lesquelles elle faisait ses recherches. Elle oubliait souvent que les résultats enregistrés étaient dus au fonctionnement d'un organe lésé par des traumatismes opératoires (fistules, diverticules, etc.).

Et bien souvent aussi la clinique ne retirait aucun profit de ces expériences de laboratoire.

Vous nous entendrez souvent répéter que les données venant des laboratoires d'expérimentation sur les animaux ne doivent pas être acceptées d'emblée par le clinicien. Il doit les prendre en sérieuse considération, être très reconnaissant au physiologiste ; mais il ne conclura que lorsque ses observations cliniques lui auront démontré l'utilité de ces découvertes appliquées à l'homme. Voyez ce qui se passe actuellement pour la tuberculose : on tuberculise et on guérit les cobayes par milliers, et nos pauvres tuberculeux hommes continuent à mourir comme par le passé. Le plus souvent, le scepticisme thérapeutique a sa source dans la hâte qu'on met à accueillir les pseudo-découvertes des laboratoires. La microbiologie, principalement, fait à la thérapeutique bien des promesses, toujours déçues. Aussi le clinicien doit-il recevoir toutes ces affirmations avec calme et les étudier avec soin avant de tirer des conclusions sur leur utilité pour l'homme malade. Loin de moi l'idée de déprécier les travaux de laboratoire : plus nous connaîtrons de petits faits, mieux cela vaudra, mais c'est au clinicien seul qu'il appartient d'en peser la valeur au point de vue clinique.

La physiologie de la digestion ne fit réellement des progrès au point de vue clinique que lorsque celle-ci apprit à se servir de la sonde œsophagienne pour interroger la digestion stomacale, dans les conditions les plus diverses, mais avec un estomac non lésé expérimentalement.

Depuis vingt ou trente ans que ces recherches continuent à orienter la pathologie, on peut dire que la conception des maladies de l'appareil digestif a changé radicalement.

Trousseau et la dyspepsie. — Si, nous reportant quarante ou cinquante ans en arrière, nous nous rendons compte de la manière dont les affections gastro-intestinales étaient comprises, nous voyons le grand clinicien Trousseau admettre la dyspepsie, qui, dit-il, est bien moins une maladie qu'un phénomène commun à un grand nombre de malades.

Il distinguait la dyspepsie liée à la gastrite chronique, les dyspepsies boulimique, flatulente et acide.

C'était là une division artificielle. Le mot de dyspepsie (δὺς, difficile; πεψις, digestion) désigne un syndrome, et les dénominations de boulimique, flatulente, acide étaient basées sur un symptôme prédominant.

Lorsque vous en avez le loisir, je vous engage beaucoup à lire ces belles Cliniques de Trousseau publiées par Peter (1). Il y a près de cinquante ans qu'elles ont été professées et dès lors il n'a rien été publié de meilleur au point de vue purement clinique. Vous y apprendrez ce que doit être la vraie, la simple observation clinique, c'est-à-dire l'analyse des processus physiologiques chez l'homme vivant, sain ou malade.

Vous y apprendrez aussi comment on doit se servir des données fournies par les laboratoires de recherches biologiques.

Mais surtout vous comprendrez ce que doit être le travail cérébral du clinicien et du médecin praticien, toujours en éveil, s'intéressant aux plus petits faits, les recueillant, les classant, de façon à pouvoir s'en servir en temps opportun.

Les livres dont vous vous servez actuellement pour vos études sont certainement pour la plupart très bien conçus,

(1) Trousseau, Cliniques médicales de l'Hôtel-Dieu, *10ᵉ édition*, Paris, 1902, tome III, page 25 : De la dyspepsie.

très au courant de toutes les découvertes modernes, et très complets. Ils vous présentent sous une forme plus ou moins condensée toute la matière pathologique, si je puis m'exprimer ainsi. Vous les apprenez, comme on dit en style d'écolier, vous les retenez plus ou moins bien, mais vous n'y trouvez nulle part ce que doit être la méthode d'observation et de raisonnement du médecin vis-à-vis du malade.

Dans ma carrière de professeur, j'ai toujours éprouvé une grande joie à préparer une leçon clinique. Après avoir lu les travaux spéciaux, les comptes rendus des sociétés médicales et dépouillé la si prolixe littérature médicale moderne, je terminais mon travail par la lecture d'une clinique de Trousseau se rapportant au sujet que j'avais à traiter devant vous. Et j'avais le plus souvent la satisfaction d'y retrouver sous une forme ou sous une autre la connaissance de faits que nous prenons généralement pour des découvertes plus modernes.

Principalement dans ces questions de troubles de la digestion, Trousseau, par la simple observation clinique, et par sa dialectique limpide et saine, était arrivé à une thérapeutique assez semblable à celle que les données de la science moderne nous ont fait adopter.

Or la thérapeutique doit être l'objet principal de toutes nos recherches médicales. C'est dans le but de guérir nos malades que des milliers de savants travaillent avec ardeur à la solution des questions biologiques.

La lecture des Cliniques de Trousseau vous mettra en garde contre les affirmations trop catégoriques et par trop intransigeantes des sciences connexes à la médecine.

Pour vous en donner un exemple, entre beaucoup d'autres, lisez, dans la leçon clinique sur la Dyspepsie, la discussion relative à l'emploi thérapeutique des alcalins et des acides. A cette époque il y avait, paraît-il, des partisans du traitement par les alcalins et des partisans de la médication par les acides. Mais on ne transigeait pas. Après avoir bien établi le pour et le contre, en présentant des malades ayant bénéficié de l'un et l'autre traitement, il montre une malade où, employés isolément, ni l'un ni l'autre des médicaments n'avait réussi, mais où le succès avait été éclatant lorsqu'on avait administré l'alcalin avant le repas et l'acide après celui-ci.

Nos connaissances actuelles sur les fonctions de l'estomac expliquent facilement le succès de cette double et opposée médication. Nous y reviendrons en son temps. Mais le clinicien Trousseau avait déduit tout cela de sa seule observation clinique. Et voici comment il concluait pour ce cas particulier : « Ce fait a un grand intérêt pratique ; il montre au médecin que nous ne connaissons en réalité le tout de rien, et que bien souvent nous ne connaissons rien de rien. Nous cherchons les explications, ce dont on ne doit pas nous blâmer, car c'est le seul moyen de systématiser et d'arriver à nous diriger suivant certaines lois, plus ou moins défectueuses, sans doute, mais qui nous permettent de ne pas agir en empiriques. Malheureusement ces explications sont généralement fausses. » Ne voilà-t-il pas un exercice d'humilité dont je vous recommande de temps en temps la pratique. L'homme de science, si savant soit-il, en a toujours le plus grand besoin.

Classifications modernes. — Voyons maintenant comment nos traités modernes de pathologie gastro-intestinale comprennent la classification de ces maladies ; car une classification donne généralement la mesure de nos connaissances théoriques ou pratiques.

Si nous prenons les livres de pathologie interne dont vous vous servez habituellement, nous voyons qu'ils adoptent à peu près tous la même classification.

Pour les auteurs allemands (Strümpell, 1884), nous avons les chapitres séparés suivants :

Catarrhe aigu de l'estomac ;

Catarrhe chronique ;

Gastrite phlegmoneuse ;

Ulcère de l'estomac ;

Carcinome de l'estomac ;

Dilatation stomacale ;

Gastrorragie ;

Affections nerveuses de l'estomac.

Des livres plus récents (von Mering, *Lehrbuch der Inneren Medizin*, 1901 ; Kahane, *Grundriss der Inneren Medizin*, 1901) ajoutent à cette liste :

L'atrophie de la muqueuse stomacale (*achylia gastrica*) ;

L'hyperchlorhydrie ;

La gastrosuccorrhée ou maladie de Reichmann ;

Les anomalies de position, gastroptose ;

Les hémorragies stomacales.

Ce sont là des divisions basées sur les données de l'anatomie pathologique. Ainsi la gastrite aiguë ou chronique peut englober toutes les dyspepsies de Trousseau, et aussi les affections que d'autres auteurs, s'appuyant sur un phénomène physiologique, appelleront le catarrhe gastrique aigu ou chronique.

Tantôt cette même division emprunte son titre au symptôme principal ou le plus évident, telles : la dilatation, l'hyperchlorhydrie, la gastrosuccorrhée, la gastrorragie.

Tandis que la division des malpositions de l'estomac ou gastroptoses sera basée sur un fait purement anatomique.

Parmi les ouvrages modernes français, nous voyons A. Mathieu (1) diviser les dyspepsies en : dyspepsies avec hyperchlorhydrie ; dyspepsies avec stase gastrique ; dyspepsies sensitivo-motrices ; dyspepsies avec gastralgies ; crises gastriques ; embarras gastrique.

(1) A. MATHIEU, Traité des maladies de l'estomac et de l'intestin. Paris, 1900.

Pour l'auteur, ces différentes formes de dyspepsies peuvent exister en dehors de toute lésion anatomique, tandis que la lésion propre aux inflammations parenchymateuse et interstitielle caractérisent les gastrites aiguë et chronique. Celles-ci, par contre, peuvent exister avec ou sans dyspepsie.

Ces subtilités de divisions peuvent se discuter au point de vue théorique, mais elles ont le tort d'être un peu compliquées et mal définies.

Après les gastrites avec substratum anatomo-pathologique, nous trouvons : les dislocations, malformations et déformations de l'estomac, l'ulcère simple, les tumeurs.

Hayem (1) préconise une division complètement différente. Pour lui, la dyspepsie uniquement constituée par des troubles nerveux ou moteurs est tout à fait exceptionnelle. Dans la plupart des cas, il trouve des lésions microscopiques de l'inflammation parenchymateuse ou interstitielle amenant des troubles caractéristiques dans la composition chimique du suc gastrique.

Cette composition chimique du suc gastrique lui sert de base pour établir une division des gastrites parenchymateuses et interstitielles. Mais ce sont là des vues purement théoriques, un peu trop compliquées pour être utilisées par le médecin praticien.

Si nous examinons les ouvrages spéciaux publiés ces dernières années sur les maladies de l'estomac, nous voyons que l'étude de la sémiologie y est faite avec un soin particulier, et avec une très grande abondance de détails. Ce sont en général des ouvrages excellents pour ceux qui veulent se vouer à une étude spéciale des maladies du système digestif, mais qui, à cause de leur prolixité même, ne sont pas très utilisables par le médecin praticien. Bien souvent il m'arrive d'être consulté par des confrères pour savoir

____

(1) HAYEM et LION, Maladies de l'estomac, in *Traité de médecine* de BROUARDEL et GILBERT.

quel serait le meilleur ouvrage à lire sur les maladies de l'estomac.

Je cite ceux des auteurs les plus compétents et les plus savants. Au bout de quelques mois, si j'interroge le confrère sur le fruit de ses lectures, il me répond invariablement qu'après avoir commencé courageusement l'étude de tel ou tel traité classique, il n'a jamais pu arriver à le finir. J'ai fait cette expérience bien des fois, et chaque année elle se répète. Pourquoi? Parce que les affections de l'estomac ne s'apprennent pas par la simple lecture dans un traité, aussi savant soit-il ; on n'apprend bien à les connaître qu'au lit du malade. Aussi je vous engage à porter toute votre attention sur ces maladies pendant que vous ferez votre stage dans les hôpitaux. C'est pendant cette période que l'étude des traités spéciaux pourra vous être d'un grand secours.

Si maintenant nous passons en revue les classifications proposées par les auteurs qui se basent sur l'état du système nerveux, nous verrons que la plupart des dyspepsies appartiennent aux névroses gastriques (neurasthénie gastrique). Les troubles psychiques et nerveux semblent être les seules causes des troubles de la digestion stomacale, à l'exception peut-être de l'ulcère rond et du cancer.

Vous ne trouverez pas, dans ces livres sur les psychonévroses, d'essais de classification des maladies de l'estomac. Il existe une seule affection, dénommée dyspepsie gastrique, dans laquelle on comprend toutes les affections signalées plus haut (dyspepsies, gastrites, hyper- ou hypochlorhydrie, etc.). Toutes sont justiciables du même traitement psychique. C'est donc un peu l'inverse de ce que vous pouvez lire dans les traités classiques, qui, eux, s'efforcent de distinguer entre les diverses affections pour arriver à une thérapeutique spécifique pour chaque variété d'altération pathologique.

En résumé, vous pouvez voir que les classifications sont

très variables et dépendent du point de vue auquel s'est placé l'auteur.

Importance secondaire des classifications. — Importance plus grande de l'étude de la fonction. — Cette revue générale, bien qu'un peu rapide, était nécessaire avant de pénétrer plus avant dans notre sujet. Comme vous avez pu vous en rendre compte, je me suis, à dessein, maintenu dans les généralités, car je ne voudrais pas donner à ce court résumé critique une tournure de controverse, déplacée dans des leçons pareilles.

Mais nous devons aussi conclure que la difficulté de classifier les maladies d'estomac est plus grande, par exemple, que pour les affections du cœur ou du poumon, où tous les auteurs sont d'accord pour adopter la même classification à peu de chose près.

Pourquoi cette difficulté? Si nous en avions le temps, nous pourrions en rechercher la cause, surtout dans la fonction anatomo-physiologique, qui fait de l'estomac non pas un organe isolé, mais le simple renflement d'un appareil digestif, dont les actes successifs sont toujours solidaires les uns des autres. La partie en travail subit des modifications circulatoires, assez semblables à celles que le pathologiste constate dans ce qu'il désigne sous le nom d'inflammation. Ainsi un estomac à l'apogée de sa fonction sera-t-il bien près de présenter l'aspect macroscopique et microscopique de l'inflammation aiguë, d'une gastrite par conséquent.

Cet état de circulation activée commande à la fonction sécrétoire, qui en subira toutes les modifications quantitatives. Mais nous aurons à maintes reprises l'occasion de revenir sur ces fonctions physiologiques, lorsque la discussion en sera profitable pour fixer la thérapeutique.

Il nous suffira pour le moment de constater que les maladies de l'estomac, que quelques-uns s'efforcent de classifier, ne sont que des altérations dans la fonction physiologique de l'organe, altérations qui peuvent donner lieu à une foule de symptômes locaux et généraux, mais qui peuvent être de plus ou moins longue durée. Nous pouvons quelquefois constater pendant un très court laps de temps (quelques minutes ou quelques heures) tous les symptômes d'une gastrite aiguë ou même d'un ulcère simple, puis tout rentre dans l'ordre, et l'anatomo-pathologiste n'y trouverait probablement pas trace de lésion, ni macroscopique, ni microscopique.

Il est donc bien moins utile de chercher des dénominations spécifiques pour les différents états pathologiques de l'estomac, que de chercher à se rendre un compte exact de la fonction physiologique de cet organe, chez l'homme sain et malade.

Pour cela, nous demanderons à la physiologie générale des renseignements aussi précis que possible sur le fonctionnement de l'appareil digestif. Et, en passant, je vous rends attentifs à l'importance de bonnes études physiologiques dans le cours de vos études. Je vois bien souvent que le jeune étudiant, impatient d'arriver en contact avec la clinique, néglige ces sciences qu'il considère un peu comme accessoires.

C'est là une grande erreur. De plus en plus, la clinique moderne n'est que l'application des données fournies par la physiologie.

Ayez de bonnes et claires connaissances des processus physiologiques normaux, et du coup toute la pathologie humaine vous apparaîtra d'une façon beaucoup plus simple et plus lumineuse. Ne faites pas comme ces botanistes qui se contentent d'étudier les caractères des espèces, surtout rares, et qui négligent de jeter un coup d'œil général sur la végétation. Vos livres de pathologie vous donnent déjà trop la notion que les maladies sont des entités bien définies, et

ils ne vous répètent pas assez que la plupart sont dues à
des altérations d'une fonction physiologique déviée de son
type primitif.

Or, si vous ne connaissez pas ce type primitif, comment
voulez-vous en apprécier la déformation?

La clinique est une application continuelle des principes
de physiologie générale.

Nous demanderons donc au physiologiste de laboratoire
de nous fournir le plus de données possible sur le fonctionnement normal des organes.

Nous serons toujours avides des plus petites découvertes, des plus petits faits biologiques que les savants et
les chercheurs de laboratoire voudront bien nous donner,
et quelles que soient les méthodes employées, pour arra-
cher à la nature ses secrets. Nous leur affirmons, en retour,
toute notre reconnaissance et tout le respect dû à leur
acharné labeur.

Mais ce que nous leur demandons aussi, en revanche, c'est
de ne pas vouloir tirer eux-mêmes de leurs expériences sur
les animaux, aussi ingénieuses soient-elles, des conclusions
applicables d'emblée à l'homme. Une découverte de laboratoire, aussi éclatante qu'elle soit, a toujours besoin de la
consécration clinique pour juger en dernier ressort de sa
valeur par rapport à l'homme.

Dans le domaine de la physiologie stomacale, je vous ai
déjà signalé la découverte de la pepsine et de l'acide
chlorhydrique que les physiologistes avaient considérés
comme des moyens certains de guérir les dyspepsies. Il a
fallu plusieurs années à la clinique pour démontrer le rôle
thérapeutique secondaire de ces agents.

C'est pour ne pas avoir suivi ce principe de la division
du travail que la pathologie stomacale a fait de si lents
progrès. Et cependant, dès 1780, Spallanzani, le modèle des
physiologistes et des observateurs, avait dit tout ce qu'il y

avait d'essentiel à connaître de la digestion stomacale pour être utile à la clinique. Il a fallu l'hostilité toute-puissante du grand Réaumur, qui opposa ses théories fantaisistes aux faits précis cités par Spallanzani, pour retarder d'un siècle l'avènement de la vérité.

Les physiologistes modernes qui se sont donné la tâche d'étudier la digestion stomacale ont souvent mis en valeur les découvertes de Spallanzani. En résumé, comme clinicien, l'étude des affections stomacales consiste en une appréciation pure et simple de la fonction digestive chez l'homme, en s'appuyant solidement sur les données de la physiologie normale. Et pour cela nous aurons à étudier en premier lieu le fonctionnement mécanique et chimique de l'estomac.

Notons d'emblée que la fonction mécanique de l'estomac est prédominante. Tant qu'elle se maintient normale, l'estomac ne se plaint pas, même si la fonction chimique est profondément troublée. Par contre, la moindre résistance du pylore à l'évacuation normale et rythmique de l'organe se traduit par des symptômes immédiats de gêne, gonflement ou douleur, suivant le degré de contraction ou d'occlusion du pylore.

DEUXIÈME LEÇON

EXAMEN DU MALADE

Examen du malade. — Anamnèse et interrogatoire. — Examen de
l'abdomen. — Geste indicateur du malade. — Délimitation de l'estomac, palpation, clapotement, percussion, douleur à la pression.

Avant d'entrer dans le cœur de notre sujet, laissez-moi
vous dire encore une fois de quelle façon j'ai conçu le plan
de ces leçons. Je ne veux nullement faire une exposition
savante et documentée et la critique des différents procédés
ou théories des nombreux auteurs qui ont écrit sur ce
sujet.

Comme je vous l'ai déjà laissé entrevoir dans la précédente leçon, les livres spéciaux ne manquent pas, ils sont
très intéressants à lire une fois qu'on possède des données
suffisantes sur ce sujet ; mais ils ne sont pas toujours faciles à
comprendre par ceux qui n'ont encore que des connaissances
théoriques sur les fonctions digestives. Dans ces leçons,
qui doivent être des résumés aussi succincts que possible, je
ne citerai qu'un très petit nombre d'opinions et de noms
d'auteurs. Je m'en excuse auprès de ces derniers ; ce n'est
pas là un manque d'égard pour leurs travaux, qui m'ont été
bien souvent très profitables, mais une nécessité d'exposition rapide et bien nette des procédés applicables par
n'importe quel médecin praticien, sans avoir recours aux
laboratoires et aux spécialistes de l'analyse.

Je vous donnerai le résultat de vingt années d'expériences
comparatives entre les différentes méthodes d'investigations

gastro-intestinales. Il y a, en effet, vingt ans que, secondé par mes études antérieures de chimie, je pris un grand intérêt à faire une étude chimique du suc gastrique. A cette époque on tâtonnait encore pour trouver des réactions positives, et cette connaissance de la composition chimique du suc gastrique était la grande préoccupation des physiologistes et des spécialistes de la digestion.

On supposait que de ces découvertes dépendraient toute la pathologie et la thérapeutique de l'estomac. Certains auteurs affirmaient même que la gastrite était de nature chimique, ou qu'elle n'était pas. Toujours les mêmes exagérations du début. Ces exagérations durèrent plusieurs années et ne sont pas encore complètement oubliées.

Moi-même j'étais bien persuadé que les altérations dans la composition du suc gastrique dominaient la pathologie stomacale. Cette conviction dura aussi longtemps que mes recherches se firent uniquement au laboratoire. Elles changèrent peu à peu, lorsque je les continuai dans mon service de l'hôpital cantonal de Lausanne. Et je puis dire que, dès l'année 1892, mes idées sur la fonction chimique et mécanique de l'estomac changèrent du tout au tout.

Je m'aperçus, en effet, que chez l'homme, tel que je l'observais à l'hôpital, la composition du suc gastrique jouait un rôle bien moins important que la façon dont l'estomac vidait son contenu dans l'intestin. Dès lors, je portai toute mon attention du côté des processus mécaniques assurant le passage régulier et normal des aliments de l'estomac dans l'intestin.

Vous voyez déjà là un exemple intéressant, qui vous fait comprendre combien les observations faites au laboratoire ont besoin d'être complétées par l'observation clinique avant d'être profitables à la thérapeutique.

Anamnèse et interrogatoire. — Maintenant, commençons à examiner le malade en l'interrogeant. Inutile de vous dire que vous établissez votre anamnèse d'après les règles générales de la clinique et que ces renseignements vous serviront aussi plus tard, et dans une certaine mesure, à établir votre diagnostic gastro-intestinal. Je passe sur ces préliminaires que vous possédez suffisamment.

Quant à l'interrogatoire portant spécialement sur les fonctions digestives, il doit être très court. En effet, vous n'arriverez jamais à préciser un diagnostic par l'interrogatoire seul, même le plus minutieux. Il est donc inutile de perdre son temps en conversation avec un malade, alors que les vrais renseignements seront fournis par la sonde stomacale que nous allons employer tout à l'heure.

Il est cependant une catégorie de malades névropathes et psychopathes, qui, d'emblée, vous mettront sur la voie du diagnostic, et cela par l'abondance et la variété des détails qu'ils vous donneront sur leurs fonctions digestives. On peut dire qu'ils pourraient en parler plusieurs heures sans épuiser le sujet. Bien souvent encore, après un long entretien, ils sortiront de leur poche un cahier dans lequel ils ont consigné l'histoire et le journal de leur maladie.

Si votre temps n'est pas trop précieux, vous pouvez laisser parler un tel malade tout en l'observant. Votre observation sera alors d'ordre psychologique. Elle vous suffira pour classer immédiatement ce malade dans la nombreuse classe des dyspeptiques par troubles psychiques. Laissez-moi vous dire tout de suite que ces malades forment les trois quarts de la clientèle des médecins spécialistes des voies digestives. Et c'est ceux-là aussi qui usent le plus leur patience et leur bonne volonté.

Pour couper court à leur verbiage et aussi pour orienter rapidement le diagnostic, j'ai l'habitude de poser les quelques questions suivantes : Avez-vous eu, une fois dans votre vie, un bon estomac ou de bonnes digestions ?

Jusqu'à quel âge ?

Depuis quand souffrez-vous?

Avez-vous de l'appétit?

Mangez-vous de tout?

Une fois les aliments dans l'estomac, qu'éprouvez-vous?

Comment fonctionne l'intestin, constipation ou diarrhée?

Comment dormez-vous?

A quelle cause attribuez-vous votre maladie actuelle?

Quelles sont vos occupations?

Je vous recommande cet interrogatoire succinct.

Il coupe court à la prolixité des malades qui parlent trop, et il met bien sur la voie ceux qui savent mal exprimer leurs souffrances. Et pour vous, il est suffisant, puisqu'il sera complété par l'examen interne de l'estomac.

Examen de l'abdomen. — On passe ensuite à l'examen objectif. L'abdomen étant découvert, et le malade couché sur le dos, on l'invite à montrer avec la main droite la partie la plus atteinte ou la plus douloureuse. J'attribue une certaine importance à ce *geste*, pourvu qu'il soit spontané de la part du malade.

Geste indicateur du malade. — Vous verrez que tous les malades qui ont une lésion stomacale bien définie, dans la région du pylore ou de la petite courbure (exfoliation, exulcération, ulcère rond, spasme, adhérences, etc.), vous montreront d'une manière précise et même avec un seul doigt, et sans appuyer, l'endroit exact du point douloureux. Plus la lésion s'éloigne du pylore, plus la douleur devient diffuse, et moins le geste est précis. C'est alors toute la main qui sert à l'indiquer, en tournant quelquefois en rond sur toute la région de l'estomac. Tandis que le psychopathe de tout à l'heure promènera sa main sur tout l'abdomen, en l'enfonçant, plus ou moins profondément, pour rechercher, en la provoquant, une douleur intermittente, qu'il est souvent étonné de ne plus percevoir dans l'endroit habituel, mais qu'il retrouvera sûrement dans dix autres endroits.

Si vous le laissez faire, il recommencera ses descriptions anatomiques ; anatomie plus ou moins fantaisiste, suivant la classe sociale à laquelle appartient le malade.

Délimitation de l'estomac. — Après ces préliminaires, vous commencez vous-même l'exploration de la région stomacale et de l'abdomen, en général. Elle se fera d'après les règles de l'exploration méthodique des organes abdominaux que je suppose connues. Je ne ferai que quelques rapides remarques se rapportant à l'estomac.

Il faut toujours tracer mentalement, et, au besoin, avec le crayon dermographique, sur la peau elle-même, les limites normales que devrait occuper l'estomac chez le malade examiné. Vous savez que cet organe peut varier un peu de forme et de position, suivant la taille, l'âge et la conformation de l'individu. Cette délimitation théorique vous sera toujours très utile pour juger du degré de la déformation acquise. Ne pas oublier que l'élargissement de la base du thorax est le plus souvent dû à la dilatation de l'estomac, surtout chez les enfants.

Palpation. — La palpation profonde de l'estomac est difficile à pratiquer pour les débutants ; l'organe, mou et flottant, est protégé par les muscles abdominaux, et surtout par les grands droits qui se tendent et qui sont bien souvent des causes d'erreur.

Il ne faut donc pas s'attarder à vouloir pratiquer une palpation savante, qui, en dehors de la douleur locale provoquée ou des tumeurs déjà nettement développées, ne peut pas donner des renseignements aussi exacts que les autres moyens d'investigation que nous allons étudier plus loin. La douleur à la pression, en un point très net, dans la région de l'appendice xiphoïde (petite courbure), est caractéristique pour l'ulcération, et d'autant plus que celle-ci est située plus près du pylore. C'est aussi le plus souvent en cet endroit que viendront poindre les nodosités des néoplasmes.

Ajoutons que la forme et la dimension de l'estomac
dépendent presque uniquement du bon ou du mauvais fonctionnement du pylore. Toute modification du calibre ou de
l'élasticité de ce dernier se traduit par une certaine lésion
de l'organe obligé de faire un effort inusité de contraction
pour forcer le passage du contenu stomacal.

Cela se traduit tout d'abord chez le malade par un sentiment de gêne, puis par de la tension à l'épigastre, sans
beaucoup de signes objectifs. Mais peu à peu, en supposant
que le pylore devienne de moins en moins perméable, vous
arrivez à la dilatation stomacale progressive et permanente. Dans la première période et surtout chez les individus vigoureux, la tunique musculaire de l'estomac se
développe beaucoup et la force de contraction de l'organe
est quelquefois considérable, surtout trois ou quatre heures
après le repas.

On voit souvent, dans ces cas-là, et surtout chez les
maigres, l'estomac se contracter, et même rester plusieurs
minutes en contraction permanente et rigide.

Si vous avez bien compris ce mécanisme antagoniste entre
la fermeture plus ou moins complète du pylore et la tunique
musculaire qui a pour mission de vaincre cette résistance,
vous comprendrez aussi d'emblée pourquoi les symptômes
subjectifs annoncés par le malade sont si divers. En effet,
ils dépendent non seulement de la lésion elle-même, mais
encore du tempérament, de l'âge ou de la vigueur musculaire de l'individu.

Ces sensations pourront aller depuis la simple gêne épigastrique angoissante d'un estomac qui prolonge trop longtemps ses contractions évacuatrices, jusqu'aux crampes les
plus douloureuses, quand la fermeture du pylore s'est
produite brusquement.

Vous verrez souvent ces malades se plaindre de gaz (dyspepsie flatulente), et faire de grands efforts de régurgitation

pour les rendre. C'est le plus souvent dans cette classe de patients que nous trouverons les aérophages, c'est-à-dire ceux qui avalent de l'air pour le régurgiter ensuite, en éprouvant un certain soulagement de cette manœuvre. Souvent aussi vous observerez du mérycisme, et une foule de symptômes dus à des contractions anormales et que nous retrouverons en étudiant les troubles digestifs chez les nerveux.

On faisait grand état autrefois, et peut-être encore maintenant, des gaz développés dans l'estomac sous l'influence des fermentations, et toute la thérapeutique était dominée par cette théorie des fermentations qui a été par trop exagérée.

Dans toute digestion, même normale, il se développe des gaz et surtout il en pénètre dans l'estomac en même temps que le bol alimentaire. Ces gaz (O, CO^2, Az) subissent le même sort que tout le contenu stomacal, solide ou liquide. Une petite partie est absorbée par la muqueuse, et le reste franchit le pylore avec le chyme. Leur rétention stomacale dépendra donc ainsi du bon ou du mauvais fonctionnement du pylore. Donc, le plus souvent, le sentiment du ballonnement ne proviendra pas de l'exagération du contenu gazeux, mais simplement d'une tension plus ou moins douloureuse de la tunique musculaire de l'estomac.

Clapotement. — Le clapotement stomacal, pris à tort pour un signe pathognomonique de la dilatation de l'estomac, s'obtient en exerçant avec la main des pressions rapides et répétées sur la région épigastrique, afin d'amener un conflit entre les gaz et les liquides contenus dans l'organe. Les malades qui souffrent depuis longtemps de troubles pyloriques savent tous produire ce clapotement, en faisant brusquement et alternativement contracter le diaphragme et les muscles abdominaux, projetant ainsi l'estomac contre l'une et l'autre paroi à la façon d'une balle.

C'est ainsi qu'une bonne partie des pyloriques dilatés se renseignent sur la durée de leur digestion.

Lorsque vous voulez produire ce clapotement par la pression de la main, il faut toujours avoir soin de faire abaisser l'organe, en ordonnant aux malades de respirer très profondément. Vous profitez alors de la fin de l'inspiration pour donner quelques petits coups appuyés secs et rapides. Ce clapotement stomacal n'a pas une grande valeur par lui-même, car il peut se produire chez une foule de gens qui n'ont jamais eu à se plaindre de leur estomac ; mais il acquiert une certaine importance si vous le trouvez quatre ou cinq heures après le repas, ou à jeun le matin. Cela peut signifier alors que le fonctionnement pylorique est atteint, ou que la sécrétion de la muqueuse stomacale est anormale. Mais vous n'en pourrez jamais tirer une conclusion définitive avant d'avoir fait les épreuves digestives dont nous allons vous parler.

Percussion. — La *percussion* de l'estomac faite d'après les règles habituelles vous donnera aussi des renseignements sur la position de l'estomac ; elle sera toujours complétée par une seconde percussion faite une fois l'estomac insufflé, ainsi que nous le verrons plus loin.

Douleur à la pression. — Il nous resterait à apprécier la valeur du symptôme douleur à la pression.

J'ai toujours remarqué, ainsi que je vous l'ai déjà dit, que plus la lésion est rapprochée du pylore, aussi bien en aval (duodénum) qu'en amont, plus aussi la douleur spontanée ou provoquée est forte. La physiologie nous renseigne du reste sur l'exquise sensibilité du pylore, dont la fonction est précisément servie par cette sensibilité. Mais, d'un autre côté, vous avez vu combien un estomac a de raisons pour accuser de la douleur, qui peut encore dépendre de l'état de nervosité du malade. Le même degré de lésion ne donnera donc pas toujours la même sensibilité douloureuse;

et il faut en conclure que ce renseignement n'a qu'une valeur relative. Mais ce qu'il faut surtout noter, c'est la persistance de la douleur à un endroit bien précis et toujours le même, le plus souvent dans la région de l'appendice xiphoïde, et faisant prévoir un processus ulcératif à la petite courbure.

Je m'empresse de vous dire que l'ulcération de la muqueuse stomacale ne donne pas toujours lieu à des phénomènes douloureux à la pression. Ce seul symptôme ne suffit pas pour diagnostiquer l'ulcère rond. Vous nous verrez employer quelquefois, pour apprécier cette douleur, un instrument qui enregistre en grammes et en kilogrammes la pression exercée dans un endroit donné, tel l'esthésiomètre de Boas ou d'autres modèles construits sur le même type. Je vous montrerai à vous servir de ces instruments quand nous parlerons de la grande classe des psychopathes. Mais je dois vous dire que si ces instruments ont leur place dans une clinique médicale, le médecin praticien peut s'en passer, et d'autant plus qu'il saura faire l'éducation de sa main par des exercices répétés de palpation.

TROISIÈME LEÇON

EXPLORATION INTERNE DE L'ESTOMAC.

Exploration interne de l'estomac. — Repas d'épreuve. — Composition des trois repas. — Instrumentation pour le sondage et procédés d'extraction. — Insufflation. — Diaphanoscopie. — Radioscopie. — Laboratoire du médecin. — Instruments et réactifs.

Vous avez pu vous rendre compte que l exploration externe de l'estomac nous donne des renseignements assez vagues, et pour acquérir une certaine valeur ils ont besoin d'être complétés par l'exploration interne qui va nous renseigner bien plus exactement sur la nature des troubles digestifs éprouvés par le malade.

Sondage. — Cette exploration interne se fera au moyen de la sonde évacuatrice qui nous renseignera d'emblée sur l'état de plus ou moins de perméabilité de l'œsophage, et sur le contenu stomacal au moment de l'expérience. Une fois l'estomac vidé, nous en profiterons pour procéder à l'insufflation.

Repas d'épreuve. — Pour bien saisir le travail mécanique et chimique de l'estomac, on est obligé de l'observer aux différents stades de la digestion au moyen des repas dits d'épreuve.

Cette question des *repas d'épreuve* est excessivement importante, et c'est pour avoir été jusqu'ici généralement mal comprise que les opinions des cliniciens sur le fonctionnement stomacal ont été si divergentes. C'est encore pour avoir négligé les indications de la physiologie normale qu'on a commis bien des erreurs. Nous devons toujours nous rappeler que :

Le travail mécanique et chimique d'un estomac normal se fait au prorata de la qualité et de la quantité de la nourriture introduite.

Ainsi un verre d'eau exigera moins de travail combiné qu'un verre de lait, et ce dernier demandera moins d'effort de digestion que 100 grammes de beefsteak.

Dans nos nombreuses expériences sur les estomacs normaux, nous avons toujours été frappé de voir combien chez un même individu, à un moment précis de la digestion, la composition du suc gastrique était toujours la même, aussi bien au point de vue de la qualité que de la quantité, lorsque la composition du repas était exactement semblable. Nous pouvons affirmer que, chez le même individu, nous retrouverons toujours la même fixité horaire de travail gastrique, chimique et mécanique; les variations de qualité et de quantité ne dépendront que de la nourriture ingérée.

Pour vous faire bien comprendre et fixer dans votre mémoire l'importance clinique de ces observations, je veux vous marquer une expérience prise au hasard dans plusieurs centaines d'autres, expérience faite dans notre service sur une jeune fille de treize ans, soumise à l'exploration gastrique après l'ingestion de repas différents, au point culminant du travail digestif.

	Quantité du suc.	HCl.
Premier repas. — 200 cent. cubes de bouillon, 80 grammes de viande, 1 petit pain.	250 cent. cubes.	3,83 p. 1000
Deuxième repas. — 200 cent. cubes de thé, 1 petit pain.	183 —	2,48 —
Troisième repas. — 200 cent. cubes de thé, 2 œufs durs.	190 —	3,28 —
Quatrième repas. — 200 cent. cubes de thé, 200 grammes de riz au lait.	160 —	2,66 —
Cinquième repas. — Dîner ordinaire : soupe, viande, macaroni, légumes, pain.	208 —	4,78 —

Cette jeune fille souffrait depuis une année de gastralgies, vomissements fréquents, pyrosis, anorexie, constipation, céphalalgie, etc. Pas d'hématémèse, mais point douloureux à l'appendice xiphoïde, pouvant faire admettre une ulcération.

Cette dernière explique le taux élevé de l'acidité, qui est le double de celui qu'on aurait obtenu chez le même enfant à l'état normal.

Ces estomacs sont très sensibles à la qualité de la nourriture, et le spasme pylorique est en général proportionnel à l'acidité du suc ; le maximum de cette dernière se présente aussi à des moments variables, dépendant toujours de l'importance du repas. Ainsi chez l'homme normal, avec le repas nº 1, le maximum se présente après deux heures et demie ; avec le nº 2, après une heure ; avec le nº 3, après deux heures ; avec le nº 4, après deux heures ; avec le nº 5, après trois heures.

Vous voyez donc, par ces quelques exemples, que l'estomac, sain ou malade, se comporte d'une manière bien différente, suivant la qualité et la quantité de nourriture qui lui est fournie.

Nous verrons aussi plus loin que des causes psychiques peuvent faire varier, dans des proportions très notables, les fonctions sécrétoires et évacuatrices de l'estomac.

C'est pour avoir négligé ces données de la physiologie gastrique que la plupart des auteurs ont propagé des erreurs funestes à la bonne compréhension de la pathologie stomacale.

En effet, que penser des conclusions tirées d'un seul examen de contenu stomacal, après un repas composé de 250 grammes de thé et d'un petit pain (repas d'Ewald) ?

Soupault (1) admet que la grande majorité des médecins spécialisés dans les affections de l'estomac ont adopté pour leurs études le repas d'épreuve d'Ewald. Mais lui-même,

(1) SOUPAULT, HARTMANN, LINOSSIER, etc., Traité des maladies de l'estomac, 1906.

pour plus de simplicité, a substitué l'eau distillée au thé.

Nous pouvons donc vous affirmer que les résultats obtenus par des procédés pareils ne peuvent être que partiels, et que les conclusions en sont bien discutables. Ce n'est pas avec du thé ou de l'eau distillée et du pain qu'on nourrira un homme sain ou malade; et pour interroger avec fruit un estomac sur son fonctionnement, nous devons lui fournir un repas se rapprochant de ce que nous lui donnons dans la vie de tous les jours.

Composition des trois repas. — Je vous avoue que, dans mes débuts, j'ai procédé aussi avec le repas d'Ewald, mais, depuis bien des années, je m'étais aperçu des résultats précaires qu'il me fournissait, et j'ai adopté la méthode suivante :

Me basant sur le fait que l'homme prend en général trois repas par jour, que ces repas diffèrent par leur qualité et leur quantité, je procède pour chaque malade à trois explorations stomacales successives.

Premier repas. Déjeuner, 8 heures. — 200 centimètres cubes de lait ou de thé au lait sucré et un morceau de pain de 100 grammes.

Extraction du contenu stomacal deux heures après.

Deuxième repas. Midi. — 200 centimètres cubes de bouillon ; 80 grammes de viande ; 100 grammes de pain ou autre farineux.

Extraction trois heures après.

Troisième repas. 7 heures du soir. — 200 centimètres cubes de soupe ou de thé au lait ; 200 grammes de riz au lait ; 100 grammes de pain ; 6 pruneaux cuits (entiers).

Extraction le lendemain matin à jeun, une heure avant le petit déjeuner.

Vous voyez que nous avons là le tableau d'une alimentation à peu près normale, et soyez bien certains qu'on ne peut avoir une réelle connaissance sur le fonctionnement d'un estomac que lorsqu'on a fait ces trois explorations successives.

Avec le troisième repas retiré seulement le lendemain matin, nous pourrons avoir une notion exacte sur le degré de stricture du pylore. Je vous en donnerai l'explication lors de l'examen des sucs.

Il m'arrive aussi quelquefois d'examiner le contenu stomacal à la première visite du malade. Je surprends ainsi bien souvent les secrets de son alimentation. Combien de fois n'ai-je pas retrouvé les aliments les plus extraordinaires, chez des gens qui venaient me consulter pour des troubles digestifs, mais qui ne se doutaient pas que j'allais à brûle-pourpoint leur vider l'estomac.

Lorsque l'examen de ces trois digestions a donné un résultat à peu près normal, je procède souvent à une nouvelle exploration, mais après un copieux repas de midi, composé de soupe, viandes, farineux (riz, pâtes ou pommes de terre), légume vert, pain, un verre de vin.

L'extraction se fait vers 5 heures de l'après-midi.

Vous nous voyez volontiers faire cette expérience chez nos malades qui vont quitter l'hôpital après un traitement plus ou moins long. Elle a souvent pour but de bien leur persuader que maintenant leur estomac fonctionne normalement. Cette expérience de persuasion a surtout un excellent effet chez les psychopathes.

Encore une remarque au point de vue de l'heure à laquelle on doit faire l'extraction. Il est bien certain qu'on pourrait retirer le liquide stomacal à n'importe quelle heure après l'ingestion des aliments; il suffit de noter exactement la nature du repas, et l'heure à laquelle on l'a retiré. En se référant aux données de la physiologie digestive normale, on pourra toujours tirer une conclusion plus ou moins complète sur le processus digestif. Les heures que nous avons choisies dans le tableau précédent ont été fixées d'après le travail normal d'un estomac sain, en présence du repas fixé. Dans ces cas, le point culminant de la digestion est déjà un peu dépassé, et le plus souvent l'estomac aura vidé à peu près tout son contenu dans l'intestin, et nous ne trouverons plus qu'un résidu avec digestion décroissante et taux d'acidité déjà à son déclin. Mais nous aurons ainsi le renseignement que nous voulons obtenir sur le travail mécanique de l'organe ; or, je vous ai déjà dit que c'est là le principal, la fonction chimique ayant une bien moindre importance.

Mais si vous voulez des renseignements sur le chimisme stomacal, vous n'aurez qu'à surprendre les processus digestifs à une heure plus hâtive et que vous déterminerez vous-même. Dans des expériences sur la saturation du suc gastrique par les alcalins, vous verrez que nous avons quelquefois prélevé un échantillon de contenu stomacal à chaque quart d'heure ou demi-heure de digestion.

En résumé, vous comprenez qu'on peut varier ces expériences à l'infini, mais à la condition de toujours les comparer avec les processus de digestion normale dans les mêmes conditions.

Instrumentation pour le sondage. — Quels sont maintenant les instruments à employer pour le sondage ? Ils doivent être aussi simples que possible.

Je ne me sers jamais des nombreuses pompes inventées pour vider l'estomac. Elles sont absolument inutiles, et elles peuvent être quelquefois dangereuses par l'aspiration possible de la muqueuse stomacale, qui pénètre très facilement dans les ouvertures de la sonde. Je vous recommande l'emploi d'une simple sonde en caoutchouc de 75 centimètres de longueur, souple, mais à paroi assez épaisse pour présenter une résistance suffisante, facilitant l'introduction et en même temps l'exploration œsophagienne ; elle sera percée à son extrémité inférieure de deux trous latéraux ;

l'ouverture terminale est à proscrire ; la meilleure est la marque Jaques Patent nº 20.

Avec cela, une poire aspirante et refoulante jaugée (type Enema) qui servira à introduire dans l'estomac une certaine quantité d'eau. Vous ne me voyez employer que très rarement le système dit de siphonnage, avec le tuyau de caoutchouc muni d'un entonnoir qu'on élève ou qu'on abaisse, pour introduire ou retirer le liquide.

Une sonde, une poire dite Enema, quelques flacons gradués de 200 à 300 grammes, pour mesurer les liquides extraits ou à introduire, il n'en faut pas davantage pour faire une bonne exploration gastrique (fig. 1).

Technique du sondage. — Avant d'introduire la sonde, vous pouvez donner quelques explications à votre malade, si vous le jugez capable de les comprendre. Mais ce que je vous recommande par-dessus tout, c'est de ne pas le

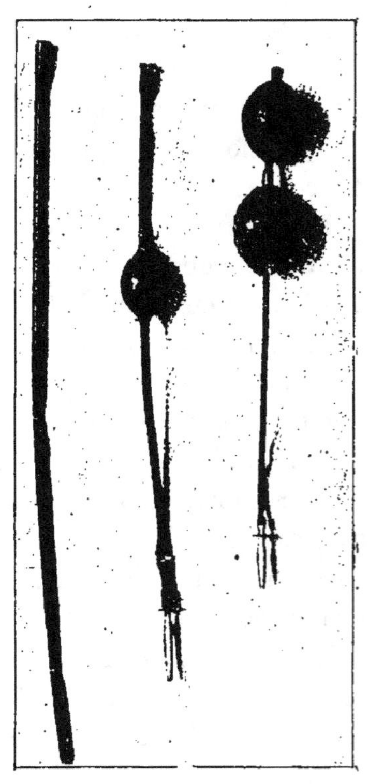

Fig. 1. — Sonde stomacale Enema, poire à insufflation.

brusquer, de procéder au contraire avec beaucoup de douceur et de patience, l'opération n'en réussira que mieux. Vous lui recommanderez de respirer aussi normalement que possible, et, autant qu'il le pourra, de chercher, par des mouvements de déglutition, à avaler la sonde.

Une fois que cette dernière sera dans l'estomac, il n'aura

plus qu'à pousser, comme pour aller à la selle, ou à tousser légèrement.

Ces petites explications donnent confiance au malade, le tranquillisent et facilitent beaucoup la manœuvre.

Le malade étant assis sur le bord du lit, l'opérateur se place à sa droite, lui fait ouvrir la bouche, et profite de ce court moment pour inspecter la dentition et la cavité buccale; puis, avec l'index de la main gauche, vous abaissez fortement le dos de la langue, tandis que la main droite, tenant la sonde à 5 ou 6 centimètres de son extrémité inférieure, engage sans brusquerie, mais avec fermeté, l'instrument en arrière de l'épiglotte et dans l'orifice supérieur de l'œsophage. Si, à ce moment précis, le malade sait faire un mouvement de déglutition, la sonde franchit facilement ce passage difficile, et l'opérateur n'a plus qu'à aider à ces mouvements de déglutition par une légère pression exercée de haut en bas, pour arriver dans l'estomac après 40 centimètres de trajet depuis l'arcade dentaire (fig. 2).

Pendant ce passage dans l'œsophage, vous aurez noté les résistances ou les obstacles, afin de résoudre la question des strictures œsophagiennes.

Une fois la sonde parvenue dans l'estomac, vous invitez le malade à pousser fortement du ventre. Il y arrive en faisant une forte inspiration, puis en fermant la glotte, pour fixer le diaphragme, et en contractant ses muscles abdominaux (donc les mêmes contractions que pour la défécation).

Ces contractions, unies à la contraction propre de l'organe, font que l'estomac peut se vider complètement, et mon expérience m'a prouvé qu'un estomac normal peut se vider ainsi jusqu'au dernier centimètre cube. Cette méthode de contraction est la plus simple, la moins dangereuse et celle qui donne le plus de renseignements sur la puissance de contraction de la tunique musculaire de l'estomac. Il est certain que cette évacuation est due à la synergie de contraction d'un grand nombre de muscles abdominaux et thoraciques, mais la paroi propre de l'estomac y joue aussi un très grand rôle (fig. 3).

Vous pourrez voir, par exemple, des morceaux de nourri-

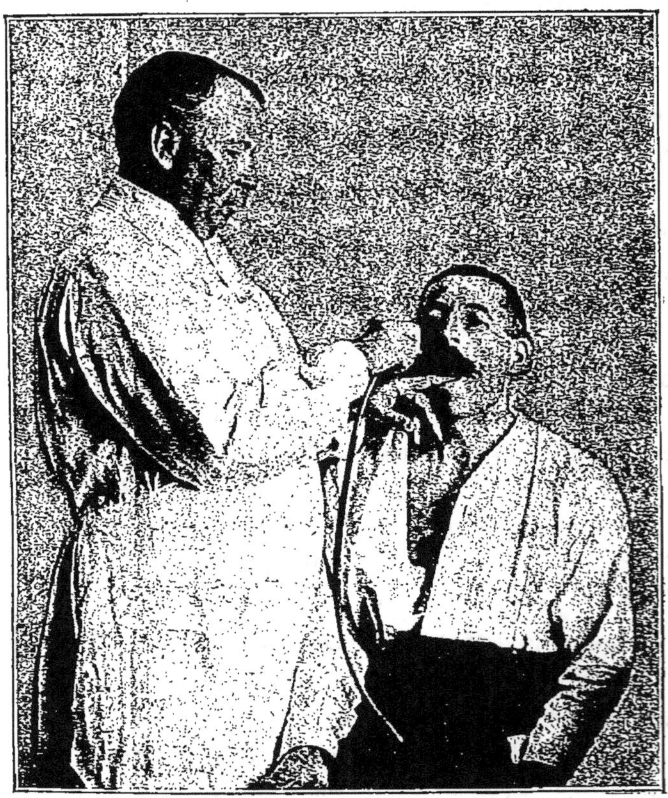

Fig. 2. — Introduction de la sonde stomacale.

ture solide (viande, pain, fruits) passer par le calibre relativement petit de la sonde et être projetés avec grande force dans le vase où est recueilli le contenu gastrique.

Toutes ces observations faites pendant le sondage auront

leur valeur et seront classées, une fois les opérations terminées.

Lorsque le malade semble avoir par contraction vidé son
estomac plus ou moins complètement, on met à part cette

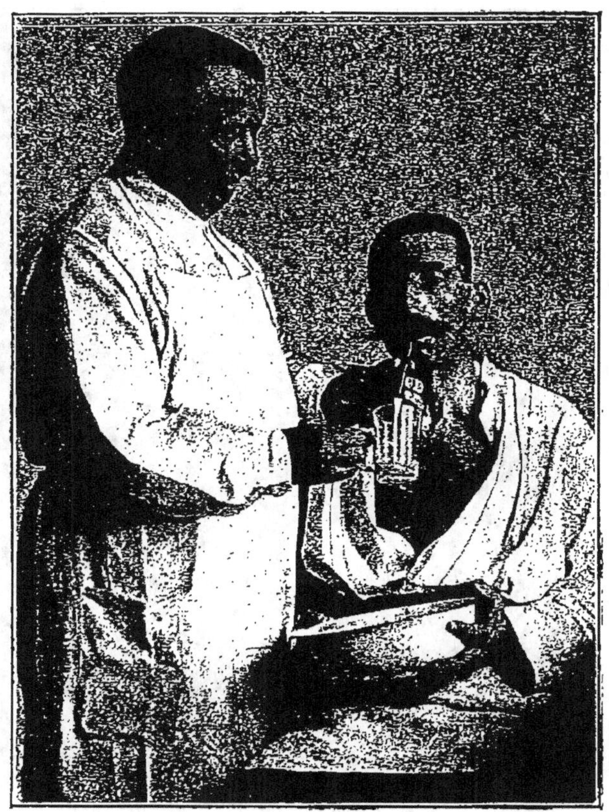

Fig. 3. — Vidage de l'estomac par contraction.

première quantité de bouillie gastrique sous le nom de suc,
et on introduit dans l'estomac, au moyen de l'énema, une
quantité de 100 grammes d'eau, exactement mesurée
(fig. 4).

Puis, par le même procédé des contractions, on la fait

ressortir de l'estomac. Cette seconde quantité, qu'on intitulera *lavage*, sera aussi mise à part pour être examinée comparativement à la bouillie gastrique (*suc*).

L'opération d'extraction du contenu gastrique pourrait

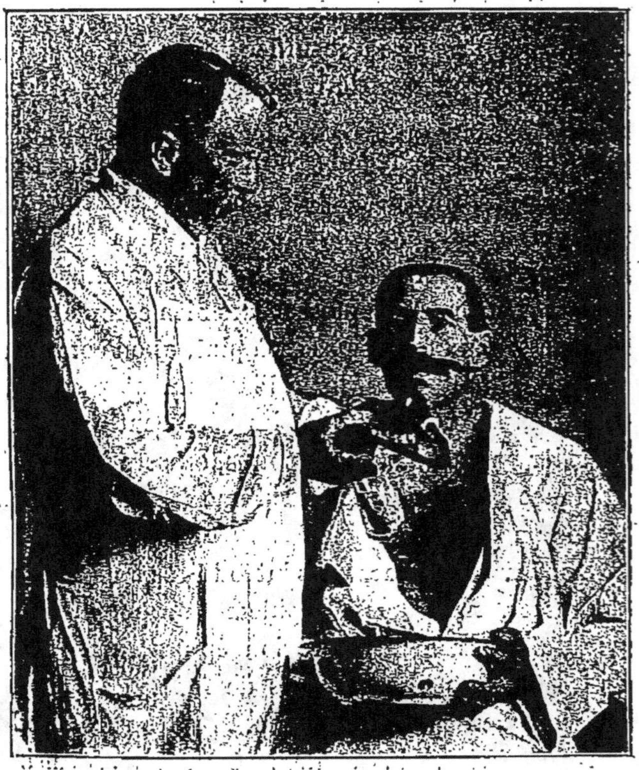

Fig. 4. — Introduction de l'eau de lavage.

ainsi être considérée comme terminée, mais on peut aussi, quand cela est nécessaire, laver complètement l'estomac en y introduisant de l'eau, par quantités successives de 100 grammes, qu'on fait ressortir au fur et à mesure jusqu'à ce que ce liquide de lavage apparaisse propre.

Insufflation. — Cela fait, on procède à l'*insufflation*, profitant du fait que le malade est déjà un peu accoutumé à tolérer la sonde dans l'œsophage. On le fait coucher sur le lit et, au moyen de la poire à injecter de Politzer (pour les trompes d'Eustache) ou de la double poire d'un pulvérisateur, on introduit une certaine quantité d'air pour distendre l'estomac. Il est de toute nécessité de connaître la contenance exacte de la poire à insuffler ; pour se renseigner, on pourrait tout simplement la remplir d'eau et en mesurer la quantité.

Un moyen pratique de jauger l'instrument est de prendre une bouteille d'un litre remplie d'eau. On tient cette bouteille renversée sur une cuvette d'eau, à la façon d'une cloche à gaz, puis on introduit le tuyau de caoutchouc de la poire dans la bouteille. On presse alors bien complètement la poire entre les deux mains posées à plat, et on compte combien de fois il faut comprimer l'instrument pour chasser toute l'eau du litre. En divisant les 1000 centimètres cubes de ce dernier par le nombre de poires, on sera renseigné sur la contenance de celle-ci, et cela d'une façon suffisamment précise pour nos besoins.

Pour insuffler l'estomac, vous introduirez l'air doucement, sans secousses, mais aussi rapidement que possible, en observant attentivement la région épigastrique, pour en surprendre tous les changements de forme et, si possible, voir le développement de l'estomac. Plus les parois abdominales seront minces, plus facilement aussi vous saisirez la situation et la forme de l'organe (fig. 5). C'est pendant ces courts moments de l'insufflation que vous ferez le diagnostic différentiel entre la dilatation simple et la ptose gastrique. Il faudra aussi, pendant tout le temps de l'introduction de l'air, bien observer le visage de votre malade, car vous y surprendrez le moment exact où vous devez cesser l'insufflation. En effet, à l'instant précis où l'organe est distendu jusqu'à l'intolérance, le malade éprouve une certaine douleur, qui, sans être très vive, se traduit toujours par une contraction des traits du visage que vous reconnaîtrez immédiatement, si vous l'avez vue, ne serait-ce qu'une fois. Le malade, à cet instant même, pousse un petit gémissement qui

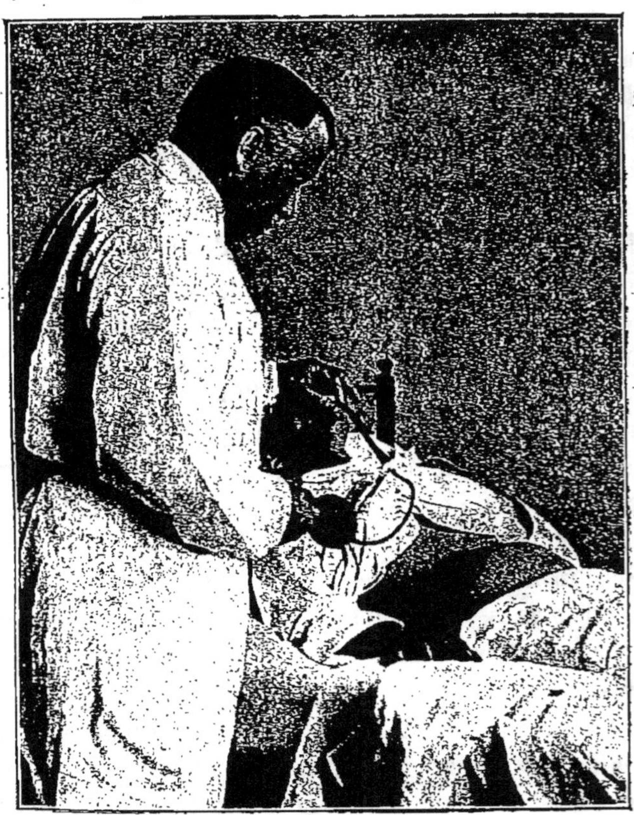

Fig. 5. — Insufflation de l'estomac.

vous fera arrêter l'expérience. Cela marque le point culminant de la dilatation permise ; on ne pourrait le dépasser sans danger ; si même ce dernier n'existait pas, il n'y aurait aucune utilité à continuer l'insufflation, car l'estomac réagit contre cette extension inusitée et expulse violemment son contenu gazeux. Si on arrive usqu'à ce stade, l'expérience n'est pas complète, car vous ne pouvez plus terminer votre observation en rectifiant la position de l'organe par une percussion rapidement faite et rendue très facile et exacte par la distension. Une légère palpation vous fera peut-être aussi trouver une tumeur, qui vous avait échappé quand l'estomac était à l'état de vacuité.

Il ne faudrait pas croire qu'on pèut introduire dans l'estomac vivant autant d'air qu'on peut le faire en insufflant cet organe chez le cadavre; dans ce dernier cas, le pylore n'étant pas fermé, il est bien évident que l'air passera en partie dans l'intestin, et on pourra insuffler bien des litres d'air avant de pouvoir apprécier le changement de forme de l'organe. Si on lie le pylore, on pourra distendre l'estomac, mais après y avoir introduit plusieurs litres d'air. Chez l'individu vivant, les choses ne se passent pas ainsi. Chaque estomac est capable de recevoir une quantité maximale d'air, passé laquelle on ne peut en introduire davantage sans faire souffrir le patient et sans provoquer la contraction immédiate de l'estomac et l'expulsion d'ùne partie de l'air introduit.

Chez l'adulte, l'estomac normal ne tolère pas plus de 700 à 900 centimètres cubes d'air ; une dilatation moyenne permettra d'en introduire 1 200 à 1 500 centimètres cubes ; les grandes dilatations avec flaccidité des parois en admettront 2, 3, 4 et même 5 litres, rarement plus.

Depuis des années que nous pratiquons cette méthode, nous avons pu vérifier ces données sur des centaines de cas, et ce qui nous a frappé plus particulièrement, c'est l'invariabilité de la tolérance stomacale dans chaque cas. Chez le même individu, nous avons pu, à des mois et même à des années d'intervalle, faire l'insufflation et constater que l'estomac réagissait chaque fois à l'introduction de la même quantité d'air, la limite étant toujours annoncée par la petite douleur décrite plus haut.

Je vous répète que cette méthode d'insufflation nous permet d'obtenir des renseignements très précis sur la situation et la forme de l'estomac. Dans les cas où les parois de l'abdomen sont minces, nous verrons l'estomac, en se développant, se dessiner sur ces parois, et nous pourrons même le palper facilement. Si l'épaisseur du pannicule adipeux est un obstacle à cette constatation, nous aurons recours à la percussion qui sera rendue plus facile et plus précise par la distension de l'organe.

Nous serons encore renseignés sur l'état de tonicité de la paroi stomacale, c'est-à-dire sur la valeur de sa couche musculaire et sur son fonctionnement, en admettant que plus un estomac se laisse distendre par l'insufflation, plus aussi sa tunique musculaire est en souffrance.

On pourrait aussi faire l'insufflation directe en soufflant directement dans l'estomac, sans le concours de la poire. C'est une pratique assez courante chez les chirurgiens, mais, ainsi que vous pouvez en conclure de ce que je viens de vous dire, cette méthode ne donne pas tous les renseignements du procédé de la poire à air jaugée. On a même proposé de faire faire l'insufflation par le malade lui-même, en recourbant l'extrémité libre de la sonde dans sa bouche et en lui ordonnant de souffler lui-même. Cela réussit le plus souvent très mal, car le patient est déjà trop gêné par la sonde pour pouvoir faire cette propre insufflation calmement. Je l'ai cependant pu faire exécuter par des malades très entraînés à l'introduction de la sonde.

Vos livres préconisent presque tous la distension de l'estomac par l'introduction de poudres effervescentes composées d'acide tartrique et de bicarbonate de soude (2 ou 3 grammes de chaque). Cette méthode ne donne que des résultats tout à fait incomplets. D'abord, parce que la distension de l'organe est incomplète, ensuite parce que l'acide carbonique dégagé est un excitant de la muqueuse stomacale et qu'il provoque la contraction de l'organe. L'air que nous introduisons par la poire n'a pas ces inconvénients.

Nous voici donc renseignés sur la situation, là forme, le contenu et la contenance de l'estomac, de même que sur l'état de tonicité de ses parois. Nous verrons dans les leçons suivantes la façon dont il faut tirer parti de ces renseignéments.

Diaphanoscopie. — Je ne vous parlerai que pour vous les signaler des autres procédés modernes ayant pour but d'arriver aux mêmes résultats. Ainsi la diaphanoscopie, qui consiste à introduire dans l'estomac une petite lampe à incandescence, montée sur une sonde stomacale. Chez les maigres surtout, cette illumination interne s'aperçoit assez nettement au travers des parois et indique la place de l'estomac et quelquefois sa forme. C'est là une pratique compliquée et délicate, qui sera difficilement applicable dans la pratique.

Radioscopie. — La radioscopie a fait, ces dernières années, de remarquables progrès et elle va pouvoir nous aider dans les cas de diagnostic difficile.

Mais d'emblée je veux vous mettre en garde contre les prétentions fantaisistes de radioscopistes plus enthousiastes qu'observateurs sérieux.

Je vous rappelle que dans ces leçons je me suis donné pour tâche de mettre au point les différents procédés de diagnostic utilisables par le médecin praticien et lui donnant les résultats les plus certains avec les méthodes les plus simples. Chaque médecin praticien ne peut guère s'offrir un appareil radioscopique, toujours coûteux. Il devra donc avoir recours aux spécialistes de cette méthode, et le plus souvent il devra se fier aux constatations de l'expérimentateur consultant.

Or, depuis que je m'occupe de contrôler les données de la radioscopie par les autres moyens d'investigation décrits plus haut, j'ai pu me rendre compte que trop souvent le radioscopiste devant son écran laisse un peu trop libre allure à sa fantaisie, et je n'ai du m'empêcher de songer quelquefois au *Singe montrant la lanterne magique* du fabuliste.

En général, voici comment la scène se passe. Le malade, placé devant l'écran, avale une bouillie contenant 20 ou 30 grammes de sous-nitrate ou de carbonate de bismuth. L'observateur suit des yeux le passage de cette mixture dans l'œsophage et sa pénétration dans l'estomac.

Il constate la situation de la ligne sombre du bismuth sur le bas-fond de l'estomac, indiquant la limite de la grande courbure ; la tache claire du gros cul-de-sac de l'estomac (dite chambre à air) fixe la limite supérieure de l'organe immédiatement en dessous du diaphragme. Les contractions rythmiques de l'estomac ne tardent pas à paraître, poussant le bismuth du côté du pylore qui peu à peu (dans les cas normaux) livre passage à une partie du bismuth (fig. 6).

Le plus souvent l'observateur se contente de ces constatations faites pendant cinq ou dix minutes au plus, pour en tirer toutes sortes de conclusions aussi hâtives que peu satisfaisantes.

Il a noté la position de l'estomac, ou plutôt sa partie la plus déclive où s'est rassemblée la masse de bismuth, et la perméabilité du pylore, puis la vigueur ou la rapidité des contractions, et quelquefois une série de détails très contestables.

Il dessine un schéma fixé par les points de repère de la coupole diaphragmatique, de l'ombilic et des épines iliaques antéro-postérieures.

Ce dessin a le plus souvent l'apparence d'une poche allongée et étroite, toute différente de l'image classique indiquée dans nos planches anatomiques, et de celle que nous voyons à l'ouverture de l'abdomen lors des gastro-entérostomies.

Fig. 6. — Radiographies de l'estomac.
A, estomac normal d'un garçon de onze ans ; B, estomac ptosé d'une femme de trente ans. (J. Senaud, radiologiste, Lausanne.)

Cette seule observation de quelques minutes, au début d'une digestion, ne peut pas donner de renseignements sérieux sur la fonction mécanique de l'estomac. Il faut la répéter d'heure en heure pendant quatre ou cinq heures, et même jusqu'à complète évacuation du contenu stomacal, pour pouvoir conclure. Mais une fois qu'on a fait ces laborieuses constatations, on ne peut tirer que des conclusions sur la fonction mécanique de l'estomac et on n'a aucune donnée sur sa fonction chimique, dont l'importance est cependant considérable.

Dans mes expériences de contrôle, j'ai souvent fait l'expérience suivante que je recommande aux spécialistes trop hâtifs dans leurs conclusions : le malade ayant avalé les 20 ou 30 grammes de bismuth, je laisse l'opérateur me dire quand il estime que l'estomac est complètement vidé ; puis je passe une sonde dans l'organe, j'introduis 100 centimètres cubes d'eau tiède, que je fais sortir par expression. Il n'est pas rare de retirer un tiers ou un quart de la dose de bismuth introduite dans l'estomac, car le bismuth à dose de 4 ou 5 grammes étendu en couche mince n'apparaît pas ou se distingue mal des autres ombres projetées sur l'écran.

L'épreuve du bismuth n'est donc pas aussi probante que l'admettent la plupart des radioscopistes.

Je ne parle pas de ceux qui veulent distinguer des ulcères ronds, des tumeurs au début, et bien d'autres détails où leur imagination joue le plus grand rôle.

J'en arrive donc à la conclusion que la radioscopie peut donner des renseignements plus précis que les autres méthodes dans les cas de diverticules de l'œsophage et d'estomac biloculaire (en clepsydre), mais qu'elle ne donne pas des indications aussi complètes sur le travail chimique et mécanique de l'estomac que les épreuves que je vous ai décrites plus haut.

J'ai aussi observé qu'un obstacle placé sur une anse de l'intestin grêle, une bride par exemple, empêche l'estomac de se vider de la bouillie de bismuth, bien que le pylore ait été trouvé très perméable lors de la laparotomie.

Nous comparerons donc toujours les renseignements fournis par la radioscopie avec ceux fournis par l'examen de la fonction chimico-mécanique de l'estomac en présence des repas d'épreuve.

Laboratoire du médecin. — Les recherches que nous allons faire nécessitent l'emploi de quelques instruments dont je veux vous parler d'emblée, pour ne pas avoir à y revenir.

Laissez-moi aussi vous dire que j'ai simplifié le plus possible cette instrumentation et les procédés pour les recherches chimiques. Je n'ai conservé et je ne vous décrirai que ce qui est strictement nécessaire à nos recherches cliniques, et utilisable pour établir un diagnostic et une thérapeutique rationnelle.

Les ouvrages spéciaux sur les maladies de l'estomac sont généralement encombrés de méthodes analytiques plus compliquées les unes que les autres, et applicables seulement dans les laboratoires de chimie et bien souvent par des chimistes de profession. Or j'ai souvent observé combien les étudiants ou les médecins, en général, sont de maladroits chimistes. Je m'empresse de vous dire que les méthodes simplifiées que je vous décrirai nous donneront des résultats aussi utiles que les méthodes les plus compliquées. Il en est de même pour les réactions chimiques. Je choisirai toujours la plus facilement exécutable et la plus sûre, en passant sous silence toutes les autres.

Instruments et réactifs (fig. 7). — Notre instrumentation se compose de : deux pipettes graduées de 1 centimètre cube ; une pipette de 10 centimètres cubes ; 12 tubes à expériences dits éprouvettes ; une petite capsule de porcelaine

une pince. Dans les cliniques où les examens de suc gastrique
sont très fréquents, on peut se servir d'une burette de

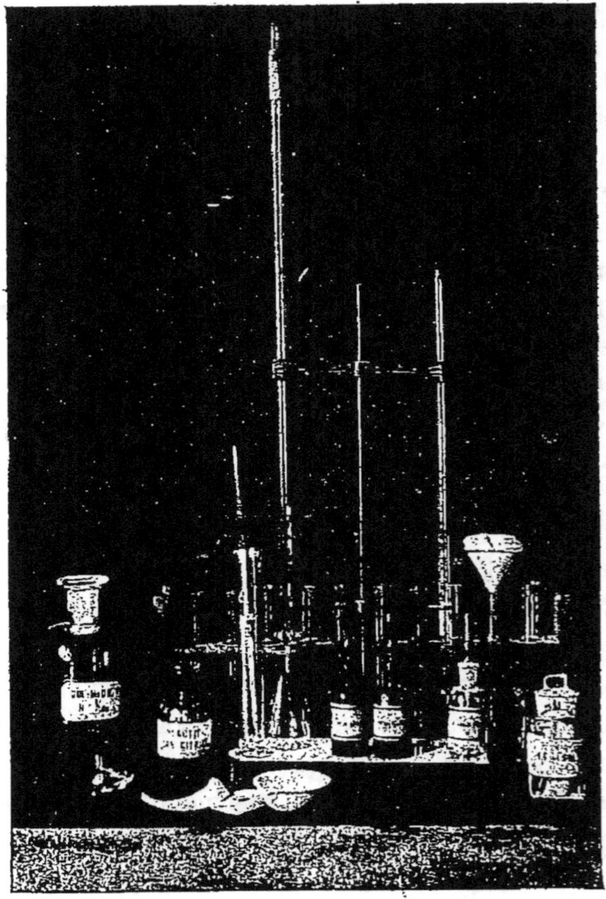

Fig. 7. — Instruments et réactifs.

Mohr ; cylindres gradués de 100 centimètres cubes ; flacons
et entonnoirs.

Les *réactifs* seront les suivants :

Papier de tournesol.

Réactif de Boas. — Dissoudre 5 grammes de résorcine,

3 grammes de sucre blanc dans 100 centimètres cubes d'alcool dilué.

Réactif picro-citrique. — Dissoudre 1 gramme d'acide picrique ; 2 grammes d'acide citrique dans 100 centimètres cubes d'eau distillée.

Solution de perchlorure de fer au cinquième.

Solution normale de soude au centième.

Solution alcoolique de phénolphtaléine à 1 p. 100.

QUATRIÈME LEÇON

EXAMEN DU CONTENU DE L'ESTOMAC.

Examen du contenu retiré de l'estomac. — Quantité du contenu gastrique. — Odeur, aspect, réaction, acides chlorhydrique libre et combiné, peptones. — Acide lactique, acide butyrique. — Dosage de l'acidité générale et des acides. — Recherche des ferments solubles, pepsine et lab. — Examen microscopique. — Recherche du sang. — Résumé.

Examen du contenu retiré de l'estomac. — Nous pouvons maintenant reprendre pour les examiner les deux portions du liquide que nous avons extrait de l'estomac.

La première portion était, vous vous en souvenez, le liquide même, tel qu'il s'est échappé par la sonde ; nous l'appellerons *suc*. La seconde portion était constituée par le résidu resté dans l'estomac, plus une quantité d'eau de 100 centimètres cubes ; nous l'appellerons *lavage*.

Quantité du contenu gastrique. — Notons tout d'abord la *quantité* du premier suc.

Rappelez-vous que par la composition de nos repas d'épreuve nous nous sommes mis dans les conditions de pouvoir juger de cette quantité. En effet, la quantité et la qualité de la nourriture ont été fixées de telle façon qu'à l'heure où nous pratiquons le sondage un estomac normal est arrivé à la période maximale de son travail chimique, et déjà à la période de déclin du travail mécanique. C'est-à-dire que nous ne devons plus retrouver dans l'organe qu'une petite quantité de bouillie gastrique (50 ou 60 centimètres cubes). Même dans les cas tout à fait normaux, l'estomac peut être absolument vide.

C'est ce que nous avons remarqué chez les jeunes gens de vingt à vingt-cinq ans, vigoureux, examinés dans notre service, où ils séjournaient pour d'autres raisons que des affections gastriques.

Si donc, après les trois repas d'épreuve, nous ne retrouvons dans l'estomac que des quantités résiduelles de 50 centimètres cubes et même jusqu'à 100 centimètres cubes, nous en concluons que le travail mécanique de l'estomac est normal, ou tout au moins compatible avec une bonne santé.

Le degré de rétention sera ensuite marqué par la plus ou moins grande quantité de ce résidu. Cette rétention peut être quelquefois considérable : elle est souvent de 1 à 2 litres et même plus, ainsi que nous en verrons des exemples.

Mais nous ne pourrons être à même de juger la cause de cette rétention que si nous sommes dans les conditions strictes que je vous ai décrites en parlant des repas d'épreuve.

Il nous arrivera quelquefois, après avoir donné un repas ne mesurant qu'un volume de 300 centimètres cubes, de retirer 1 000 centimètres cubes de bouillie gastrique.

Dans ces cas, il n'y a pas de doute possible, nous pouvons admettre que la différence est due à une exagération de la sécrétion gastrique, ou à une accumulation de cette sécrétion.

Chez l'individu normal, nous savons que les aliments subissent dans l'estomac une sorte de pétrissage continu qui les mélange avec les sucs digestifs et les divise en les ramollissant.

La région pylorique semble faire un triage de cette masse alimentaire, laissant passer au fur et à mesure les matières suffisamment pétries et imprégnées pour être admises au travail intestinal.

C'est pour cela que nous voyons le pylore s'ouvrir rythmiquement pour favoriser ce passage. Ces mouvements d'ouverture et de fermeture, d'abord lents et rares, deviennent plus énergiques et plus fréquents à mesure que la digestion stomacale approche de sa fin.

La sensibilité exquise du pylore le renseigne sur la nature des aliments qui demandent le passage. Il les accepte ou les refuse, suivant leur nature ou le degré de préparation. La fin de la digestion est marquée par un vidage complet de l'estomac, mais le temps demandé pour l'évacuation complète de l'organe dépend en partie de la nature des aliments, et surtout de la quantité.

Vous voyez donc qu'avec les repas d'épreuve tels que nous les avons composés, nous pourrons surprendre toutes les plus petites anomalies fonctionnelles du pylore. Je reprendrai encore quelquefois cette question du fonctionnement pylorique pour vous signaler des phénomènes spéciaux qu'on observe, par exemple, soit dans l'ulcère rond, soit dans les tumeurs de la région pylorique.

Odeur du contenu gastrique. — L'*odeur* du contenu gastrique a une grande importance, parce qu'elle va vous renseigner d'emblée, surtout quand vous serez un peu entraîné à ces recherches, sur la nature des acides ou des composés volatils qui y sont contenus.

C'est pour cela que, dès que le suc s'est échappé par la sonde, il faut le flairer, pour ainsi dire. Pendant que le liquide est encore à la température du corps, vous surprendrez très bien l'odeur des acides volatils, tels que l'acide butyrique et acétique, de même que certains produits volatils provenant de la fermentation alcoolique par les levures, si caractéristiques pour les hypersécrétions gastriques qu'on dirait sentir l'odeur d'une cuve de vin nouveau en fermentation.

Vous reconnaîtrez aussi l'odeur fade de la viande qui a digéré normalement, c'est-à-dire sans accompagnement de fermentation.

Avec un système olfactif bien renseigné par la pratique, vous pouvez déjà être averti d'une manière générale de la composition du résidu gastrique, et vous n'aurez plus qu'à préciser les détails par vos expériences chimiques.

Aspect du contenu gastrique. — L'*aspect* de ce contenu résiduel vous donnera aussi à lui seul des renseignements de grande importance. Vos observations vous feront reconnaître les différents stades de digestion des substances qui subissent l'action du suc gastrique. Ainsi : la coagulation du lait et l'émiettement successif de ce coagulum, puis le gonflement de la viande, et sa division de plus en plus fine ; le pain qui apparaît simplement gonflé et très ramolli. Avec le repas d'épreuve qui comporte des pruneaux, vous retrouverez, dans certaines affections, l'épicarpe de ce fruit qui n'a pas pu franchir le pylore, lorsque celui-ci est définitivement stricturé, ou quelquefois simplement rigide, comme nous le verrons dans la leçon spéciale sur les affections du pylore.

En laissant déposer ce résidu gastrique dans un cylindre en verre, vous verrez se former différentes couches. Les parties solides les moins bien digérées gagnent le fond, puis d'autres se superposent pour ainsi dire, d'après le degré des transformations digestives subies, si bien que certaines particules de viande, par exemple, très ténues, se rassemblent à la surface du liquide où elles forment une couche séparée de celle du fond du vase par une couche de liquide plus ou moins transparente. La partie liquide proprement dite de ce contenu stomacal vous renseignera, par sa plus ou moins grande fluidité, sur la proportion de mucus qui y est contenue.

Vous trouverez de ces liquides très mobiles, filtrant très facilement, et d'autres très visqueux, ayant une grande difficulté à traverser le papier à filtrer. Ceux-là vous diront déjà que les glandes à mucus ont pris un développement exagéré aux dépens des glandes à pepsine.

Je vous conseille beaucoup pendant vos études, et chaque fois que vous en avez l'occasion, de faire ces remarques pratiques. Elles vous seront très utiles plus tard dans l'exercice de votre profession. Un simple coup d'œil jeté sur un de ces liquides gastriques vous renseignera quelquefois aussi bien qu'une réaction chimique, impossible à faire au lit du malade.

Réactions du contenu gastrique. — Une fois ces observations terminées, il faut procéder au filtrage du liquide, d'après les règles ordinaires de cette opération. C'est dans ce liquide filtré que nous allons rechercher les acides, les ferments normaux, pepsine et lab, et les produits solubles de la digestion.

Acidité. — Nous commençons par nous renseigner sur l'acidité générale, au moyen d'un petit fragment de papier de tournesol bleu plongé dans ce liquide. Vous savez que l'acidité se traduit par le virage au rouge de ce papier réactif, et cette teinte rouge est d'autant plus vive que l'acidité est plus forte. D'emblée vous pourrez conclure à une acidité forte ou faible. Il est bien rare, dans les conditions où nous nous sommes mis, qu'on ait à constater un manque complet d'acidité; cependant, nous pouvons le remarquer dans certaines formes d'atrophie de la muqueuse stomacale, avec persistance du fonctionnement des glandes à mucus. Mais nous verrons ces cas particuliers dans une leçon spéciale.

Cette acidité générale doit résulter du mélange de l'acide chlorhydrique libre, de l'acide chlorhydrique combiné, et des acides organiques dits de fermentation. C'est dans cet ordre que nous rechercherons ces acides.

ACIDE CHLORHYDRIQUE. — Pour déceler l'acide chlorhydrique libre, il suffit de mettre dans le fond d'une petite capsule de porcelaine une dizaine de gouttes du liquide, et cinq ou six gouttes de réactif de Boas. On chauffe légèrement sur une flamme à gaz ou à alcool, en agitant vivement, tout en soufflant de temps en temps sur le mélange, de manière à activer l'évaporation, sans chauffer trop. A un moment donné, vous verrez apparaître une teinte rouge très nette, et d'autant plus vive que la proportion d'acide chlorhydrique libre est plus forte (Pl. I).

En chauffant davantage, cette coloration disparaît complètement. Ici, le tour de main est donc de savoir chauffer juste à point, mais il suffit de l'avoir fait une ou deux fois pour ne jamais manquer cette réaction, même lorsqu'il n'y a que des traces d'acide. Mais, lorsque vous l'aurez pratiquée plus souvent, vous pourrez aussi en déduire à la simple vue la plus ou moins grande proportion de cet acide libre.

En passant, je vous donnerai un petit renseignement de ménage bien utile au point de vue économique. Les petites capsules dans lesquelles je vous recommandais plus haut de faire la réaction sont assez chères, et il arrive souvent qu'on les casse en les chauffant trop.

Mes internes, irresponsables du matériel du laboratoire, m'en faisaient quelquefois une effroyable consommation ; aussi ai-je trouvé plus économique et plus simple de faire cette réaction sur de vulgaires tessons d'assiettes, porcelaine ou faïence, que l'office nous fournit libéralement.

L'acide chlorhydrique libre existe toujours, chez l'homme normal, au point culminant de la digestion ; puis il disparaît peu à peu en se combinant avec les albumines pour former des acidalbumines (syntonine), qui ne donnent plus la réaction de l'acide libre.

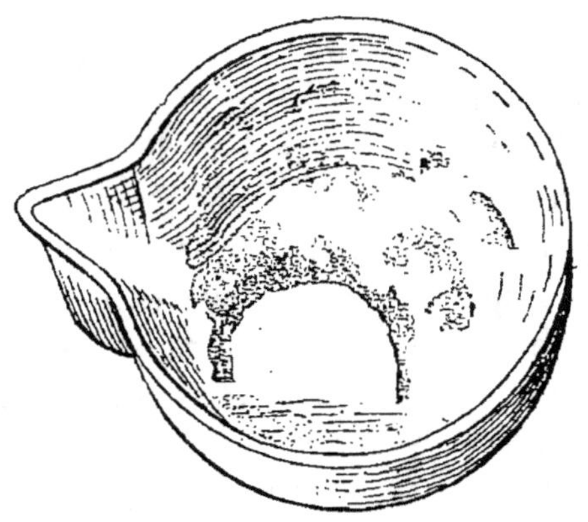

1. Réaction de Gunsburg avec le réactif de Boas.

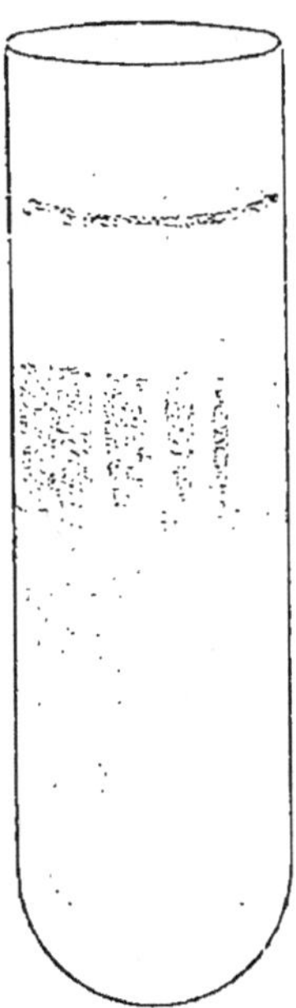

2. Réaction de l'acide lactique (Procédé de Bourget).

Planche I. — Réactions (d'après Soupault).

Donc l'acide chlorhydrique n'en existe pas moins, mais sous forme de combinaison albuminoïde qui permettra à la pepsine de transformer rapidement ces albumines en peptones. La recherche de ces dernières nous renseignera du même coup sur la présence de l'acidalbumine chlorhydrique et de la pepsine. Pour cela, il suffit de mélanger dans une éprouvette parties égales de réactif picro-citrique et du liquide gastrique filtré. Il se forme immédiatement un précipité jaunâtre dû aux peptones. En chauffant, ce précipité se redissout complètement, pour se reformer par le refroidissement du tube à expériences. Là encore l'abondance plus ou moins grande du précipité vous renseignera d'emblée sur l'importance du travail digestif de l'estomac.

Vous en conclurez qu'il y a eu à un moment donné de l'acide chlorhydrique libre (même si vous n'avez pas pu obtenir la réaction de Boas), que cet acide s'est combiné à l'albumine, et que cette dernière combinaison a trouvé dans le suc gastrique de la pepsine pour transformer les albumines en peptones.

En procédant de cette façon, vous voyez que nous arrivons rapidement à des conclusions qui rendent presque inutiles d'autres réactions pour déceler ces différentes substances, et nous pouvons conclure en outre à la présence de la pepsine.

Chez l'homme normal, vous savez que la sécrétion chlorhydrique ou chlorhydro-peptique commence déjà une demi-heure après l'ingestion des aliments, et qu'elle continue, *au prorata de la qualité et de la quantité des aliments*. Avec notre repas n° 2, elle est généralement à son apogée vers la troisième heure de la digestion. Nous en reparlerons quand nous aurons procédé au dosage des acides.

ACIDES DITS DE FERMENTATION. — Il ne vous resterait plus maintenant qu'à rechercher les acides dits de fermentation,

4..

bien qu'ils puissent se rencontrer dans le contenu stomacal en dehors de toute fermentation ; ils peuvent être mis en liberté par simple dissociation.

Je commence par vous dire qu'à part certains cas spéciaux dont je vous parlerai plus loin, ces acides ne jouent pas un bien grand rôle. Ils sont en général en petite quantité, et les renseignements qu'ils nous fournissent n'ont qu'une valeur relative.

Vous trouverez facilement l'*acide lactique* de la façon suivante :

Dans une éprouvette contenant 10 centimètres cubes d'eau distillée, ajoutez deux gouttes de solution de perchlorure de fer. Vous obtenez ainsi un liquide à peine coloré, que vous divisez en deux parties égales, placées dans deux éprouvettes que vous tenez l'une à côté de l'autre. Dans une des deux vous ajoutez alors le liquide gastrique par petites quantités (1 à 2 centimètres cubes) successives. En présence de l'acide lactique, il se produit une coloration jaune-canari (Pl. I, 2) très nette, qui apparaîtra surtout en comparant la nuance du liquide des deux éprouvettes.

Quant à l'*acide butyrique*, il a déjà décelé sa présence par son odeur de beurre rance. Si vous voulez transformer cette odeur désagréable en un parfum plus agréable de pomme à sa maturité ou d'ananas, vous n'avez qu'à mélanger dans une éprouvette 2 ou 3 centimètres cubes d'acide sulfurique concentré, 4 ou 5 gouttes d'alcool et 5 ou 6 gouttes du liquide gastrique en expérience. La chaleur dégagée par le simple mélange vous donnera l'odeur très agréable signalée plus haut.

Il ne nous reste plus maintenant qu'à procéder au dosage quantitatif des acides.

Vous trouverez dans la littérature des affections stomacales de très nombreux procédés de dosage, la plupart très compliqués et laborieux. Et on est en droit de se demander si les renseignements nouveaux qu'ils fournissent à la clinique, au point de vue du diagnostic et de la thérapeutique, sont suffisamment importants pour justifier la perte de temps qu'exige leur mise en œuvre. De mon expérience personnelle, je puis vous dire, sans faire de tort aux auteurs qui les recommandent, qu'aucun de ces procédés n'est indispensable à la bonne compréhension des troubles gastriques. La méthode la plus employée par les auteurs français est le procédé chlorométrique de Hayem et Winter qui dose séparément l'acide chlorhydrique libre, l'acide chlorhydrique combiné à l'albumine, et celui qui est lié à une base minérale.

Les auteurs ont cru pouvoir déduire de ces dosages un certain nombre de conclusions sur le fonctionnement chimique du suc gastrique, sur son activité digestive plus ou moins grande, et même sur la nature des lésions anatomiques de l'organe; on pourrait ainsi différencier les gastrites parenchymateuses des gastrites insterstitielles.

Malgré de consciencieuses recherches comparatives, nous n'avons jamais pu confirmer ces conclusions, et nous tenons tous ces dosages pour inutiles à la clinique. Ce qui ne veut pas dire qu'ils ne soient pas très intéressants pour les recherches de pure physiologie.

Je vous ferai à peu près le même raisonnement pour la différenciation minutieuse entre les acides organiques (acides lactique, butyrique, acétique) et les acides inorganiques (HCl).

Il est bien certain qu'un estomac peut contenir un résidu très acide, dont l'acidité est due, pour la plus grande part, aux acides de fermentation. Cela arrivera, par exemple, quand vous recevrez un malade dont le pylore est bouché par une tumeur et où la rétention plus ou moins totale dure depuis plusieurs jours. Dans ce cas, l'acide lactique peut être le facteur principal de l'acidité totale. Mais si, après avoir vidé un tel estomac, vous le soumettez à un examen au moyen des trois repas d'épreuve, les conditions seront changées, et l'acide lactique n'aura pas le temps de se former entre les différentes épreuves ; vous n'aurez donc pas à le doser. C'est pour cela que nous en ferons abstraction et que nous ne parlerons pas des méthodes ayant pour base la calcination du suc gastrique ou son traitement par l'éther pour en extraire l'acide lactique.

Dosage de l'acidité générale. — Il ne nous restera donc qu'à titrer l'*acidilé générale* par la solution de soude caustique normale au centième.

Réduite à ces proportions, l'analyse quantitative de l'acidité totale est bien simplifiée, et cependant vous verrez que nous pourrons en tirer des conclusions très suffisantes pour nos besoins diagnostiques et thérapeutiques.

Tous les auteurs recommandent de prendre 10 centimètres cubes de suc gastrique pour les traiter par la solution normale décime de soude ou de potasse.

J'ai modifié la chose en ne travaillant que sur 1 centimètre cube de suc gastrique, mais en diluant la solution de soude au centième (1). Des milliers de dosages m'ont prouvé qu'on arrive ainsi à une titration plus exacte, tout en simplifiant encore les manipulations.

Quelques auteurs recommandent aussi de faire la titration non pas sur le liquide filtré, mais en employant la bouillie gastrique telle quelle. Il est certain que les particules solides de la nourriture sont plus acides que le liquide qui les baigne, mais la différence est minime et nous pouvons en faire abstraction.

Ces résultats ne contenteraient pas un pur chimiste, mais ils sont tout à fait suffisants pour la clinique.

Dans une éprouvette, vous introduisez 1 centimètre cube

(1) 10 centimètres cubes de solution normale de soude dans 990 centimètres cubes d'eau distillée.

de suc gastrique, vous ajoutez 2 gouttes de solution de phénolphtaléine, puis, à l'aide de la burette de Mohr, ou d'une simple pipette graduée de 10 centimètres cubes, vous ajoutez goutte à goutte la solution normale de soude au centième jusqu'à ce que le liquide prenne une teinte

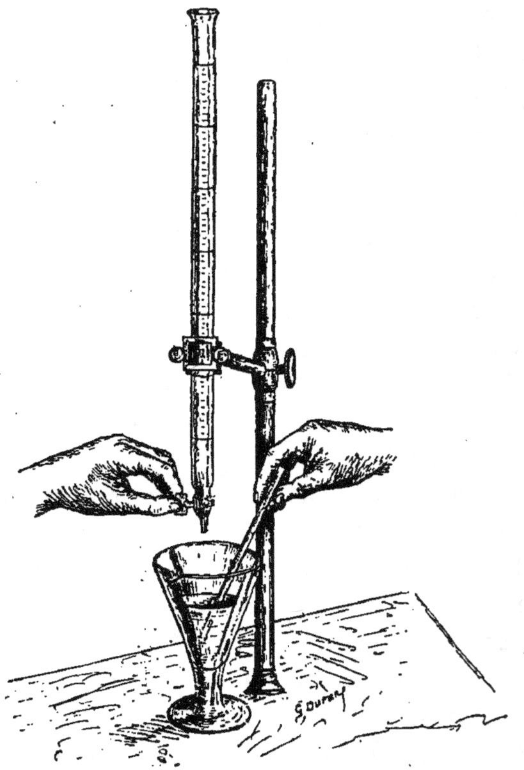

Fig. 8. — Burette de Mohr.

rosée permanente, indiquant la saturation complète des acides, quelle que soit leur nature. Vous notez alors bien exactement le nombre de centimètres cubes de solution de soude employée pour arriver à ce résultat ; ce chiffre servira de base à vos calculs (fig. 8 et 9).

Nous savons en effet qu'un centimètre cube de la solution

de soude au centième correspond exactement à 0,000365 d'acide chlorhydrique libre ou combiné, et dans la plupart des cas nous pouvons admettre aussi, sans grande erreur, que l'acidité est due presque uniquement à ces deux facteurs de l'acidité. Nous pourrons donc exprimer l'acidité du liquide gastrique filtré soit en acide chlorhydrique, soit en l'indiquant simplement par le nombre de centimètres cubes de solution de soude employée.

Exemple :

Il a fallu, pour neutraliser 1 centimètre cube de suc gastrique, 7,5 centimètres cubes de solution normale

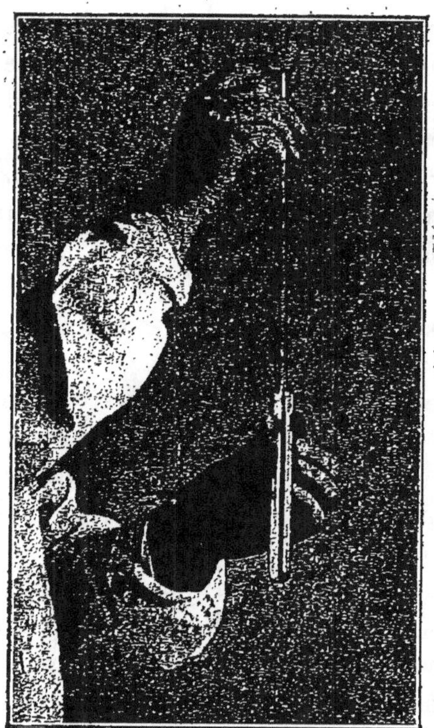

Fig. 9. — Dosage avec la pipette.

de soude au centième ; nous multiplierons donc

$$7,5 \times 0,000365 = 0,0027375 \text{ HCl}$$

dans 1 centimètre cube de suc gastrique, soit, en simplifiant, 0,27 p. 100, ce qui est la proportion centésimale normale pour le liquide gastrique recueilli deux heures après le repas d'essai n° 2.

Cette proportion centésimale est importante à connaître, puisqu'elle nous indique si nous nous rapprochons ou si nous nous éloignons du chiffre physiologique qui oscille entre 0,25 et 0,30 p. 100 chez l'adulte normal. Mais j'ai fait remarquer bien souvent que, dans un grand nombre de cas, il était encore aussi important de connaître la quantité totale de l'acide chlorhydrique libre ou combiné contenu à un moment donné dans le résidu stomacal. Et vous verrez, par les exemples que je vous citerai plus tard, qu'il n'est pas rare de trouver en présence dans l'estomac des quantités considérables d'acide chlorhydrique. Ainsi je vous ai quelquefois montré des cas où la somme totale de l'acide chlorhydrique calculé en acide du commerce ascendait jusqu'à 10 et même 15 grammes. Vous verrez cette donnée acquérir toute son importance dans les applications de ces recherches à la thérapeutique par les alcalins.

Si on voulait neutraliser l'acide d'un tel contenu stomacal il ne faudrait pas moins de 30 grammes de bicarbonate de soude ; une dose moindre n'aurait pas tout l'effet exigé.

Nous devons donc connaître non seulement le pourcentage de l'acide, mais encore la quantité totale de l'acide en présence dans l'estomac au moment de l'expérience. Pour l'obtenir, nous n'aurons qu'à multiplier le pour cent par le nombre de centimètres cubes de résidu retiré de l'estomac.

Je vous parlerai, dans la leçon sur l'hyperchlorhydrie, des applications pratiques de ces données pour la correction d'acidité de la digestion gastrique.

Il ne nous reste plus à examiner que le dernier liquide retiré de l'estomac, celui que nous avons obtenu en lavant l'organe avec 100 centimètres cubes d'eau distillée et que nous avons intitulé *lavage*.

C'est donc une dilution du résidu stomacal primitif, et nous devons y retrouver tous les éléments du premier liquide, mais dans des proportions moindres. Nous négligerons donc la recherche qualitative de ces éléments, pour ne procéder qu'au titrage de l'acidité totale. Seul ce chiffre a de l'importance, car c'est lui qui nous fera trouver la quan-

tité totale du résidu contenu dans l'estomac au moment du
sondage. Je vous ai dit qu'un estomac normal pouvait se
vider par la sonde jusqu'au dernier centimètre cube. Dans
ces conditions, nous serons sûrs de connaître tout le volume
de ce contenu stomacal.

Mais il arrive assez souvent, pour une cause ou une autre,
que l'estomac ne parvient pas à se vider complètement, et
alors, en introduisant 100 centimètres cubes d'eau, nous
facilitons un second vidage, qui nous donnera un liquide
dont la proportion d'acide aura forcément varié, grâce à
cette dilution. Il nous suffira donc de connaître cette varia-
tion d'acidité et de la comparer à l'acidité du premier suc
pour obtenir la quantité x du résidu laissé dans l'estomac
après le premier sondage. La formule suivante va nous
aider à faire ce calcul :

$$x = \frac{100 \times n}{m - n} + a.$$

$n =$ acidité du second liquide (de lavage) ;
$m =$ acidité du premier suc retiré ;
$a =$ suc retiré en premier lieu.

Exemple : La quantité du premier suc retiré est de
80 centimètres cubes ; son acidité, de 0,27 p. 100.

L'acidité du second liquide de lavage représente seulement une acidité de 0,07 p. 100. Nous aurons donc

$$\frac{100 \times 0,07}{0,23 - 0,07} = 35^{cc} + 80^{cc} = 115.$$

L'estomac contenait donc, au moment de l'expérience,
115 centimètres cubes de résidu, d'une acidité de 0,27 p. 100,
donc une quantité totale d'acide chlorhydrique (théorique
HCl) de 0,31.

La titration pour le second liquide se fait de la même
façon que pour le premier.

Recherche des ferments solubles, pepsine et lab.
— Il ne nous reste plus qu'à rechercher la *pepsine* et le ferment *lab* ou *présure*.

Je vous ai déjà fait remarquer que l'acide chlorhydrique lié à l'albumine donnait de l'acidalbumine, et que celle-ci était très rapidement transformée en peptones, par l'action de la pepsine. Du fait que nous retrouvons dans le suc gastrique filtré une quantité notable de peptones, nous pouvons en conclure qu'il y a aussi de la pepsine, à condition toutefois que ces peptones n'aient pas déjà été introduites avec la nourriture. Du reste, la pepsine manque très rarement dans le suc gastrique, il faut une atrophie complète de la muqueuse stomacale pour qu'elle disparaisse, et, pour ma part, je n'ai vu ce fait se produire que deux ou trois fois dans l'espace de vingt ans. J'ai eu assez souvent l'occasion d'examiner, un ou deux jours avant la mort, le suc provenant d'estomacs atteints de cancer plus ou moins étendu, et toujours la proportion de pepsine était suffisante pour assurer une digestion moyenne.

Puisque les peptones décelées par le réactif picro-citrique nous permettent d'affirmer la présence de la pepsine, la recherche directe de celle-ci ne s'impose que très rarement au médecin.

Cependant, je vous décrirai un moyen pratique de faire cette recherche facilement et sans faire les frais d'une étuve à température constante. Dans un petit flacon de 10 à 15 centimètres cubes, vous introduisez quelques tranches minces d'un blanc d'œuf cuit très dur, puis vous remplissez aux trois quarts le flacon avec le liquide gastrique, et vous placez ce flacon bien bouché sur la peau de votre abdomen où il sera tenu en place par la ceinture du pantalon. Pourvu que le liquide gastrique contienne 0,20 p. 100 d'acide chlorhydrique, la digestion du blanc d'œuf commencera immédiatement, et au bout d'une heure ou deux, suivant la quantité du blanc d'œuf, elle sera complète. Vous avez ainsi l'étuve idéale, parce que, tout en allant et venant, le liquide est agité continuellement, ce qui est très favorable à une prompte digestion. Pendant plusieurs années j'ai fait mes expériences sur la pepsine par ce moyen si simple et si économique que je vous recommande.

Le dosage quantitatif de la pepsine n'a pas encore pu être fait d'une manière rigoureuse, puisque ce principe n'a pas encore pu être préparé à l'état chimiquement pur. Les méthodes de dosage très longues et compliquées ne donnent donc que des résultats approximatifs. Mais on possède des méthodes de laboratoire pour apprécier la rapidité du travail de la pepsine.

Je ne fais que vous les citer sans vous les décrire, parce qu'elles n'ont aucune utilité pour le médecin praticien. En effet, nous savons que la pepsine, comme la plupart des ferments solubles, opère par action catalytique ou de présence.

La quantité appréciée en poids ne semble jouer qu'un rôle secondaire. Il suffit de la présence d'une très petite quantité de pepsine active pour parfaire la digestion d'une assez grande quantité d'albumine.

Il nous suffira donc de constater la présence de la pepsine dans un suc gastrique. Le même raisonnement peut s'appliquer au ferment *lab* ou *présure*. Ce dernier accompagne toujours la pepsine, et dans des proportions qui varient passablement. Ainsi vous en trouverez une assez forte proportion chez le nourrisson ; il diminue petit à petit à mesure que l'enfant grandit et que la nourriture change.

Le suc gastrique des gens qui se nourrissent habituellement de lait en contiendra aussi davantage. Mais vous le retrouverez toujours dans tous les sucs gastriques où vous aurez constaté la pepsine.

Pour le déceler, vous n'aurez qu'à neutraliser par du carbonate de chaux une petite quantité de suc gastrique ; puis vous ajoutez quelques gouttes de ce dernier à 10 ou 15 centimètres cubes de lait, et vous placez le petit flacon à l'étuve comme pour la pepsine ; au bout de quelques minutes, le lait est pris en un coagulum homogène.

Nous voici donc en situation de pouvoir juger d'une façon complète le *travail mécanique et chimique de l'estomac*. Et si vous m'avez bien suivi et bien compris, vous verrez par la suite que toute notre thérapeutique psychique, diététique et médicamenteuse pourra être déduite de ces recherches.

Examen microscopique. — Il nous resterait encore à parler de l'utilité de l'*examen microscopique* du contenu stomacal. Ces recherches vous sont suffisamment décrites dans d'autres ouvrages, soit pour la constatation des modifications subies par la fibre musculaire sous l'influence de la digestion chlorhydro-peptique, soit pour la recherche des microorganismes, levures, sarcines, bacilles.

Mais ces constatations n'ont qu'un intérêt médiocre et je ne m'y attarderai pas. En effet, si nous avons constaté comme plus haut la fermentation alcoolique, nous sommes certains qu'elle est due à la présence des levures ; si nous avons trouvé des acides lactique et butyrique, nous serons certains aussi qu'il y a dans un tel suc de nombreuses bactéries, sarcines, etc.

Recherche du sang. — Mais une recherche plus importante, et qui à elle seule pourra quelquefois vous déceler la présence d'une ulcération gastrique, c'est la recherche du sang. Il est des processus ulcératifs bénins ou malins qui donnent des quantités de sang quelquefois considérables, et le plus souvent suffisantes pour que la constatation macroscopique en soit facile.

Il n'en est plus de même quand l'ulcération est très superficielle, ou bien quand elle n'atteint que des vaisseaux de très petit calibre, des artérioles ou des veinules.

Dans ces cas, la quantité de sang épanchée n'est jamais

assez considérable pour donner la coloration marc de café caractéristique des hématémèses.

Mais, en examinant soigneusement, vous trouverez suspendus dans le liquide, ici et là, de très petits grains noirâtres, qu'on prend souvent pour de la croûte de pain brûlée et qui sont fréquemment des petits caillots détachés de la surface de l'ulcère. Dans ces cas, avec une aiguille ou une pince, vous pêchez ces petites granulations noirâtres et vous les placez sur un porte-objet pour les examiner au microscope.

Vous ne reconnaîtrez que très rarement, et seulement si le petit caillot est épais, la forme caractéristique des globules sanguins, parce que le travail digestif les a déformés ou dissous. Il ne restera donc plus qu'à en rechercher la matière colorante, par la réaction microchimique que je vais vous décrire.

Elle procède de la méthode de Teichmann, mais elle a été modifiée et rendue plus précise par notre chef de laboratoire, le professeur Strzyzowski (1).

Ce procédé est capable de déceler encore cinq millièmes de milligramme de sang liquide d'homme. Il est basé sur la formation des prismes rhomboïdaux de l'éther iodé d'hématine. Il faut tout d'abord préparer fraîchement chaque fois le réactif suivant :

```
Alcool.................................  )
Eau distillée..........................  }  āā 1 cent. cube.
Acide acétique glacial.................     1      —
Acide iodhydrique (poids spécifique 1,5)..  III gouttes.
```

La particule à examiner est étalée sur un porte-objet, puis desséchée à la flamme d'une lampe à alcool ou d'un bec de Bunsen ; on place le verrelet sous lequel on introduit deux gouttes de réactif. On chauffe alors à l'ébullition

(1) Prof. C. Strzyzowski, Ueber ein neues Reagens und dessen Empfindlichkeit für den Krystallographischen Blutnachweiss (*Therap. Monatshefle,* septembre 1902).

pendant environ dix à vingt secondes, avec beaucoup de précaution, et en ayant soin de remplacer le réactif évaporé. On laisse refroidir, puis on examine au microscope avec un grossissement de 480 (obj. 7, oc. 3), et on constate les petits prismes noirs d'hématine iodée (fig. 10).

Si nous résumons le résultat de nos recherches, et les conclusions que nous pouvons en tirer, nous avons appris à mesurer la quantité du contenu gastrique qui nous renseigne sur la perméabilité du pylore et le fonctionnement de la tunique musculaire de l'estomac, donc sur la partie mécanique de la digestion stomacale.

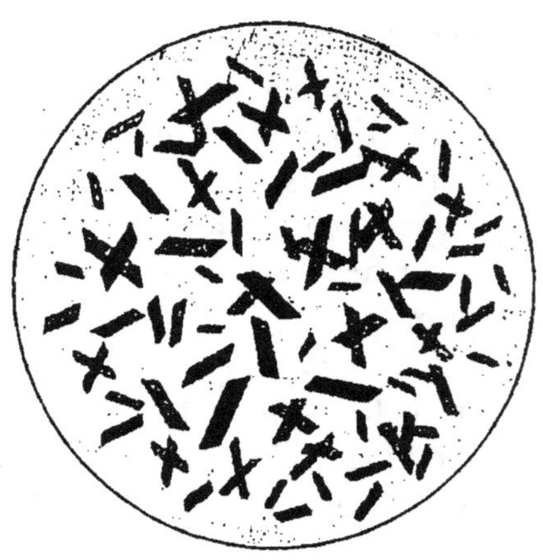

Fig. 10. — Prismes d'hématine iodée.

Tandis que la partie chimique de cette digestion nous est révélée par la constatation et le dosage de l'acidité totale, et par la présence des ferments solubles.

Nous allons voir que toute la thérapeutique, chirurgicale ou médicale, de l'estomac, dépendra de ces constatations. La présence du sang nous renseigne sur l'état d'intégrité de la surface de la muqueuse gastrique.

CINQUIÈME LEÇON

DYSPEPSIES GASTRO-INTESTINALES NERVEUSES OU PSYCHIQUES.

Interrogatoire. — Anamnèse ; différents types. — Diversité et multiplicité des symptômes. — Langue. — Faim et appétit. — Contraction de l'œsophage. — Renvois et aérophagie. — Régurgitation et mérycisme. — Spasme du pylore. — Pyrosis et hyperchlorhydrie. — Gastrosuccorrhée. — Gastralgies. — Crampes.

Les cas de dyspepsies gastro-intestinales d'origine nerveuse constituent certainement les trois quarts des malades qui viennent consulter le médecin pour des troubles digestifs.

Cela n'est pas étonnant, si nous considérons le rôle du système nerveux dans les différents actes de la digestion. Vous savez que la mastication et la déglutition mettent en œuvre le trijumeau, le glosso-pharyngien et le pneumogastrique comme voies centripètes, puis le trijumeau, le facial, le glosso-pharyngien, le pneumogastrique et l'hypoglosse comme voies centrifuges. Les centres de la déglutition sont répartis sur trois étages au moins : 1° à l'angle postérieur du plancher du quatrième ventricule ; 2° à l'angle postérieur de la couche optique et des tubercules quadrijumeaux antérieurs ; 3° dans l'écorce, au niveau de la région antérieure de la deuxième frontale (centre de Bechterew).

La fonction sensitivo-motrice de l'estomac et de l'intestin est régie par le vago-sympathique.

Bien que leur antagonisme ne soit pas absolu, on peut admettre que le pneumogastrique excite les mouvements de l'intestin et de l'estomac, et que le splanchnique les ralentit.

La *sécrétion gastrique* est déjà influencée par l'excitation psychique. La vue, l'odeur, le simple souvenir d'un aliment suffisent pour provoquer la sécrétion gastrique. La section du pneumogastrique supprime ces réflexes. L'action du sympathique est moins bien connue, mais elle doit s'exercer surtout par les nerfs vaso-moteurs.

La fonction hépatique et pancréatique est aussi réglée par le pneumogastrique et le sympathique.

Mais il faut surtout bien se souvenir que ces actes sont solidaires les uns des autres. Dès que le premier travail digestif (mastication) a commencé, tous les autres processus se préparent, et se complètent au fur et à mesure de la progression des aliments dans le tube digestif.

Ces malades névrosés ont tous un air de famille, et cependant ils diffèrent toujours les uns des autres ; ils sont connus depuis longtemps et, s'ils ont fait parfois la fortune du médecin, le plus souvent ils lui causent bien des tourments.

Hippocrate a déjà largement décrit tous les stigmates de la dyspepsie gastro-intestinale d'origine nerveuse : insomnie, anxiété nerveuse, troubles de la vue, bourdonnement, vertige, troubles digestifs, constipation, céphalées, affaiblissement et douleurs, etc. Ses descriptions sont encore vraies parce que son observation clinique était strictement objective. Il se contente d'observer les symptômes avec une grande perspicacité et de les décrire avec une parfaite vérité. Il ne faut pas autre chose pour être un grand clinicien et laisser à la postérité des observations cliniques qui, après plus de 2 000 ans, ont encore toute leur valeur.

Tandis que Galien, qu'on pourrait considérer comme le père de nos théoriciens modernes, crée, avec la même classe de malades, l'*hypocondrie*, provoquée, affirme-t-il, par l'atrabile sécrétée par le foie, l'estomac et l'intestin ; aujourd'hui, cette hypocondrie de Galien s'appelle la *cholémie*.

Cette immuable classe de malades a toujours existé ; elle n'est donc pas un produit de notre civilisation, comme on a voulu le dire ; et, si vous avez le temps de lire des ouvrages sur l'histoire des dogmes médicaux, vous la reconnaîtrez à chaque page, c'est-à-dire à toutes les périodes de l'histoire de la médecine. Seulement, le nom sous lequel on range ces affections change continuellement sous l'influence des théories ou des croyances de l'époque. Faire l'historique de ces affections serait faire l'histoire de la médecine tout entière. Si nous ne prenons que notre période moderne, nous trouvons les principales dénominations suivantes :

Diathèse nerveuse. Névropathie. Hypocondrie. Affections vaporeuses de Pomme. Cachexie nerveuse de Sandras. Hyperesthésie de Monneret. Irritation spinale de Rosenthal. Névropathie cérébro-spinale de Krieshaber. Nervosisme de Bouchut. Neuro-arthritisme, etc. A chacune de ces dénominations correspondait une méthode thérapeutique infaillible.

Hier encore on l'appelait Neurasthénie ou Maladie de Beard, avec la cure de repos et de suralimentation pour correctif. Aujourd'hui on les intitule Psychonévroses, avec la psychothérapie pour panacée.

Mais si vous voulez vous éclairer sur la psychologie du médecin créateur de la nomenclature, et du malade, le souffre-douleur, vous la trouverez complète et définitive dans *le Malade imaginaire* de Molière.

Ces malades appartiennent à toutes les classes de la société, mais la classe riche et désœuvrée en fournit le plus fort contingent.

Interrogatoire. Anamnèse. — Notre premier soin sera de faire une bonne anamnèse.

Ici, notre tâche ne sera pas toujours facile, à cause de la prolixité du malade. Et voici comment je procède, et comment je vous conseille de le faire, jusqu'à ce que plu tard vous ayez aussi trouvé une manière de faire à vous. Je commence par laisser parler le malade, après l'y avoir invité en lui disant de me décrire ses maux.

Je le laisse faire cette description sans l'arrêter, mais en l'observant au point de vue physique d'abord : corpulence, tenue, mobilité des traits, réflexes pupillaires, dont je vous signale en passant l'exagération, et en un mot tout ce qui peut intéresser l'observateur, tout en écoutant son auto-observation, non pas tant au point de vue du détail, que nous allons reprendre plus tard, mais surtout au point de vue psychologique. Vous remarquerez tout d'abord l'ordonnance du discours, qui vous fera reconnaître assez bien la condition sociale et intellectuelle de votre malade. Vous trouverez toute la gamme entre les ultra-méthodiques citant l'heure, le jour, le mois et l'année où ils ont eu telle forme de diarrhée, ou tel renvoi, jusqu'aux incohérents qui brouillent toutes les phases de leur maladie, passant de l'année de leur naissance à celle de leur mariage, qui mélangent à la description de leurs maux des comparaisons avec les maladies de leur parenté et même de leurs simples connaissances. Lorsque vous aurez affaire à des malades appartenant à la classe appelée aujourd'hui les intellectuels, ils commenceront en général leur discours en vous disant : « Je dois vous dire, monsieur le docteur, que je suis arthritique, mon père et mon grand-père l'étaient, ma mère l'est encore, et moi je le suis au plus haut degré. »

Ce terme d'arthritisme, dont je ne veux pas faire ici le procès au point de vue de la doctrine qu'il renferme, correspond dans leur esprit, ainsi que j'en ai fait l'observation, à une sorte d'auto-intoxication journalière, préparée par l'hérédité. Ce mot leur donne la clef ou l'explication de la plupart des symptômes dont ils souffrent. Ce n'est là, je veux bien, qu'une dénomination purement théorique, mais elle leur suffit.

Il faut ajouter aussi que la sonorité des mots: arthritisme, arthritique, a probablement beaucoup servi à la propagation de l'idée qu'ils représentent.

Aussi voyons-nous toutes les petites dames élégantes confesser à leur médecin, et même à tout le monde, qu'elles sont affreusement arthritiques. Mais pour le moment on ne peut être affreusement, étonnamment, follement ou extraordinairement arthritique qu'à partir d'une certaine classe sociale.

C'était naguère un apanage des seules classes aristocratiques. Nous n'avons pas encore entendu un de nos malades, paysan ou petit bourgeois du pays, nous dire qu'il était arthritique; le mot demande une trop grande dextérité de phonation pour être prononcé correctement et facilement.

Si je vous entretiens de ces choses, ce n'est pas pour cultiver l'ironie, mais dans le but très précis de vous montrer que rien qu'en écoutant votre malade vous pouvez déjà le classer. Et notre premier souci est d'apprendre à trier les malades avec lésion anatomique, et ceux qui présentent les mêmes symptômes, mais sans la lésion. Donc, pour commencer, votre observation doit être d'ordre purement psychologique.

Cette première conversation pourra durer plus ou moins longtemps suivant le temps dont vous disposez.

On n'a pas toujours le temps et quelquefois on n'est pas d'humeur à la laisser se prolonger. Cependant, il m'est arrivé, ayant devant moi un malade très documenté et à la parole facile, de laisser couler le flot de son éloquence sans prononcer un seul mot pour l'arrêter ou seulement l'endiguer.

J'ai permis ainsi à des malades de parler pendant une heure et encore plus, et cela sans même arriver à épuiser le sujet. Au fur et à mesure du discours, la parole devenait plus animée, l'expression plus énergique et plus précise, d'où je concluais qu'un malade ayant une telle réserve de force pour l'élocution ne devait pas être physiquement très malade.

En effet, un malade qui viendra vous raconter son histoire pour un réel ulcère rond, par exemple, vous aura dit l'essentiel en quatre ou cinq phrases.

Quelquefois, et je puis même dire très souvent, le psychopathe, après avoir longuement exposé son cas et les théories connexes, s'arrête, inquiet à l'idée d'oublier un détail important. Il sort de sa poche un manuscrit, où date après date sont consignées ses observations; une autre fois, ce sera le journal où sont inscrites depuis des années toutes ses maladies, avec la température, la nature et le nombre des selles, les poids, traitement, etc. Puis viendront les analyses d'urine volumineuses et encombrées des courbes de tous les coefficients, et d'autant moins compréhensibles pour le médecin qu'elles sont plus compliquées. Puis encore les analyses bactériologiques des matières fécales, terrifiantes pour le malade. Si celui-ci ne peut se ruiner en analyses de ce genre, il apportera volontiers dans sa poche un petit flacon de sa précieuse urine, et, si vous le poussez un peu, il sortira d'une autre poche un petit pot de matières fécales, ou tout au moins une mucosité intestinale soigneusement étalée entre deux feuilles de papier; il vous la présentera tout en déplorant qu'elle ne puisse vous donner l'image de ce qu'elle était à l'état frais.

Vous reconnaîtrez le nerveux à tous ces stigmates psychiques et, si vous êtes un médecin observateur, vous en découvrirez une foule d'autres. Si, pour une cause ou une autre, vous ne voulez pas entendre cette confession prémonitoire, ou si vous voulez y couper court, vous appliquez l'interrogatoire dont je vous ai parlé à la première leçon, mais sans permettre aucune paraphrase.

Diversité et multiplicité des symptômes. — Vous

arrivez souvent ainsi en quelques minutes à fixer les stigmates principaux de la neurasthénie ou psychonévrose gastro-intestinale, c'est-à-dire la dyspepsie, la constipation ou la diarrhée, et l'insomnie. Vous êtes alors fixé sur les causes des troubles digestifs ; mais bien loin de prétendre, comme le font quelques psychothérapeutes, qu'un examen objectif approfondi des organes digestifs est plus nuisible qu'utile, je vous engage au contraire à le faire aussi consciencieusement que possible, en suivant la méthode décrite dans les leçons précédentes. Dans la pratique courante, je ne soumets pas tous les malades indifféremment aux explorations gastriques.

L'expérience m'a appris à faire le choix des individus chez lesquels ces examens objectifs peuvent acquérir d'emblée un pouvoir suggestif et persuasif considérable. Lorsque, à un malade vous affirmant qu'il ne digère pas, vous aurez prouvé, par l'examen des trois repas, que son système digestif est normal et capable de digérer la nourriture introduite, vous avez bien des chances pour faire accepter cette constatation de fait, et le plus souvent aussi cette persuasion comportera la guérison. Nous en reparlerons du reste quand nous nous occuperons de la thérapeutique de ces affections.

Continuons donc maintenant notre examen objectif ; mais, je vous le répète, une observation de malade, quelle que soit la maladie, doit toujours être faite méthodiquement et même schématiquement, comme vous le voyez dans les formulaires de nos observations de clinique. Dans cette leçon, je ne m'occuperai donc que des particularités que vous rencontrez dans les affections gastro-intestinales d'origine nerveuse.

Langue. — La *langue* du malade va vous donner quelques renseignements d'ordre aussi bien psychologique que physiologique. Chez le nerveux, elle sera une nouvelle occasion de description trop longue. Mais observez avant tout la façon dont le malade tire cette langue.

Celui qui n'a pas l'habitude de s'examiner et qui n'a que rarement été invité par un médecin à exhiber cet organe, ne la sort que timidement, et, si on le presse un peu, il ne parvient pas à en sortir beaucoup plus. Tandis que le nerveux, qui tous les matins et vingt fois par jour fait cet exercice devant un miroir, arrive à sortir une langue démesurée, de façon à faire apparaître très nettement le V lingual.

Cette apparition des papilles de la base de la langue effraye beaucoup le malade, quand il l'aperçoit pour la première fois, et d'autant plus que, chez la plupart des nerveux, le V lingual est très développé.

Très inquiet, il se précipitera chez vous, à moins qu'il n'aille d'emblée chez un spécialiste chirurgien pour lui demander si ce n'est pas un cancer au début.

J'ai vu certains de ces malades garder cette crainte d'une tumeur de la base de la langue pendant plusieurs mois.

Vous verrez cette langue trop longue, chez tous les individus qui s'observent beaucoup et qui sont donc des candidats à la psychonévrose gastro-intestinale. Vous la verrez aussi chez les enfants, qui ont le malheur d'avoir une mère psychopathe, dont l'influence nerveuse suffit pour donner à leur progéniture ces entérites, dites muco-membraneuses, premier signe d'une perversion du mécanisme digestif. Vous soupçonnerez la nervosité de la mère, en observant la façon démesurée dont l'enfant vous tirera la langue.

L'état plus ou moins saburral de la langue jouera un grand rôle dans la journée du malade, qui bien souvent se laisse dominer par la constatation matinale d'une langue propre ou chargée. Il en fait réellement le miroir de son estomac, et j'aurai à vous expliquer, dans la partie thérapeutique, la façon de réformer ses idées sur le sujet.

Faim et appétit. — Après l'examen de la langue et avant de vous engager dans l'œsophage et l'estomac, vous reprenez un symptôme subjectif : la *faim* ou l'*appétit* ; ce sera pour ainsi dire une entrée en matière pour l'étude d'un certain nombre de symptômes que nous allons passer en revue.

Le nerveux a une faim boulimique, ou bien il n'a pas faim, ou bien encore il vous répondra qu'il mange raisonnablement, mais sans appétit; il paraît se forcer pour prendre sa nourriture.

Ce manque d'appétit est aussi le résultat de la dislocation des sensations, si je puis ainsi m'exprimer.

Je crois qu'il faut faire une différence entre la faim et l'appétit. La *faim* est une sensation générale désagréable qui peut, en s'augmentant, devenir angoissante et douloureuse. Elle est le résultat du travail cellulaire général.

Ces cellules utilisent les matériaux préparés par la digestion pour exécuter leur travail spécifique. La cellule musculaire, par exemple, utilisera surtout les hydrates de carbone, et elle en consommera d'autant plus qu'elle travaillera davantage ; c'est le combustible qui va se transformer surtout en mouvement, en donnant comme résidu principal de l'acide carbonique et de l'eau, — tout comme le charbon de nos machines à vapeur. Plus le travail est grand, plus aussi la demande en hydrates de carbone sera considérable ; cette exigence cellulaire se traduira par la faim. Ainsi, quand vous voyez un travailleur de la terre ou un ouvrier mangeant avidement le repas qu'on vient de lui apporter sur le lieu même de son labeur, c'est la faim qui lui fait apprécier la nourriture. Vous ne pouvez provoquer cette véritable faim que par le jeûne ou le travail. Tandis que l'appétit serait plutôt une sensation dépendant de l'estomac, sensation agréable, rendant plutôt gai celui qui l'éprouve, surtout quand il sait qu'il va pouvoir apaiser cet appétit avec les mets succulents qu'il aime et qu'il va pouvoir savourer tout à l'heure à son repas habituel. Brillat-Savarin, le maître classique des gourmets, a très bien décrit cette sensation et les différents moyens de la provoquer, soit physiquement par les excitants stomachiques comme les épices variées, soit psychiquement par des descriptions enthousiastes de tel ou tel plat, faisant ainsi venir l'eau à la bouche, selon l'expression consacrée.

Écoutez et observez des gourmands et des gourmets parler entre eux de bonne chère, et vous aurez la sensation très nette que leur conversation a un retentissement sécrétoire sur la muqueuse stomacale. Cette expression de l'eau à la bouche caractérise une réelle sécrétion de liquide provenant des glandes salivaires, et en même temps il se produit dans l'estomac une légère sécrétion de suc gastrique, marquant le début du travail stomacal, et il est aussi probable que cette répercussion se produit jusque sur les sucs intestinaux. Si, à ces sensations agréables amenant l'appétit et préparant une bonne digestion, vous substituez une sensation émotive forte et désagréable, ou une frayeur, il va se produire des phénomènes inverses. La bouche est sèche, par arrêt momentané de sécrétion salivaire, l'appétit est, comme on dit, coupé, et si l'individu avait déjà commencé une digestion, celle-ci s'arrête pour se traduire par une indigestion. L'intestin lui-même vivement impressionné peut aussi réagir par une brusque diarrhée. Voilà ce que peuvent produire chez un individu sain de pures sensations psychiques.

Vous retrouvez chez vos névropathes les mêmes phénomènes ; seule la durée varie, car un individu effrayé pendant son repas peut être pris de vomissement et de diarrhée, mais être parfaitement remis dès le lendemain. Tandis que, chez les psychopathes, ces mêmes troubles digestifs peuvent durer des mois et des années.

L'appétit, comme sensation agréable, est surtout l'apanage des désœuvrés en bonne santé ; tant qu'il existe, ils n'en demandent pas davantage, et ils en profitent souvent pour prendre des repas trop nombreux et trop copieux, préparant du reste ainsi, à une échéance plus ou moins éloignée, des désordres organiques, qui chez d'autres seront le résultat de l'excès de travail. Si l'appétit ne se manifeste pas, ou s'il diminue, l'homme moderne a l'habitude de le stimuler par des liquides excitant la sécrétion des glandes digestives; de là l'habitude des apéritifs amers ou aromatiques, le vermout, l'absinthe et *tutti quanti*.

Les désœuvrés qui ruinent leur santé par ces excitants alcooliques sont plus nombreux que ceux qui cherchent, par les exercices, la marche et les sports en général, l'appétit dans la faim, comme je l'ai définie plus haut.

Chez vos malades, vous trouverez de l'anorexie dans la plupart des affections qui bouleversent le travail physiologique de l'organisme, dans les affections fébriles principalement, dans les infections ou intoxications de toute nature, la tuberculose en particulier.

Chez les nerveux, l'anorexie prendra les formes les plus bizarres et les plus variées, et il serait impossible d'en décrire toutes les variations et tous les caprices, depuis l'anorexie simulée, jusqu'aux formes les plus invétérées de l'anorexie hystérique. J'ai vu, dans un de ces cas, un homme de quarante ans rester trente-trois jours sans accepter aucune nourriture, sauf quelques gorgées d'eau froide dans la journée, puis, du trente-troisième jour au quarante-cinquième, ne vivant que d'une orange par jour, pour reprendre peu à peu une nourriture normale, qui lui fit récupérer les 28 kilogrammes perdus pendant cette crise psychique, provoquée, il faut le dire, par un propos imprudent de son médecin ayant fait naître dans l'esprit du malade l'idée de cancer d'estomac.

Je vous citerai encore le cas de cette jeune fille, très émaciée et que tout son entourage, y compris le médecin, considérait comme phtisique et qui n'était pas autre chose qu'une névrosée, ayant commencé par avoir en horreur toute nourriture animale. Il lui semblait, me disait-elle, qu'elle mangeait du cadavre. Peu à peu, sous l'influence du traitement psychique, elle revint à de meilleurs sentiments. Mais, pour commencer, elle ne voulut manger que la nuit, pour ne pas voir les aliments. Elle arriva peu à peu à manger jusqu'à 24 œufs dans une nuit, et à les digérer, sans aucun trouble apparent. Inutile de vous dire que je n'avais pas conseillé cette orgie d'albumine. Mais je la laissai faire, trop heureux de la voir revenir peu à peu à la vie normale. Aujourd'hui, ayant épousé celui qu'elle aimait, c'est une belle jeune femme, mère de plusieurs enfants, et qui trouve ridicules ceux qui se plaignent de leurs nerfs.

Vous aurez plus tard dans votre pratique bien souvent l'occasion d'observer de ces phénomènes bizarres d'anorexie, qui souvent vous dérouteront par leur étrangeté. Vous ferez tous vos efforts pour en déceler la cause psychique. Car, celle-ci une fois expliquée, vous y trouverez le levier thérapeutique.

Contraction de l'œsophage. — L'*œsophage* sera aussi bien souvent le siège de contractions désagréables, ainsi qu'on l'observe si souvent chez les hystériques, qui présentent le phénomène de la boule dite hystérique, allant et venant dans l'œsophage. Ce *globus hystericus* est produit, comme vous le savez, par des contractions anormales de la tunique musculaire de l'œsophage et se traduisent par de grandes variétés de contractures et de sensations douloureuses. Ces malades nerveux trouveront du reste toujours de nouvelles expressions pour les caractériser. En passant la sonde, vous sentirez très bien la résistance due à ces contractions.

Renvois et aérophagie. — Lorsque ces contractures seront liées à des contractions de même nature de la musculature de l'estomac, vous observerez une sorte de déglutition à rebours, avec des renvois gazeux, liquides ou solides, et de la *rumination* : du *mérycisme*.

Ces malades se plaindront tout d'abord d'éructations sitôt qu'ils auront pris la moindre nourriture et même à jeun. Ils se plaindront aussi des gaz qui les ballonnent et qui ne parviennent pas à s'échapper complètement. Sitôt que, par un renvoi, ils se croient débarrassés, il s'en reforme d'autres. On dit souvent que ces malades souffrent de dyspepsie flatulente et on attribue ces gaz aux fermentations stomacales, qui du reste ne jouent qu'un rôle très minime dans cette production gazeuse. Pour expliquer ce phénomène, il faut se souvenir que, lorsque nous déglutissons nos aliments, nous avalons toujours en même temps une certaine quantité d'air, qui disparaît bientôt soit par absorption comme pour l'oxygène, soit par le passage dans l'intestin. Si la quantité avalée était trop grande, ou trop précipitée, une éructation la chasse au dehors. Mais le nerveux exagère cette fonction quasi physiologique et il avale de l'air à tout propos, en mangeant, en buvant ou en parlant. Si l'estomac a une tendance à contracter d'une façon exagérée le pylore et le cardia, ces gaz deviennent gênants, surtout l'azote dont le coefficient d'absorption est très petit. Il se produit alors de la gêne, le malade fait des efforts continuels pour les éliminer par éructation, mais il ne s'aperçoit pas qu'à chacune de celles-ci correspond une ingurgitation d'une nouvelle quantité d'air. Il se produit ainsi un va-et-vient de gaz qu'on a appelé *aérophagie*. Je crois que cette manœuvre a aussi pour but, dans une certaine mesure, d'aider au vidage de l'estomac par le pylore. L'éructation fait sortir, du même coup, une petite quantité de nourriture par le pylore, et le malade se sent soulagé momentanément.

J'ai observé ce fait chez un nerveux qui commençait ses éructations deux heures après le repas, et qui ne les cessait qu'une fois l'estomac complètement vidé. A deux ou trois reprises pendant la digestion, je lui avais introduit une sonde pour lui prouver qu'il ne sortait pas plus de gaz que d'habitude; mais, l'estomac une fois vidé de son contenu, l'aérophagie et les éructations cessaient aussi.

La tension des gaz stomacaux emprisonnés par le double spasme du pylore et du cardia peut provoquer des troubles cardiaques, palpitation, angoisse, dyspnée, douleur précordiale, etc., ressemblant à ceux de l'angine de poitrine. Cette fausse angine de poitrine est pour ainsi dire instantanément calmée par l'ingurgitation d'une dose de 150 à 300 centimètres cubes d'eau alcaline phosphatée tiède, dont je vous donnerai la formule au chapitre des alcalins.

Le hoquet, qu'on observe aussi si souvent chez les nerveux et surtout les hystériques, est une contraction brusque du diaphragme. Il peut aussi dégénérer en tic durant des semaines et même des mois.

Il peut se produire pour les liquides et les solides la même chose que pour les gaz. Les contractions à rebours de l'estomac et de l'œsophage les font remonter jusqu'à la partie supérieure de ce dernier où les liquides acides produiront la sensation du pyrosis. Quant aux solides, ils peuvent revenir dans la bouche comme chez le ruminant, et, si le malade contracte cette habitude à chaque repas, on le dit atteint de mérycisme. Vous observerez tous ces symptômes plus ou moins aigus, et avec des variétés infinies, chez un certain nombre de nerveux, mais cependant pas très fréquemment, tandis que le *vomissement* est beaucoup plus fréquent, et vous trouverez de ces malades qui vomissent quand ils veulent ou quand ils y ont un intérêt. La caractéristique du vomissement nerveux est de se produire très peu de temps après l'ingestion des aliments, quelquefois même sitôt qu'ils sont arrivés dans l'estomac. Il peut être précédé ou non d'état nauséeux, et présenter les plus grandes variétés au point de vue de sa fréquence ou de son volume.

Certaines malades arrivent même à trier pour ainsi dire la nourriture dans l'estomac, pour en rejeter ce qu'elles veulent, retenant au contraire ce qu'elles veulent garder.

Ces symptômes sont déjà caractéristiques pour les vomissements chez les psychiques.

D'autres fois, ils dégénèrent en vomissements incoercibles, comme dans la grossesse. Mais toutes ces variétés de vomissement sont justiciables de la psychothérapie, et vous serez quelquefois étonné de les voir cesser d'un jour à l'autre, lorsque vous serez arrivés à produire chez votre malade la persuasion nécessaire.

Spasme du pylore. — Si, pendant toutes ces manœuvres, le *spasme du pylore* est assez fort et surtout s'il dure trop longtemps, il se produira toujours une certaine *dilatation de l'estomac*, qui prend alors une forme globuleuse, tendant l'épigastre.

Pendant la période d'excitation, le pylore peut réagir douloureusement soit à la palpation, soit spontanément, sous forme de crampes plus ou moins aiguës, provoquant même quelquefois des douleurs intolérables, ainsi que nous le verrons chez les tabétiques. Lorsque la paroi de l'estomac est en tension de contraction, elle devient elle-même sensible ou douloureuse. Tant que le pylore conserve son élasticité, et qu'il se relâche après les digestions, la dilatation de l'estomac n'est jamais bien accentuée; mais, si cette période de contraction pylorique prévaut sur la période de repos, l'organe pourra se distendre beaucoup plus. Il pourra présenter alors le tableau de ce qu'on appelait autrefois la dilatation de l'estomac par atonie des parois. Or cette affection, qu'on considère encore quelquefois dans vos livres comme une entité morbide, n'est qu'un résultat et un symptôme de la contraction pylorique. On peut hardiment affirmer que toute dilatation stomacale a été précédée par une période de contraction anormale du pylore. Au commencement, la tunique musculaire conserve toute sa valeur; pendant un certain temps, elle peut même s'hypertrophier jusqu'à doubler et tripler son épaisseur, comme on peut assez souvent l'observer dans l'opération de la gastro-entérostomie, et le chirurgien, pour désigner ces estomacs à parois hypertrophiées, les appelle des estomacs de chien.

Peu à peu la couche musculaire faiblit, puis disparaît en grande partie, surtout s'il intervient une affection fébrile aiguë telle que l'influenza. Il se forme alors un estomac dilaté à parois minces, qu'on désigne dans les livres sous le nom de dilatation par atonie. Je vous fais bien remarquer que cette atonie n'est que secondaire, par dégénérescence. C'est pour ne pas s'être rendu compte de cette pathogénie que le traitement de la dilatation de l'estomac a été quelquefois si mal compris.

Pyrosis et hyperchlorhydrie. — Si le spasme du pylore amène toujours à sa suite la dilatation de l'estomac, il produit aussi toujours une certaine exagération de sécrétion gastrique avec hyperchlorhydrie. Mais il est bien difficile de dire si le spasme précède l'hyperchlorhydrie, ou si cette dernière est primitive et la cause de la contraction du pylore. Qu'il nous suffise de savoir que cette hypersécrétion gastrique peut se présenter à tous les stades, depuis la simple augmentation du taux de l'acide chlorhydrique à 0,3 ou 0,4 p. 100, avec rétention moyenne de 200 ou 300 centimètres cubes, trois heures après le repas n° 2, jusqu'à une hyperchlorhydrie de 0,5 p. 100, accompagnée d'une rétention gastrique de 1 ou 2 litres de liquide très fluide, à odeur de fermentation vineuse, renfermant une quantité totale de 10 ou 15 grammes d'acide, calculé sous la forme d'acide chlorhydrique concentré du commerce.

Gastro-succorrhée. — Nous trouvons dans l'estomac, à

n'importe quel moment de la journée, une certaine quantité de suc gastrique, avec ou sans aliments. A jeun, le matin par exemple, il n'est pas rare d'en retirer 200 ou 300 centimètres cubes, avec une acidité moindre que celle du suc recueilli pendant la journée, mais contenant souvent de 0,15 p. 100 à 0,20 p. 100 d'acide chlorhydrique, en grande partie sous la forme libre. On appelle ce symptôme la gastro-succorrhée, quelquefois aussi la maladie de Reichmann. On discute encore beaucoup sur ces hyperchlorhydries et ces hypersécrétions, on fait de vains efforts pour essayer de les classifier ; mais ces classifications sont toujours caduques, parce que le phénomène lui-même est changeant et variable chez le même individu. Ce qui n'est pas pour nous surprendre, puisque nous savons qu'à part l'hypersécrétion par ulcère rond, dont nous reparlerons en son temps, toutes ces altérations de la sécrétion gastrique sont sous la dépendance de phénomènes nerveux ou psychiques.

Ces't dans ces cas que vous observerez quelquefois tous les symptômes objectifs et subjectifs de l'ulcère rond, avec ou sans la lésion anatomique, l'exagération du taux d'acidité pouvant certainement produire des ulcérations superficielles de la muqueuse (exfoliation, exulcération).

Voilà une des raisons pour lesquelles j'affirme la nécessité de l'examen fonctionnel de l'estomac par la méthode des trois repas. Vous verrez, au cours de ces leçons, combien cette pratique nous fait connaître la fonction stomacale sous toutes ses faces. En procédant ainsi, on n'a pas à se préoccuper des discussions oiseuses, répandues abondamment dans les livres spéciaux, sur le diagnostic des différentes hyperchlorhydries ; l'examen fonctionnel répond à tout ou, tout au moins, à tout ce qui peut être utile à notre but suprême : la thérapeutique.

SIXIÈME LEÇON

DYSPEPSIES GASTRO-INTESTINALES NERVEUSES (*Suite*).

Hématémèse vraie ou simulée. — Hémosialorrhée. — Crises gastriques
dans le tabes. — Crises gastriques infantiles.

Hématémèse vraie ou simulée. — Vous observerez
aussi dans quelques-uns de ces cas nerveux de réelles *hématémèses* résultant d'une réelle ulcération de la muqueuse,
préparée ou exagérée par l'hyperacidité du suc. Nous
n'avons plus alors qu'à procéder comme je vous l'exposerai
dans la leçon sur les ulcérations de l'estomac. Mais j'insiste
encore pour vous faire remarquer combien cette classe des
malades nerveux peut présenter une analogie complète avec
celle des malades ayant une lésion anatomique certaine.

Vous ne saurez être trop circonspects, lorsqu'il s'agira de
diagnostiquer une hématémèse chez les nerveux. Les hystériques, notamment, vous annonceront fréquemment des
vomissements de sang. Votre première question sera pour
demander à quelle heure de la journée cette hématémèse
s'est produite. Méfiez-vous toujours de celles qui se sont
produites pendant la nuit.

Quand une hystérique vous répond qu'elle a vomi du
sang pendant la nuit, c'est qu'elle espère ainsi échapper au
contrôle du personnel environnant. A l'hôpital, elle vous
dira qu'elle a été au water-closet pour vomir, ou bien qu'elle
a vidé son vase dès le matin.

Bien souvent même, elles arrivent à suggestionner l'entourage, qui affirmera avoir vu le sang.

Pour faire voir du sang, les hystériques emploieront toutes espèces de stratagèmes. Ainsi je vous ai montré une fois une malade qui nous était arrivée d'urgence, le matin de bonne heure, pour une hématémèse formidable, devant nécessiter, au dire du médecin, l'intervention immédiate du chirurgien, Il y avait, soi-disant, un plein vase de sang avec beaucoup de caillots. En examinant la malade et en prenant le taux de l'hémoglobine, nous ne trouvions pas les symptômes qui accompagnent généralement les grandes hémorragies stomacales. Par contre, nous constations tous les stigmates de l'hystérie, et comme, dans notre esprit, nous devons toujours lier hystérie et tromperie, nous laissâmes la malade en observation sans lui faire part de nos doutes, admettant au contraire ostensiblement ses explications. Nous étions au mois de juin, à l'époque des cerises noires, et une ou deux fois déjà j'avais eu l'occasion d'observer que cette époque était favorable aux hémorragies gastriques nocturnes, principalement chez les jeunes domestiques hystériques qu'on nous envoie à l'hôpital.

La cerise noire, avec son suc très coloré, peut très bien simuler pendant la nuit un liquide hémorragique. Pour cela, la simulante mâche bien une certaine quantité de cerises qu'elle rejette ensuite dans le vase de nuit ou la cuvette; elle ajoute un peu d'eau à la masse et le tour est joué. Pendant le remue-ménage d'une alerte nocturne, les gens qui accourent n'y regardent pas de si près, surtout avec l'horreur que développe la vue du sang. Si par hasard quelqu'un fait remarquer qu'il semble y avoir des cerises dans le vase, la malade répondra qu'elle en a mangé une ou deux dans la journée, et que c'est probablement cela qui a provoqué cette indigestion. Bref la simulante trouvera toujours une explication plus ou moins valable.

Si je vous rappelle cette anecdote, que je pourrais accompagner de bien d'autres, c'est pour vous engager à ne jamais admettre une hématémèse chez une nerveuse, sans en avoir vous-même constaté positivement les signes objectifs. Les femmes sont, dans ce cas, beaucoup plus trompeuses et ingénieuses que les hommes.

Inutile de vous dire que la jeune personne qui fait le sujet de mon récit ne présentait à l'examen stomacal aucun des symptômes de l'ulcère rond.

La digestion stomacale était parfaite, les selles ne présentèrent le lendemain aucune trace de sang, mais encore quelques cerises mal digérées. L'hémoglobine était à 90 p. 100. Au bout de deux ou trois jours, j'obtenais la confession de la trompeuse, en la mettant dans l'alternative ou de dire la vérité, ou de se laisser opérer le lendemain.

Le médecin qui, après un rapide examen, l'avait envoyée dans la nuit, fut bien étonné de notre découverte. Il m'apprit que la patiente avait eu la veille une violente émotion, ayant été surprise avec son amoureux, et il attribuait cette hémorragie au choc nerveux. Je fus aussi de son opinion, mais en pensant aussi que la comédie avait été jouée pour attendrir ses maîtres, ce qui du reste réussit très bien.

Il faudrait un volume pour écrire toutes les observations que j'ai faites sur ces tromperies à l'hématémèse. Je vous signale cependant encore les hystériques qui ont des vomissements sanguins à l'époque de leurs règles.

Le plus souvent ces malades auront recueilli le sang s'écoulant par le vagin, pour le mettre dans leur vase de nuit ou une cuvette avec un peu d'eau ou de salive. Une fois la scène suffisamment préparée, on les trouve dans la position du vomissement. Cela se passe presque toujours pendant la nuit ou dans une demi-obscurité. D'autres savent profiter d'une épistaxis ou extraire de leurs gencives, par succion, une petite quantité de sang, suffisante pour en imposer à leur pusillanime entourage.

Hémosialorrhée. — Il est aussi une sorte d'émission de sang par la bouche, que j'ai pu vous montrer une ou deux fois sur des malades du service, toujours admises à l'hôpital pour ulcère rond.

Je veux parler de l'*hémosialorrhée*.

La malade rejette ou plutôt crache un liquide rouge vif. En examinant le liquide à la lumière du jour, on le trouve transparent, comme lorsque l'hémoglobine est en dissolution dans un liquide. Au microscope, il ne présente que quelques rares globules rouges. La matière colorante du sang est en dissolution dans un liquide, qui n'est autre que de la salive, surtout parotidienne. Je n'ai rencontré ce phénomène que chez des nerveuses hystériques.

Crises gastriques dans le tabes. — Nous avons admis jusqu'à présent que ces symptômes, si nets, mais si divers, observés chez les nerveux, étaient d'origine psychique et le plus souvent sans lésion spéciale de l'organe, et naturellement sans que l'anatomie pathologique du système nerveux ait pu jusqu'à présent spécifier une lésion quelconque dans le neurone moteur ou sensitif.

Mais, pour faire un rapprochement bien intéressant et suggestif aussi, je veux vous parler des troubles digestifs chez les individus atteints de *tabes*. Vous savez que la lésion spéciale du tabes a été beaucoup étudiée, et qu'elle est maintenant assez bien connue, surtout en ce qui concerne les cordons postérieurs de la moelle et la substance grise péri-épendymaire, neurones de la sensibilité tactile et des sensibilités en général et aussi de certains centres trophiques.

En étudiant les *troubles digestifs chez les tabétiques*, nous retrouverons tous les symptômes que nous venons d'étudier chez le pur psychique, mais avec une intensité bien plus considérable.

Si nous reprenons ces symptômes dans l'ordre que nous avons suivi plus haut, nous verrons que la langue peut être le siège de sensations désagréables, avec toutes les variétés des troubles gustatifs, allant jusqu'à l'agueusie complète. A la suite de ces perversions gustatives, on observe, quoique assez rarement, une anorexie plus ou moins complète.

Les contractions et même les contractures de l'œsophage sont quelquefois si violentes qu'elles provoquent une douleur intolérable. On observe plus volontiers ces précédents symptômes chez les individus atteints de tabes supérieur.

Mais où le tableau devient vraiment terrifiant, c'est dans la production de ce que Charcot avait appelé la crise gastrique. Voici ce qu'il en dit dans ses Leçons sur les maladies du système nerveux (1) : « Tout à coup, le plus souvent, à l'époque même où règne une crise de douleurs fulgurantes occupant les membres, les malades se plaignent de douleurs qui partent des aines, semblent remonter de chaque côté de l'abdomen pour venir se fixer à la région épigastrique. Simultanément ils accusent des douleurs siégeant entre les deux épaules, lesquelles s'irradient autour de la base du tronc, sous forme de fulgurations. Les battements du cœur sont le plus souvent accélérés, sans aucune élévation de la température.

« Des vomissements presque incessants et extrêmement pénibles s'associent souvent aux crises gastriques. Les aliments sont d'abord rejetés, puis c'est un liquide muqueux, incolore, parfois mêlé de bile ou teinté de sang. Un malaise profond, des vertiges, se surajoutent aux vomissements et aux douleurs cardialgiques ; celles-ci peuvent être vraiment atroces, et la situation est alors d'autant plus affligeante que les fulgurations douloureuses sévissent souvent

____

(1) CHARCOT, Leçons sur les maladies du système nerveux, t. II, 1877, p. 33.

en même temps dans les membres, avec une intensité exceptionnelle.

« Les crises gastriques des ataxiques persistent habituellement, comme les crises fulgurantes, à peu près sans répit, pendant deux ou trois jours, et il est très remarquable que, dans les intervalles de ces accès, les fonctions de l'estomac s'exécutent généralement d'une manière très régulière. Elles peuvent se montrer dès l'origine de la maladie et en constituer pendant de longues années toute la symptomatologie. Quand l'ataxie s'est pleinement confirmée et que l'incoordination motrice s'est développée, les crises gastriques ne disparaissent pas toujours pour cela ; elles se reproduisent au contraire souvent, jusqu'à terminaison fatale, à chaque accès de douleur fulgurante. »

Je n'ai presque rien à ajouter à ce tableau clinique, fait il y a bientôt trente ans. Encore un exemple de faits observés exactement et dont la description restera toujours juste.

Vous observerez le plus souvent une assez forte hyperchlorhydrie, mais la quantité vomie chaque fois n'est pas très grande; cependant, en additionnant ces quantités, on arrive à un chiffre considérable de liquide rejeté de l'organisme, parce que ces crises peuvent durer sans rémission nuit et jour, pendant plusieurs jours. Aussi les malades éprouvent-ils une soif violente, qui ne peut être calmée en les faisant boire, puisque l'estomac refuse tout. Il faut alors introduire dans l'intestin de l'eau tiède par petites quantités pendant toute la durée de la crise. Une injection de morphine suspend momentanément la crise, mais l'accoutumance à ce narcotique est très rapide, et le malade arrive à tolérer très rapidement des doses de morphine considérables.

Après la crise, le malade tombe épuisé, et dans un tel état de stupeur qu'il est indifférent à tout ce qui se passe autour de lui. Il est quelquefois dans un tel état d'algidité qu'on a pu le comparer à celui qu'on observe dans le choléra. Il faut donc réchauffer le malade par des couvertures de laine et des bouillottes.

Inutile de dire que là s'arrête la thérapeutique, qui ne peut être que symptomatique, et qui dépendra des formes si variées de ces crises.

Nous pouvons observer les mêmes crises du côté du petit, mais surtout du gros intestin ; cependant elles sont généralement moins violentes, quoique très douloureuses.

Crises gastriques infantiles. — Avant de terminer ce rapide examen sémiologique, je veux encore vous signaler une affection que je vois bien souvent donner lieu à des erreurs de diagnostic, parce qu'on se méprend sur sa nature et sa cause. Je veux parler des crises gastriques chez les enfants, qui sont, mais à une échelle réduite, assez semblables aux crises tabétiques. Il s'y ajoute un élément nouveau : l'élévation de la température. Ces crises se produisent dès l'âge de deux ans et peuvent s'observer jusqu'à douze ou quatorze ans. Les enfants de la classe riche y sont plus sujets que les autres, par hérédité nerveuse peut-être, mais aussi parce que l'élevage et l'éducation de l'enfant se compliquent d'éléments inutiles et souvent nuisibles. Dès la naissance de l'enfant, on sollicite et on excite son système nerveux par l'agitation des visites qui viennent admirer le phénomène, en cherchant à éveiller l'attention du petit être, qui, dans les premiers mois de son existence, devrait seulement manger et dormir, dans une demi-obscurité. Au lieu de cela, l'enfant est exposé dans une chambre luxueuse où, pour symboliser son innocence, tout est blanc ; les parois, le lit, les vêtements, la lumière électrique, tout concourt à offusquer cette pauvre rétine, habituée aux obscurités de la vie intra-utérine.

Si la jeune mère n'a pu exposer son nouveau-né dans

une chambre tendue de blanc, soyez certains que, le jour de la première sortie de l'enfant, la voiture sera drapée de blanc, l'enfant habillé de blanc, et la bonne aura aussi un large tablier blanc. Et l'enfant reposera ses yeux sur toute cette blancheur, avivée encore par l'éclat du soleil. Voilà pour l'excitation centrale optique. Il en sera de même pour l'auditive. On ne lui épargnera aucun bruit, conversations à haute voix, cris d'admiration quand il ouvre ou ferme les yeux, et toutes les minauderies agaçantes qui constituent les politesses à faire à un bébé. Les excitations cérébrales continueront ensuite par les jouets, tous plus impressionnants les uns que les autres, et ainsi ces enfants auront joui de tout avant le temps. On n'aura pas attendu que la rétine soit habituée à la lumière du jour et l'oreille au fracas de la rue pour le promener dans les foules.

Et avec cette façon d'élever un enfant, on s'étonne qu'il se produise des troubles digestifs. On accuse tour à tour les microbes, l'air, la nourrice, et souvent on reproche au médecin de ne pas savoir veiller sur la santé de l'enfant. Alors commencent aussi les consultations, les régimes divers, les médications fortifiantes, les gavages et toutes les pratiques qui laisseront une empreinte définitive sur toute une existence. Ce sont souvent ces enfants-là que nous retrouverons plus tard dans notre clientèle nomade de psychopathes.

Mais reprenons le tableau des crises gastriques préparées soit par l'hérédité, soit par ce genre de vie détestable. L'enfant commence à montrer un peu d'excitation et d'inquiétude, de céphalalgie, l'œil est plus brillant, les pommettes plus rouges, il refuse la nourriture et se tient coi dans son lit. Si, à ce moment, on prend la température, on la trouve déjà à 38º et même 39º. L'haleine présente une odeur très nette d'acétone, qui se maintiendra pendant toute la crise. Je vous signale tout particulièrement ce symptôme. Vous savez que toute affection fébrile s'accompagne, surtout chez l'enfant, d'une élimination de l'acétone provenant de la perturbation dans les échanges organiques.

Bien souvent vous pourrez prévoir et reconnaître le début de ces crises par cette odeur d'acétone, qui précède quelquefois de vingt-quatre heures l'explosion de la crise. Celle-ci se caractérise alors par des vomissements incoercibles, de nourriture d'abord, s'il en est resté dans l'estomac, puis ensuite de quelques gorgées de liquide gastrique mélangé d'un peu de bile. Cette dernière, sous l'influence de l'acide chlorhydrique, prendra une teinte verte, et nous aurons le vomissement porracé, tout comme au début de la méningite. Ces vomissements se répètent, au plus fort de la crise, quelquefois tous les quarts d'heure. Ils sont très pénibles et souvent douloureux, car l'estomac se contracte très violemment. J'ai souvent observé qu'à cette période on trouvait, dans le liquide vomi, des petites particules noirâtres qui ne sont pas autre chose que des petits caillots de sang.

Je les comparerai au petit piqueté de sang qu'on trouve dans le mucus nasal au début d'un coryza. Ayant voulu une fois, alors que je croyais encore à la nature infectieuse de cette affection, faire un lavage d'estomac, je retirai l'eau de lavage fortement teintée de sang.

Après une période aiguë qui peut durer en moyenne quarante-huit heures avec une température de 39° ou 40°, les vomissements s'espacent, l'odeur d'acétone s'éteint, l'enfant très fatigué somnole, puis s'endort ; alors la température tombe assez brusquement. La crise est passée, et l'enfant réclame quelquefois avec insistance sa nourriture préférée, — puis le lendemain il aura repris sa vie habituelle.

C'est ainsi que les choses se passent, à la condition toutefois de ne pas gêner ce cycle par une médication intempestive, qui a fatalement pour effet de prolonger la crise. Et il m'a été donné bien souvent d'observer la vérité de ce que je vous avance.

Lorsqu'on est en présence du syndrome céphalalgie, vomissement, température élevée, tout imprégnés que nous sommes par les théories microbiennes, nous ne pouvons nous empêcher de poser le diagnostic d'infection.

Le médecin Tant mieux peut au besoin poser celui d'indigestion, tandis que le médecin Tant pis ira jusqu'à dire méningite. Mais le plus souvent on attribuera tous ces symptômes à une gastro-entérite infectieuse ou à toute autre maladie d'infection et d'auto-intoxication. La thérapeutique sera naturellement dictée par ces diagnostics erronés. Dans ces cas, je vois le plus souvent donner le calomel comme désinfectant gastro-intestinal. On ne pourrait choisir plus mal, car on ajoute, aux contractions stomacales déjà si pénibles, des contractions intestinales avec diarrhée, bien faites pour prolonger la crise. Je ne passerai pas en revue toute la médication mise en œuvre inutilement dans ces cas-là. Je vous affirme simplement qu'elle est plus nuisible qu'utile. Nous sommes en présence d'une sorte d'éréthisme nerveux, ressemblant beaucoup à ce que nous voyons dans les vomissements incoercibles réflexes, et même, comme je vous l'ai dit, dans le tabes ; il faut donc combattre cet état par des moyens sédatifs, tranquillisants.

Or, le seul que j'aie vu réussir est le repos absolu au lit dans une chambre obscure. On place à portée du petit malade une cuvette qu'il puisse facilement saisir quand le vomissement se produit. La mère ou une garde surveille et aide à cette opération, en cherchant par des caresses et des soins tranquilles à calmer l'enfant, sans trop lui causer. On interdit toute visite et tout va-et-vient inutile dans la chambre. Bref, on se conduit comme s'il s'agissait d'une migraine ordinaire chez l'adulte. En passant, je vous ferai remarquer que souvent ces enfants seront, à la période adulte, des migraineux. Inutile de vous dire qu'on supprime toute nourriture tant que les vomissements n'auront pas complètement cessé. Quant aux boissons, je suis complètement opposé au système de la diète hydrique, qui ne fournit à l'estomac qu'une occasion nouvelle pour se contracter. Si l'enfant le réclame, on pourra lui donner un peu d'eau ordinaire, ou d'eau de Vichy par cuillerées à café. Mais, s'il ne se plaint pas de la soif, on ne lui donne rien.

En résumé, je vous répète que toute médication est inutile, et les purgatifs désinfectants ont pour seul effet de prolonger la crise de plusieurs jours, tandis qu'en procédant comme je vous le conseille elle durera de deux à quatre jours au plus.

Peut-être aurez-vous un peu de peine, dans une première crise, à faire accepter cette manière de voir. J'en ai aussi fait l'expérience quelquefois, mais un vrai médecin conscient de son devoir doit imposer le traitement, et non pas se laisser conduire par les théories médicales de la famille.

Dans des cas pareils, abandonnez plutôt la place que de transiger.

Mais vous verrez aussi qu'après une première crise, que vous avez pu décrire d'avance puisqu'elle est si classique, votre tâche sera bien facilitée. Car il ne faut pas oublier que l'enfant qui commence à en souffrir vers l'âge de deux ou trois ans en souffrira encore pendant plusieurs années, et d'autant plus que la thérapeutique en sera mal comprise.

La même crise nerveuse peut se produire du côté de l'intestin et principalement du gros intestin. Les vomissements seront remplacés par des coliques, avec diarrhée dite muco-membraneuse ; les selles peuvent être, au plus fort de la crise, purement muqueuses et teintées de sang. Un pareil tableau peut aussi faire croire à une infection intestinale. Il n'en est rien cependant ; la cause réelle de tout ce désarroi intestinal est à rechercher dans la nervosité exagérée de l'enfant.

On doit attribuer à cette cause la plupart des entérites muco-membraneuses, qui se guérissent au reste comme par enchantement lorsqu'on leur applique le même traitement que je viens de vous décrire pour la crise gastrique.

J'ai tenu à vous faire la description succincte de cette maladie en la faisant suivre d'emblée de la thérapeutique à mettre en œuvre, parce que cette affection spécialé à l'enfance est si nettement délimitée que je ne voulais pas en noyer les notions si précises de traitement dans la leçon suivante où nous allons nous occuper de la thérapeutique générale des affections gastriques d'origine nerveuse.

SEPTIÈME LEÇON

THÉRAPEUTIQUE GÉNÉRALE DES AFFECTIONS STOMACALES D'ORIGINE PSYCHIQUE OU NERVEUSE.

Thérapeutique générale des affections stomacales d'origine psychique ou nerveuse. — Thérapeutique moderne. — Psychothérapie. — Suggestion. — Auto-suggestion. — Raisonnement. — Malades sans lésion et malades avec lésion.

Thérapeutique moderne. — Depuis vingt ou trente ans, la psychologie expérimentale dite psycho-physiologie a fait faire de grands progrès à nos connaissances sur le mécanisme nerveux en général. Mais elle nous a surtout beaucoup éclairés sur le fonctionnement cérébral. Il nous manque, il est vrai, encore bien des éléments pour comprendre cette merveille des merveilles qu'est un cerveau en travail. Le labeur acharné de quelques centaines de savants anatomistes, histologistes et physiologistes, nous a appris bien des choses sur la forme, la structure et la fonction de cet organe. Mais j'ai l'impression qu'il manque encore un élément essentiel. Il fallut la découverte de Harvey sur la circulation du sang pour qu'on se rendît compte peu à peu de la fonction du cœur.

Il manque donc à nos connaissances de la physiologie nerveuse une découverte basale analogue pour comprendre ce qui actuellement est encore incompréhensible.

Et lorsqu'en physiologie une fonction n'a pas encore été comprise, vous pouvez être certains que le nombre des théories qui veulent l'expliquer est toujours considérable.

Actuellement la psychologie et la physiologie errent sur les chemins de la découverte, trouvant par-ci par-là une parcelle de la vérité. Si minime que soit la trouvaille, nous pouvons être sûrs qu'elle contribuera pour sa part à nous faire connaître la vérité définitive sur la fonction spécifique de la cellule nerveuse comme élément isolé, et sur les fonctions générales des neurones groupés en organe cérébro-spinal. Il est probable aussi que la thérapeutique du système nerveux profitera grandement de ces lumières nouvelles. Pour le moment, nous devons nous contenter et essayer de nous servir au mieux des notions fournies par la psychologie, et nous devons déjà être très reconnaissants aux savants qui ont pris pour tâche de débrouiller l'écheveau si emmêlé par la philosophie et la métaphysique pure.

La psychologie est en effet devenue une science de laboratoire, elle n'est plus la chose du métaphysicien qui seul dans son cabinet essayait, par toutes sortes d'artifices de raisonnement, de prouver que l'âme seule actionnait cet appareil compliqué.

Ces études psychologiques ont grandement aidé le médecin moderne à poser les bases d'un traitement rationnel des aberrations ou des perversions de nos sensations nerveuses ou psychiques.

La psychothérapie, telle que nous la comprenons, date d'hier, et déjà elle a rendu de grands services à la médecine. Nous pouvons espérer qu'elle lui sera toujours plus utile à mesure que le médecin en comprendra mieux l'importance et la place qu'elle doit justement occuper dans les moyens thérapeutiques généraux. Malheureusement, chaque fois qu'une découverte nouvelle vient changer en un point les notions admises, il se trouve toujours des esprits exagérés disposés à en amplifier l'importance et à jeter par-dessus bord tout ce qui a été dit et fait auparavant.

Psychothérapie. — Je vous conseille de rester toujours éclectiques lorsqu'il s'agit de choisir vos moyens thérapeutiques ; car le médecin peut puiser à pleines mains dans le domaine de toutes les sciences, il y récoltera toujours des moyens utiles pour guérir ou soulager les malades qui viennent lui demander aide et conseils. Ne vous fermez donc aucune de ces portes, en affirmant d'emblée que vous croyez en ceci, mais que vous ne croyez pas en cela. Observez toujours froidement et avec un grand intérêt tout ce qui a trait à la thérapeutique. Ne croyez pas que les savants officiels sont seuls infaillibles dans ce domaine.

Dans l'empirisme le plus grossier vous trouverez peut-être une notion utile à connaître. Bien souvent la tradition populaire vous mettra sur la trace de procédés thérapeutiques non sans valeur. Ne soyez pas crédules, mais ne négligez rien de ce qui peut vous servir à augmenter vos connaissances et vos moyens d'action thérapeutique, but suprême de vos études.

La psychothérapie moderne était en *germe* dans les pseudo-découvertes de Mesmer sur le magnétisme animal, de Burcq dans la métallothérapie, de Hahnemann et autres pour l'homœopathie, dans l'hypnotisme de Braid.

Suggestion et auto-suggestion. — De même l'étude attentive des phénomènes hypnotiques nous a conduits à une plus exacte notion de l'auto-suggestion et de la suggestion, et cette dernière nous enseigne à nous servir de nos divers moyens de persuasion, basés surtout sur le raisonnement, ou, comme le disent maintenant les médecins qui s'intitulent psychothérapeutes, par l'éducation de la raison et de la volonté.

Je vous engage beaucoup, au début de votre carrière, à lire quelques ouvrages sur ces questions de psychothérapie. Ils vous apprendront bien des choses essentielles à connaître pour le médecin praticien, qu'il n'arrivait à saisir qu'après bien des années de pratique et bien souvent à ses dépens. Vous y verrez aussi qu'il y a une autre thérapeutique que celle des petits papiers à transmettre au pharmacien. Ils vous désapprendront ces mauvais procédés en vous en apprenant de nouveaux et de plus conformes à notre science moderne. Il faut avouer que la pharmacothérapie moderne est tombée à un niveau très bas. La belle époque des Claude Bernard, des Vulpian est passée, et la nôtre est ternie par l'industrialisme des fabriques de produits qui nous inondent de soi-disant médicaments capables de guérir tous les maux.

Depuis tantôt vingt ans, les méthodes thérapeutiques infaillibles défilent avec une rapidité qui démontre leur peu de valeur.

Il est rare qu'une médication tienne l'affiche plus d'une année. Le médecin actuel passe de l'une à l'autre avec une crédulité digne d'un sorcier nègre. De l'opothérapie à la déchloruration, en passant par les sérums pour toutes les maladies, y compris la vieillesse, la thérapeutique fait des faillites successives qu'aucun raisonnement ne semble devoir arrêter.

Il est certain que cette thérapeutique au jour le jour est bien faite pour créer des médecins sceptiques. Or le scepticisme thérapeutique est un triste état d'âme pour le médecin praticien ; il n'est plus capable et même plus digne d'exercer son art. Je le comparerais volontiers au prêtre qui continuerait à officier après avoir perdu la foi en ses croyances premières.

Le *ut aliquid fiat* est la plus détestable des maximes, et je vous engage beaucoup à ne pas vous en servir en ma présence.

Les désillusions préparées par la pharmacothérapie moderne ont amené une réaction qui va s'accentuant tous les jours. Malades et médecins se détournent de la médecine dite scientifique pour chercher de nouvelles voies et de nouvelles méthodes dites naturelles.

Nous avons déjà la médecine naturiste qui condamne toutes nos méthodes scientifiques pour chercher les remèdes dans l'utilisation de l'air, de la lumière, de l'eau, des aliments végétaux, etc.

Cette médecine n'exige aucune connaissance spéciale, la croyance et la foi suffisent, et il faut ajouter qu'un grand nombre de malades y trouvent un soulagement à leurs maux ou un réconfort à leur neurasthénie.

La psychologie nous a fait saisir ou à peu près le mécanisme de la suggestion et de l'auto-suggestion avec ou sans l'influence de l'hypnotisme.

L'histoire nous apprend d'autre part combien il est facile de suggérer, à l'individu d'abord et aux masses ensuite, telle ou telle croyance utile à une dynastie, par exemple. L'histoire de toutes les religions nous donne de nombreux exemples de cette suggestionnabilité de l'individu et des foules. La crédulité de l'homme n'a pas de bornes, et il n'est pas besoin de l'état hypnotique pour lui persuader et lui faire accepter les choses les plus extraordinaires ou les plus déraisonnables.

Raisonnement. — Puisqu'il semble si facile de *faire croire* des choses qui nous apparaissent, à nous médecins, si absurdes, ne pourrait-on pas se servir de la même faculté intellectuelle pour faire accepter la notion inverse qui, à notre avis, serait la bonne. Remplacer dans l'esprit de l'individu la notion absurde par la notion opposée qui serait la raisonnable.

Toute la psychothérapie rationnelle tient dans cet exercice.

Mais quels sont les procédés à employer pour arriver à ce but?

A mon avis, tous les moyens sont bons, pourvu que vous

forciez l'individu à vous écouter avec toute la tension de son esprit et de son être, si je puis m'exprimer ainsi. A toute les époques et dans toutes les religions, les grandes cérémonies religieuses dominant et enveloppant les foules d'un grand mystère n'étaient-elles pas le plus puissant des moyens de suggestion? Le silence religieux d'une cérémonie ne prépare-t-il pas l'individu à recevoir et à garder d'une manière indélébile les paroles et la croyance du prêtre qui officie?

La parole enflammée et le geste dramatique du tribun politique ne sont-ils pas aussi des procédés, tout comme le geste et les passes d'un magnétiseur.

On peut donc impressionner l'individu et lui faire accepter à peu près tout ce qu'on veut, le tout est de savoir s'y prendre.

Les uns se serviront de l'hypnotisme pour arriver à isoler psychiquement leur malade et lui inculquer plus facilement et plus profondément la notion voulue, l'implantant violemment malgré la volonté de l'individu et à son insu. Il subit cette idée, comme si elle était frappée sur sa matière cérébrale. Elle mettra d'autant plus de temps à s'effacer que la pression aura été plus grande.

De tous les procédés de suggestion, l'hypnotisme est certainement le plus brutal, et, employé par des inexpérimentés, le plus dangereux. Si nous pouvions arriver à nous en passer, ce serait pour le mieux.

Tel autre procédé emploiera les machines électriques les plus compliquées. Elles apparaîtront au malade avec leur luxe de cuivres resplendissants et leurs formes bizarres, comme l'appareil mystérieux où s'élabore leur guérison. Pendant l'application du fluide, la parole avisée du spécialiste achèvera de persuader à son malade que la guérison est en marche, et que le but sera atteint en dix ou vingt séances.

Le massage pourrait dans bien des cas rentrer dans la catégorie des moyens de suggestion. Vous savez que toute séance de massage est accompagnée d'une conversation avec le masseur. Après avoir épuisé les petits potins du jour, elle roule le plus souvent sur des questions médicales.

Si le masseur est instruit, s'il est médecin, par exemple, et psychologue, il pourra à son gré, tout en pétrissant, pour la forme, les organes, faire pénétrer dans l'esprit de son malade les plus saines notions d'hygiène morale et physique. Son massage, tout en ayant l'air de s'adresser aux organes, exercera son action directe sur le mécanisme cérébral. Et je crois bien que c'est encore là le principal bénéfice du massage, tout en tenant compte cependant de celui obtenu par l'amélioration de la circulation dans l'organe massé. Je ne parle là que du massage appliqué chez les psychopathes.

J'ai souvent eu l'occasion de constater les fâcheux effets, d'un massage abdominal fait par des masseurs et masseuses sans éducation ni instruction. Cette dernière catégorie d'agents médicaux a l'habitude de donner à ses victimes des explications anatomiques et physiologiques. Chaque séance de massage est en même temps un cours sur un sujet quelconque des sciences médicales.

Et vous pouvez vous imaginer quelles fantaisistes notions peuvent bien inculquer à leurs élèves passagers ces professeurs improvisés.

Je ne veux pas épuiser la nomenclature des moyens et procédés de suggestion, cela nous mènerait trop loin. Pour arriver à un résultat pratique, il faudrait choisir celui qui, tout en étant le plus simple à appliquer, serait en même temps le plus sûr comme effet, et le plus durable.

Pour cela, vous n'avez besoin que de votre parole mise au service de votre raison et de votre cœur. Votre science jouera certainement un rôle, mais un rôle d'adjuvant, si je puis dire.

L'histoire des religions nous montre quelquefois les puissants effets de la seule parole. Un Jésus-Christ avait-il besoin de temple somptueux pour convaincre ses auditeurs? Non, il leur parlait à table ou dans le jardin des oliviers. L'esprit de sacrifice fit le reste, et aujourd'hui encore les quelques paroles qu'il a prononcées et qui sont venues jusqu'à nous pourraient être l'unique code nécessaire à notre vie en commun sur cette planète.

A en juger par sa puissance actuelle sur le monde musulman, la parole de Mahomet ne fut pas moins puissante comme effet persuasif à longue portée.

N'oublions pas que tous les deux guérissaient leurs malades par la seule puissance de cette parole, et que le premier, nous dit-on, a poussé l'abnégation jusqu'au sacrifice de sa vie. Voilà l'exemple. On ne peut nous demander d'avoir jamais cette puissance par notre parole, mais l'esprit de sacrifice est naturel au médecin, et, soit dit à la louange de notre profession, on ne compte plus ceux qui se sont sacrifiés et qui sont morts en secourant leurs malades.

A notre époque et avec l'entraînement qu'a subi notre esprit dans la recherche des vérités scientifiques, nous avons surtout développé nos facultés de raisonnement. C'est donc sur le raisonnement que nous devons appuyer notre parole pour persuader à notre malade que ce que nous lui disons est *vrai*, et que cette vérité lui sera toujours utile.

Mais pour enlever sa conviction, ce n'est pas seulement votre parole que vous chercherez à rendre aussi vraie qu'il vous est possible dans la contingence des choses, mais c'est aussi toutes vos actions que vous chercherez à rendre véridiques. Et par là j'entends votre façon de vous conduire vis-à-vis de votre malade, et surtout dans l'examen objectif que vous en ferez.

Je vous entends souvent faire à vos malades des questions dans lesquelles on ne sent pas le but que vous recherchez ; de même que je vous vois quelquefois palper des abdomens sans conviction et sans bien savoir ce que vous y cherchez. Eh bien, sachez que, dans son ignorance, votre malade saura toujours, par intuition, si votre façon de procéder ne présente qu'une apparence de recherche, ou si vraiment vous savez ce que vous voulez explorer.

Tout geste inutile, ou de simple comédie, enlève à votre parole une partie de sa puissance persuasive.

Je me résume en vous disant : Voulez-vous avoir une puissante action sur votre malade? Donnez-lui l'impression que vous êtes un médecin instruit, mais surtout sincère, et que vous ne cherchez qu'une chose : le soulager ou le guérir.

Voyons maintenant ce que nous devons demander à la psychothérapie pour nous aider à soulager et à guérir les troubles digestifs.

Disons d'abord que le succès dépendra de la façon dont vous avez su classer vos malades. La base de toutes vos opérations s'appuiera donc sur un bon diagnostic différentiel entre les malades avec lésion et ceux sans lésion.

Vous guérirez par la psychothérapie un spasme pylorique même très fort ; vous échouerez piteusement dans les cas où la fermeture du pylore est devenue définitive par un anneau fibreux ou une tumeur. Vous guérirez encore une anorexie psychique, tandis que votre effet sera nul dans une anorexie par troubles circulatoires ou par atrophie de la muqueuse.

Mais, et voilà ce qui est réjouissant, l'estomac est peut-être le seul organe dont vous pouvez saisir à chaque moment le fonctionnement précis. Il n'en est pas de même pour les autres organes. Vous pouvez apprécier dans une certaine mesure la fonction du cœur, par les divers procédés que vous connaissez ; mais le résultat en sera toujours approximatif. La pression sanguine, par exemple, échappe en grande partie à notre appréciation, malgré le grand nombre des appareils qui ont la prétention de la noter.

Il en est de même pour le poumon ; vous obtenez des renseignements très utiles par l'auscultation, la percussion, par la spirométrie, etc., mais vous ne connaissez jamais exactement l'étendue de la surface respiratoire, par exemple.

Il n'en est pas de même de l'estomac : à chaque période de son travail digestif, vous avez la faculté de contrôler ce travail, et de le comparer avec celui qui devrait se faire normalement.

La méthode de nos trois repas d'épreuve, bien comprise et bien appliquée, vous donnera toujours la réponse que vous cherchez.

Le psychothérapeute qui croit pouvoir se passer de ce moyen d'investigation se [trompera quelquefois pour ne pas avoir su interroger un estomac.

J'en connais quelques-uns qui se contentent de rechercher par le réactif de Boas l'acide chlorhydrique libre, et qui partent de là pour diagnostiquer une hyperchlorhydrie ou même un ulcère rond. Si, par contre, l'acide lactique a remplacé en partie l'acide chlorhydrique absent, ils diagnostiqueront une tumeur de l'estomac.

Cela se voit aussi dans certaines observations des chirurgiens. Les recherches gastriques conduites de cette façon ne peuvent qu'être inutiles ou même quelquefois nuisibles. Mais lorsqu'un malade psychopathe viendra vous dire qu'il ne digère pas, que son estomac ne se vide jamais, et que pour vous en rendre compte vous lui ferez des examens méthodiques comme je vous l'ai enseigné, vous pourrez lui démontrer, dès le premier ou le second jour, qu'il se trompe, que la nourriture introduite dans son estomac passe très bien et que la digestion en est tout à fait normale. Ce procédé de persuasion par démonstration directe ne sera-t-il pas plus rapide et aussi efficace que celui qui consiste à raconter longuement le cas de Mlle X... ou du colonel Z... qui présentaient les mêmes symptômes et qui se sont guéris au bout de quelques semaines de cure Weir Mitchell et d'exercices de philosophie rationnelle ?

C'est ce procédé de persuasion par démonstration que nous employons chez les malades de notre service, et vous voyez tous ces psychopathes réformer rapidement leurs idées sur leur digestion stomacale. Et nous n'avons eu nul besoin d'employer pour cela les longues narrations et conversations, pas plus que la suralimentation ou l'isolement. Ces malades voient autour d'eux d'autres malades vraiment atteints de lésions anatomiques de l'estomac, ulcères, cancer, stricture du pylore ; ils voient et comparent les résultats de nos explorations, et la persuasion arrive vite.

Vous possédez donc dans la méthode d'exploration gastrique le moyen le plus sûr, le plus rapide et le plus durable pour démontrer à votre malade la valeur de sa digestion stomacale.

Vous n'avez plus qu'à faire de brefs commentaires pour terminer l'œuvre de persuasion ou de suggestion rationnelle.

Maintenant, si vos examens ont réellement démontré un fonctionnement défectueux, comme cela arrive si souvent chez les psychopathes, vous aurez aussi la clef de la thérapeutique adjuvante à employer. Je vous en parlerai plus longuement plus tard. Vous savez déjà qu'il suffit de faire vider un estomac à l'heure physiologique pour que tout rentre dans l'ordre et que l'organe n'ait plus lieu de se plaindre. En faisant suivre au malade pas à pas les progrès obtenus dans l'amélioration du fonctionnement gastrique, nous obtiendrons encore le résultat psychique cherché.

J'insiste encore sur le fait que cette méthode vous aide puissamment à classer vos malades, et à différencier les psychopathes sans lésion de l'organe et ceux où il existe des altérations anatomiques.

Dans ces derniers cas, nous voyons assez souvent que l'inquiétude ou la souffrance provoquées par ces lésions peuvent très bien être une cause déterminante de nervosisme, venant peut-être s'ajouter à d'autres causes morales. Guérissez la lésion, et vous rétablirez l'équilibre moral. Vous voyez que la chose n'est pas si simple qu'il semblerait au premier abord, lorsqu'on vient de lire un ouvrage enthousiaste sur la psychothérapie. Et c'est là le grand écueil du médecin qui ne voit partout que du nervosisme. Ses erreurs de diagnostic sont fréquentes, et bien souvent les phénomènes nerveux lui cachent la lésion réelle. A maintes reprises, nous avons eu l'occasion de l'observer.

Donc, pour être un bon psychothérapeute il faut être avant tout un bon médecin, sachant se servir de toutes les méthodes de diagnostic, et capable d'apprécier au mieux le jeu physiologique des organes. C'est un vrai oreiller de paresse que cette facilité avec laquelle on admet aujourd'hui que toute perturbation dans la santé d'un individu est d'origine psychique.

Je vous engagerais fort à faire l'inverse, c'est-à-dire à chercher avant tout et avec grand soin la lésion, puis, lorsque vous avez constaté que tous les organes fonctionnent normalement, alors seulement admettez la cause purement psychique.

Malades sans lésion et malades avec lésion. — L'examen objectif du malade joue donc le premier rôle dans ce classement ; ensuite viendra l'examen psychique. C'est ainsi que j'ai l'habitude de vous présenter les malades du service. Vous aurez ainsi commencé par la difficulté ; car, une fois la lésion anatomique éliminée, le diagnostic des troubles psychiques est facile. C'est même cette facilité de diagnostic qui est une cause de bien des erreurs pour le jeune médecin. Autrefois on abusait du diagnostic, vite fait, d'anémie. Une bonne partie des malades qui se classent actuellement parmi les psychopathes étaient considérés il y a vingt ou trente ans comme des anémiques, et on ajoutait souvent : anémie cérébrale. Le plus souvent aussi ce diagnostic était faux. Actuellement, on diagnostique la neurasthénie avec la même facilité et la même paresse d'esprit. J'ai même entendu de jeunes confrères qui n'ont pas de temps à perdre appeler ces malades des neura, abré viation symbolique de leur manière d'examiner leurs malades.

Ce qui nous frappe surtout chez le nerveux, c'est la grande variété et la variabilité des symptômes.

Je fais chaque semestre devant vous une petite expérience, légèrement cruelle il est vrai, en ce qu'elle abuse un peu de la confiance du malade ; mais je m'en excuse en pensant qu'elle frappe votre esprit et que vous y penserez plus tard dans votre pratique. Lorsque nous nous occupons des névroses, je choisis un malade, généralement une femme dont j'ai capté la confiance en m'apitoyant beaucoup sur ses maux. Dans l'anamnèse et dans l'examen des symptômes subjectifs, nous passons en revue tous les organes, et pour chacun nous faisons énoncer copieusement à la pauvre malade tous les symptômes dont elle souffre. Après lui avoir fait avouer des céphalalgies les plus variées, des troubles oculaires, auditifs, gustatifs, olfactifs, des palpitations de cœur avec douleurs plus ou moins aiguës, des étouffements, de la difficulté de respirer, tous les troubles gastro-intestinaux imaginables, compliqués de gêne dans la vessie, et surtout de troubles de la matrice, qui lui rendent la marche impossible ; après l'énoncé de cette profusion de symptômes dont j'ai fait durer le récit pendant trois quarts d'heure, on pourrait croire le sujet épuisé et nous cessons nos questions, n'en ayant plus à poser. Alors, ainsi qu'un président d'assises posant à son client la question classique : « Avez-vous encore quelque chose à ajouter pour votre défense ? », je demande à la malade : « Maintenant que nous avons passé en revue tous vos organes, avez-vous encore d'autres souffrances à annoncer? » Et toujours il y en a d'autres. Généralement des douleurs qui voyagent, et nous pourrions encore employer une heure à la description de ces douleurs en déplacement. Mais l'expérience psychologique est terminée, et je l'ai intentionnellement exagérée, afin de vous démontrer un des artifices à employer pour reconnaître les vrais psychopathes. En effet, un sujet qui souffre de symptômes plus terribles les uns que les autres devrait être mort depuis longtemps, si ces symptômes morbides étaient dus à des lésions d'organes. Et lorsqu'un malade a ainsi la force de causer pendant si longtemps de ses maux, c'est que ceux-ci sont d'origine psychique.

Vous retrouverez toujours chez le psychique cette diversité et cette multiplicité des symptômes, mais dans des groupements qui varient à l'infini.

Mais de ces symptômes, quels sont ceux qui bénéficient le plus de la psychothérapie?

A cela on peut répondre que tous en bénéficient plus ou moins. Une mauvaise digestion par dépression morale peut faire éprouver au malade de la lourdeur, des renvois, du ballonnement, des crampes, etc. ; infusez une nouvelle énergie morale, et vous verrez disparaître d'un seul coup tous ces symptômes.

Lorsque vous aurez démontré à un malade qui se plaint de renvois continuels que ce ne sont pas des fermentations qui produisent ces gaz, mais qu'il ne fait que rejeter l'air qu'il avale continuellement, vous l'aurez guéri de son aérophagie.

La régurgitation et les vomissements sont aussi justiciables de la psychothérapie, à la condition qu'ils ne soient pas le résultat d'une stricture du pylore. Il en est de même des gastralgies d'origine spasmodique, et des spasmes du cardia ou du pylore.

Pour de tels malades, employez tous vos moyens de persuasion et vous obtiendrez le plus souvent la guérison. Mais, pour y arriver, il n'y a pas de formule ; vous devez trouver vous-mêmes les paroles qui réconfortent. Votre ligne de conduite vis-à-vis du malade vous sera dictée par l'analyse psychologique que vous en aurez faite. Les uns demandent à être brusqués, les autres, au contraire, à être entourés d'affection et de soins délicats, et pour les uns et les autres vous aurez besoin de toute votre affection et de tout votre dévouement.

HUITIÈME LEÇON

RESSOURCES THÉRAPEUTIQUES.

Hydrothérapie. — Électricité. — Médicaments amers et stomachiques. Acide chlorhydrique. — Ferments solubles. — Pepsine. — Narcotiques. — Vomitifs. — Lavage de l'estomac. — Indications. — Contre-indications. — Technique. — Auto-lavage.

Voyons maintenant quels sont les autres moyens thérapeutiques à employer comme adjuvants d'une bonne et loyale psychothérapie.

Hydrothérapie. — L'*hydrothérapie*, sous la forme de bains tièdes ou d'enveloppements dans le drap mouillé, nous sera très utile chez les nerveux excités, ayant des manifestations spasmodiques et des insomnies. En général nous prescrivons à nos malades un bain de 34° à 35°, d'une durée de trente minutes, suivi d'un repos au lit de deux ou trois heures.

Je n'emploie pas volontiers l'eau froide dans les cas de troubles digestifs, car je n'en ai jamais constaté de bons effets.

Électricité. — Il en est de même pour les applications de l'électricité, sous ses différentes formes. Je considère ces agents thérapeutiques comme des moyens détournés de suggestion, qui peuvent donner de bons résultats dans le cas de neurasthénie générale.

Passons rapidement en revue les *moyens médicamenteux*.

Tandis qu'autrefois les médicaments jouaient le rôle

principal dans la thérapeutique stomacale, aujourd'hui les médicaments stomachiques sont un peu relégués à l'arrière-plan, et ne jouent plus qu'un rôle d'adjuvants.

Médicaments amers et stomachiques. — Pour susciter l'appétit, nous avons toute la série des drogues amères et aromatiques. Nous n'avons que l'embarras du choix. La vieille thérapeutique des voies digestives s'en servait presque exclusivement. La racine de gentiane, l'écorce de quinquina, la petite centaurée, le bois de quassia, l'écorce d'oranges amères, le condurango sont autant d'amers utilisables sous la forme pharmaceutique la plus indiquée selon les cas. Ainsi la teinture, ou encore la préparation plus moderne de l'extrait fluide.

La tradition veut que ces amers soient administrés un quart d'heure avant le repas, pour faire sécréter les sucs digestifs avant l'introduction des aliments. Or, nous savons maintenant que si la muqueuse gastrique commence son travail dès que les papilles gustatives sont impressionnées, nous savons aussi que la véritable sécrétion ne commence qu'avec l'arrivée des aliments dans l'estomac, et qu'elle s'accentue jusqu'à la deuxième ou troisième heure de la digestion, suivant la qualité et la quantité des aliments. En donnant un excitant stomachique avant l'arrivée des aliments, on perturbe plutôt la fonction physiologique naturelle, et on arrive ainsi à épuiser la muqueuse de l'estomac, qui livrera brusquement tout son suc avant l'entrée des aliments. Cela détermine cette espèce de sensation d'appétit que beaucoup de bien portants vont demander, à l'heure dite des apéritifs, soit à l'absinthe, soit au vermout, les deux liqueurs qui provoquent le plus sûrement les affections digestives lorsque leur emploi est prolongé.

Lorsque vous voulez donner un amer, administrez-le dans un peu d'eau, et faites-le boire dès le commencement du repas. Vous ajoutez ainsi à l'aliment une propriété excitante de plus.

Nous employons volontiers dans ce but 20 ou 30 gouttes de teinture de quinquina composée, ou un mélange des trois teintures suivantes :

<pre>
Teinture de quinquina composée.... ⎞
   —   de gentiane .... ⎬ āā 10 grammes.
   —   de quassia................ ⎠
</pre>

M. — 20 gouttes dans un demi-verre d'eau aux principaux repas.

Le même effet excitant de la sécrétion gastrique sera produit par 10 à 15 gouttes d'extrait fluide de condurango.

On emploie aussi beaucoup la teinture de noix vomique ; je m'en abstiens chez les nerveux, qui sont toujours trop sensibles à l'action des poisons tétanisants.

L'industrie chimique moderne s'est ingéniée à trouver des substances excitantes du suc gastrique ; la principale est l'orexine ; mais je ne vous recommande pas l'emploi de ces soi-disant médicaments, plus nuisibles qu'utiles.

Acide chlorhydrique. — A l'époque où l'on considérait la *dilatation stomacale* comme une entité morbide, et où on l'attribuait aux fermentations, on administrait les antiseptiques les plus variés pour enrayer ce travail des levures ou des microbes, si nombreux dans le contenu stomacal stagnant. Le plus physiologique de ces antifermentescibles est l'acide chlorhydrique, dont nous connaissons les propriétés antiseptiques à la concentration physiologique de 0,30 p. 100, ainsi que nous la trouvons dans le suc gastrique normal. Cet acide a donc été donné dans ce but, et on a cru en remarquer de bons effets ; si bien même que l'acide chlorhydrique a, pendant des années, été substitué aux amers. Mais on oubliait que l'acide chlorhydrique, dans les proportions où il se trouve dans l'estomac, n'empêche pas le développement des levures de la fermentation alcoolique et que c'est précisément cette fermentation qui donne le plus de gaz. Du reste, les doses données étaient bien anodines ; 5 ou, au maximum, 10 gouttes d'acide chlor-hydrique dilué dans un peu d'eau ne représentaient qu'une bien minime proportion, et il arrivait bien souvent que le malade traité de la sorte en possédait déjà dans son estomac cinquante ou cent fois plus. Dans le cas où l'acide chlor-hydrique manquait, il aurait fallu en donner des doses beaucoup plus considérables pour qu'elles fussent utiles.

Nous pouvons donc admettre que les succès signalés, au moment de l'enthousiasme pour cette médication acide, étaient dus à un effet de pure suggestion.

Je laisse de côté les acides salicylique, benzoïque, phe-nique, l'iode, etc., car tous les antiseptiques ont été tour à tour préconisés, et abandonnés les uns après les autres, avec raison du reste.

Ferments solubles. — Je vous ai déjà dit mon opinion sur l'utilité plus que douteuse des ferments solubles du commerce, la *pepsine* et le *labferment*. Il est très rare qu'ils manquent dans le suc gastrique, et quand ils ont dis-paru, la pepsine introduite dans l'estomac n'a plus d'action digestive utile.

Vous voyez qu'on peut sans arrière-pensée être de l'avis des psychothérapeutes purs sur l'inutilité de ces drogues.

Narcotiques. — Pour combattre le symptôme *douleur*, on est encore trop enclin à employer les *narcotiques*, et d'emblée je dois vous dire que leur emploi est très rare-ment indiqué et plutôt dangereux à plusieurs points de vue.

Comme je vous l'ai déjà fait remarquer, la douleur peut être produite par une contraction exagérée de la muscula-ture de l'estomac et principalement du pylore ; elle est donc de nature nerveuse. Dans ces cas, les applications chaudes, les frictions, ou même tout simplement les bonnes paroles en auront raison. Ou bien elle est due à une ulcération, et dans ces cas le narcotique ne fait que voiler le mal et vous empêche de prendre les mesures vraiment efficaces dont je vais vous parler.

Je vous affirme qu'à part les douleurs du tabétique, on peut toujours calmer une douleur, quelle que soit son acuité, par des moyens autres que les narcotiques. Aussi n'abusez pas, comme je le vois si souvent faire, des injections sous-cutanées de morphine pour calmer un simple spasme du pylore ou la douleur produite par les processus ulcératifs.

Il est vrai qu'on prend souvent les contractions de la vésicule biliaire pour des crampes d'estomac, et je vous avoue que, pour calmer les coliques hépatiques, nous n'avons guère d'autre moyen rapide et certain que l'emploi de la morphine.

Je suis aussi opposé à l'emploi des bromures qui peuvent être des sédatifs généraux, mais qui, à coup sûr, n'ont pas d'action calmante locale sur l'estomac.

Lorsque la douleur est produite par une cause locale, et je ne vois guère dans ce cas que les processus ulcératifs, surtout quand ils siègent au voisinage immédiat du pylore, la seule façon de faire cesser cette douleur est de vider l'estomac, ou de corriger l'acidité de son contenu par un alcalin.

Vomitifs. — Autrefois, pour vider l'estomac, on employait les *vomitifs* qui ont eu une vogue extraordinaire. Tout malade de l'estomac recevait sa part de vomitif. Vous voyez encore assez souvent employer le tartre stibié ou l'ipéca par les médecins militaires ; mais je soupçonne que c'est à titre de médication suggestive, plutôt désagréable, genre de psychothérapie brutale, bien faite pour détourner le jeune soldat de la simulation.

Lavage de l'estomac. — Depuis quelques années, on a remplacé les vomitifs par le *lavage d'estomac*.

C'est à Kussmaul, alors à Fribourg-en-Brisgau, qu'on doit

l'idée, si féconde en résultats, du lavage de l'estomac. Immédiatement ce nouveau moyen thérapeutique fut admis dans la pratique. Pendant des années il joua le rôle prépondérant dans le traitement des affections gastriques.

Indications. — Le médecin praticien fut d'emblée gagné par la conception, un peu simpliste, qui faisait considérer l'estomac comme un tonneau qu'il fallait laver le plus souvent possible, pour le maintenir en bon état. Dans les cas de rétention gastrique avec fermentations, le bien-être éprouvé par le malade à la suite de cette manœuvre était tel, qu'on crut facilement avoir trouvé dans ce moyen le meilleur des traitements à appliquer aux affections stomacales, quelle qu'en fût la cause ou la nature.

Je me souviens encore de l'époque où nos maîtres, ne s'occupant même plus du diagnostic différentiel, appliquaient le lavage de l'estomac à tout individu se plaignant de troubles digestifs. Comme toujours lorsqu'un nouveau moyen thérapeutique est proposé, et semble réussir, on l'applique sans mesure et sans discernement. Ce fut le cas pour le lavage de l'estomac. Pendant trente ans, et bien souvent encore maintenant, son application ne fut soumise à aucune règle précise. Cependant la réaction a commencé et la plupart des auteurs modernes signalent les abus de ce procédé, et cherchent en même temps à en fixer les indications et les contre-indications. Si la physiologie de la fonction gastrique avait été mieux connue, il est probable que ces indications auraient pu être aussi plus facilement formulées. Mais pendant cette période, qui va de 1875 à 1895, on ne s'occupait guère que de la fonction chimique de l'estomac, des fermentations anormales, et le lavage de l'estomac apparaissait comme le meilleur moyen de modifier et de combattre ces altérations de la fonction. Lorsqu'on s'aperçut que la fonction mécanique jouait le rôle prépondérant dans la digestion, les indications du lavage se précisèrent davantage.

Pour vous en donner tout de suite un exemple, je prendrai celui de ces malades que j'ai si souvent l'occasion de vous montrer, et dont le pylore est fermé par une cicatrice d'ulcère, — vous me voyez quelquefois retirer 1 ou même 2 litres de contenu gastrique très acide. Un tel estomac une fois vidé et lavé, le patient en éprouve un bien-être considérable, et il est persuadé que le lavage continué méthodiquement va le guérir. Vous comprenez combien cet espoir est chimérique. L'estomac continue à retenir la nourriture introduite, puisque le pylore est définitivement fermé et qu'il ne s'ouvrira que par une opération chirurgicale. Ce sont cependant ces cas qui avaient donné le plus grand espoir aux laveurs d'estomac ; espoir souvent déçu, comme bien vous pouvez le comprendre.

Il aurait fallu commencer par se dire que le lavage de l'estomac était au fond un procédé contre nature, puisqu'il interrompait le cours normal de la masse alimentaire, le chyme préparé dans l'estomac devant franchir le pylore pour aller continuer sa transformation dans l'intestin. Un lavage vraiment utile devrait donc chasser le contenu stomacal le plus rapidement et le plus complètement possible dans le duodénum, la bouillie alimentaire prenant ainsi le chemin physiologique, tandis qu'en rétrogradant du côté de la bouche, le travail digestif stomacal devenait sans objet. En outre, on enlevait à l'organisme des substances (HCl, pepsine, peptones) qui, après avoir joué leur rôle dans le travail gastrique, sont résorbées dans l'intestin pour servir à une nouvelle et prochaine digestion stomacale. Un lavage de l'estomac trop longtemps continué peut donc amener une sorte d'épuisement de la muqueuse gastrique, et même il pourrait tendre à déchlorurer outre mesure le sérum sanguin.

Ces seules considérations doivent nous rendre prudents dans l'emploi de ce moyen.

Maintenant, voyons comment la nature assure l'évacuation de l'estomac dans l'acte du vomissement. En dehors des cas où il est provoqué par réflexe nerveux ou par idéation, nous le voyons se produire dans la plupart des intoxications, soit par irritation directe, soit surtout par action centrale, ou bien lorsqu'un obstacle s'oppose au libre parcours des aliments dans n'importe quelle partie du tube digestif.

Dans les cas d'empoisonnement, quelle que soit la voie par laquelle le poison a été introduit, nous voyons ce dernier être éliminé en partie par la muqueuse stomacale.

Nous retrouvons dans l'estomac près de la moitié de la morphine injectée sous la peau, et cela déjà une demi-heure après l'injection.

Nous pouvons constater la même chose pour la plupart des substances toxiques, organiques ou inorganiques.

Je vous ai quelquefois démontré chez les urémiques la présence dans l'estomac d'un liquide fortement ammoniacal dont la composition était assez semblable à celle de l'urine, et toujours dans ces cas nous voyons se produire le vomissement.

Ce dernier représente donc une fonction de défense de l'organisme contre l'intoxication en général et nous indique aussi que nous pouvons l'aider puissamment par le lavage d'estomac. L'expérience nous a montré la grande utilité de ce lavage dans la plupart des intoxications et auto-intoxications.

Vous en obtiendrez surtout un très grand bénéfice dans le cas de vomissement chez les urémiques, les éclamptiques, et en général chez tous les intoxiqués urinaires.

Tandis que, dans les cas de rétention gastrique par stricture du pylore, l'estomac devient très tolérant, et vous voyez certains de ces malades n'en rejeter le contenu que toutes les vingt-quatre heures. Chez ceux-ci, le lavage de l'estomac sera d'une utilité relative et passagère, la seule intervention logique étant du domaine chirurgical.

Vous voyez donc que la seule indication sérieuse du lavage de l'estomac reste réservée aux intoxications, ou encore lorsque, pour une cause ou une autre, on veut procéder rapidement au vidage de l'organe et à son nettoyage.

Nous nous en servirons donc le plus souvent comme un procédé de thérapeutique symptomatique, aidant certainement pour une part à la guérison du malade, mais ayant rarement par lui-même une action nettement curative.

Nous verrons du reste, en traitant spécialement certaines affections stomacales, dans quelle mesure nous pouvons utiliser ce procédé.

Je ne vous signale que pour mémoire l'effet suggestif que peut avoir un lavage d'estomac chez les nerveux.

Il suffit quelquefois de la simple menace de l'emploi de ce moyen pour voir disparaître un bon nombre de symptômes, tels que l'anorexie, les renvois, les vomissements, etc.

Contre-indications. — Examinons maintenant les *contre-indications* du lavage de l'estomac. Y a-t-il des cas où l'on doive éviter l'introduction d'une sonde molle dans l'estomac pour procéder au lavage de cet organe ?

La plupart des auteurs, pour ne pas dire tous, s'opposent à cette manœuvre dans les cas de processus ulcératifs de la muqueuse stomacale et principalement dans les cas d'hémorragie. Boas admet même qu'il faut attendre trois ou quatre semaines après cette dernière pour oser recommencer les lavages.

Je vous ai trop souvent démontré pratiquement combien ces craintes étaient chimériques, pour insister davantage. Dans le traitement des hémorragies gastriques et de l'ulcère rond, nous verrons au contraire que le moyen de choix à employer pour les combattre est le lavage de l'estomac avec des liquides styptiques.

Quant aux autres nombreuses contre-indications citées dans les livres : affections cardiaques, anévrysmes de l'aorte, artériosclérose avancée, cachexie, grand âge, gravidité, etc., elles se comprennent en partie tout au moins. Je ne vois pas la nécessité d'un examen d'estomac et d'un lavage dans une affection mitrale par exemple, quand nous savons que la dyspepsie chez ce malade est due à un mauvais fonctionnement de l'appareil circulatoire, amenant une stase veineuse dans la muqueuse gastrique.

Dans un cas pareil, nous savons bien que la digitale ou le strophantus auront une meilleure action pour rétablir la fonction digestive.

Donc l'emploi raisonné de la sonde dans un but précis doit être laissé à l'intelligence du médecin, qui dans chaque cas doit savoir en apprécier les avantages et les inconvénients.

J'ai fait des sondages à des enfants de six mois comme à des vieillards de quatre-vingt-cinq ans, sans m'inquiéter des contre-indications théoriques longuement signalées dans les livres, mais dans chaque cas j'ai discuté l'opportunité de mon intervention, et n'y ai procédé qu'en cas de nécessité absolue.

Technique. — La *technique du lavage stomacal*, comme vous avez pu souvent le voir, est des plus simple.

On a, il est vrai, inventé un grand nombre d'appareils, de pompes plus ingénieuses les unes que les autres, mais qui, à mon avis, n'ont aucune utilité.

Nous emploierons donc tout simplement la sonde qui nous a servi à faire les examens de la digestion stomacale, l'introduisant de la même manière, et cherchant à vider le plus possible l'estomac, comme nous vous l'avons indiqué dans la troisième leçon. Vous avez vu que par ce moyen nous arrivons le plus souvent à vider presque complètement l'estomac ; une fois ce résultat obtenu, nous rejoignons par un raccord en verre le bout libre de la sonde, avec un tuyau de caoutchouc de 1ᵐ,50 à l'extrémité duquel on fixe un entonnoir, de la contenance de 200 à 300 centimètres cubes, destiné à faciliter l'introduction du liquide de lavage.

Ce liquide sera le plus souvent de l'eau tiède, additionnée parfois de bicarbonate de soude, ou d'un styptique comme le perchlorure de fer ou le nitrate d'argent. Nous parlerons de l'emploi de ces substances dans des leçons spéciales.

La quantité du liquide à introduire joue un très grand rôle, et si la méthode du lavage de l'estomac a eu bien souvent des effets désastreux, c'est pour ne pas s'être assez préoccupé de cette question de la température et de la quantité du liquide employé pour ce lavage.

Nous avons bien souvent vu introduire en une seule fois dans l'estomac des quantités énormes d'eau et même autant que l'organe pouvait en supporter sans réagir. Cette façon brutale de laver un estomac est tout à fait contraire à la physiologie de la déglutition que nous devons prendre en considération dans cette intervention.

En général, quand la soif n'est pas pressante, l'homme déglutit les liquides par petites portions, favorisant ainsi le réchauffement du liquide pendant son passage par l'œsophage.

Ainsi normalement introduit, le liquide arrive à destination déjà un peu tempéré.

Par entraînement, certains individus peuvent introduire brusquement dans leur estomac, en simplifiant l'acte de déglutition, en y faisant pour ainsi dire couler le liquide, jusqu'à un demi-litre et plus.

Vous aurez certainement eu l'occasion d'admirer de pareils virtuoses dans les cérémonies d'étudiants, mais vous savez aussi qu'on n'y arrive pas du premier coup et qu'un assez long exercice est nécessaire pour arriver à cette tolérance.

Et cependant, que voyons-nous faire lorsqu'il s'agit de laver un estomac? Les plus prudents ne craignent pas d'introduire d'un seul coup 500 ou 1 000 centimètres cubes d'eau, quand ce n'est pas davantage.

C'est là une pratique peu raisonnable et qui a bien sou vent eu pour résultat l'abaissement et la dilatation de l'organe qu'il s'agissait de traiter.

Imitons donc la nature, et, pour laver l'estomac, introduisons toujours le liquide par petites quantités successives.

En général, je ne dépasse pas 100 centimètres cubes à la fois; c'est à peu près la contenance d'un verre à bordeaux, et cette quantité peut arriver brusquement dans l'estomac sans produire de réaction inutile.

Après chaque introduction de 100 centimètres cubes, on cherche à faire vider l'estomac, en recommandant au malade de pousser avec ses muscles abdominaux, tout en fermant la glotte, ainsi que je vous l'ai expliqué plus haut. Vous arrivez ainsi en quatre ou cinq coups à vider et nettoyer complètement un estomac, même quand il présente la plus forte rétention.

Pour opérer ce vidage de l'estomac, on recommande, une fois que le liquide a pénétré dans l'estomac, d'abaisser l'entonnoir de manière à faire un siphonage.

La plupart des auteurs admettent que c'est par siphonage qu'on arrive à vider l'estomac. Or, je me suis aperçu depuis longtemps que l'estomac ne peut pas se vider par le simple appel de la colonne d'eau restée dans le tube de caoutchouc.

La sortie du liquide ne peut se faire que sous la pression de la musculature propre de l'estomac, aidée par la pression des muscles abdominaux, le diaphragme étant fixé et agissant aussi activement.

Voilà pourquoi vous ne me voyez pas abaisser l'entonnoir comme dans un vrai siphonage, mais tout simplement détacher l'embout de verre qui relie le tuyau de caoutchouc à la sonde, et laisser librement sortir le liquide par l'extrémité libre de cette sonde.

Vous voyez qu'il n'est donc pas nécessaire de faire passer 4 ou 5 litres d'eau dans un estomac pour en obtenir le complet nettoyage. Cependant, je vois que même les livres les plus modernes recommandent ces grandes quantités d'eau, qui, à mon avis, sont plus nuisibles qu'utiles. Je le répète, on arrive très bien à laver au mieux un estomac avec un demi-litre d'eau et au plus un litre.

En résumé, vous avez pu vous rendre compte qu'en dehors des intoxications où l'action d'un lavage d'estomac peut être curative, son emploi peut encore être utile dans les strictures du pylore, en attendant l'intervention du chirurgien. Nous parlerons, dans le chapitre de l'ulcère rond, de l'application des liquides styptiques et astringents.

Auto-lavage. — Lorsqu'il ne s'agit plus d'intoxication et de fermeture plus ou moins complète du pylore, nous nous servons, depuis bien des années déjà, d'un système de lavage qui nous donne de très bons résultats. Mais, pour le voir réussir complètement, il faut que le pylore ait conservé une bonne partie de son fonctionnement et de son élasticité.

C'est ce que nous voyons du reste chez bon nombre de malades qui ont à se plaindre momentanément de leur digestion pour des causes peu graves en elles-mêmes. Tels ces trop nombreux individus qui abusent des boissons et des victuailles, candidats, à plus ou moins longue échéance, à la néphrite, à l'hépatite, à l'artériosclérose, à la goutte, etc., et qui, dans le cours de leurs bombances, sont obligés de s'adresser au médecin pour soigner leurs organes fatigués.

Pour procéder à ce lavage de l'estomac, que j'appellerai

physiologique, afin de le distinguer du précédent, l'emploi
de la sonde n'est plus nécessaire. Il suffit de faire ingurgiter
par le patient 100 ou 200 centimètres cubes de liquide de
lavage, puis de le faire se coucher sur le ventre sur un plan
un peu résistant, par exemple en travers d'un lit ou simplement sur le plancher. Une fois dans cette position, on lui
recommande de respirer aussi profondément que possible.
Quinze ou vingt respirations très profondes suffisent pour
faire passer le contenu stomacal par le pylore. On peut
recommencer la manœuvre aussi longtemps qu'on la juge
nécessaire. En général, je fais rester le malade cinq minutes
sur le ventre, en lui recommandant de faire de temps en
temps une série de dix profondes respirations.

J'ai fait de très nombreux sondages d'estomac pour contrôler l'efficacité de ce procédé. Ils m'ont prouvé qu'ainsi on
arrivait aussi sûrement à nettoyer un estomac que par le
procédé de la sonde, à condition que le pylore soit perméable.

Vous saisirez tout de suite l'avantage de cette méthode
en remarquant qu'ainsi la nourriture, préparée par l'estomac, suit réellement la voie physiologique. En outre, le
malade s'y soumet beaucoup plus facilement qu'au procédé de la sonde.

Pour obtenir de ce procédé le maximum d'action, nous
devons par tous les moyens favoriser l'ouverture et le fonc-
ionnement du pylore. Nous y arrivons déjà en partie en
administrant le liquide tiède (38° à 40°).

Nous savons que les acides organiques ou inorganiques,
surtout s'ils dépassent la concentration physiologique, ont
pour effet de faire contracter plus énergiquement le pylore.
Il faut donc les neutraliser le plus possible au moyen d'une
solution alcaline. Nous verrons, dans une prochaine leçon,
l'action de ces alcalins ; pour le moment, qu'il suffise de
vous dire que, pour en obtenir tout l'effet voulu, il faut les
employer à l'état de dissolution peu concentrée. Le bicar-

bonate de soude, par exemple, ne doit jamais être donné en solution plus concentrée que 1 p. 100.

Nous nous sommes du reste arrêté à la solution suivante, qui nous donne des résultats excessivement satisfaisants dans la plupart des cas où ce lavage physiologique de l'estomac est nécessaire :

Bicarbonate de soude pur...........	8 grammes.
Phosphate de soude desséché.......	4 —
Sulfate de soude desséché.........	2 —
Eau................................	1 000 —

On administre cette solution à la dose de 150 ou 200 grammes, et on procède comme je viens de vous l'expliquer.

Chez les obèses et les individus ayant de la stase veineuse abdominale (hémorroïdaires), j'emploie une variante à cette méthode. L'individu, après avoir ingurgité 150 ou 200 centimètres cubes de solution alcaline, s'assied dans un fauteuil ou sur son lit, puis, plaçant les deux mains un peu au-dessous de la rotule du genou gauche, il fléchit avec force, mais lentement, la cuisse sur l'abdomen, en comprimant celui-ci autant que faire se peut, et tout en fixant le diaphragme par la fermeture de la glotte (acte de l'effort en inspiration). Cela fait, le patient lâche la jambe gauche qu'il met dans l'extension, pour faire la même manœuvre avec la jambe droite ; et ainsi de suite alternativement, pendant quelques minutes. En général, 15 ou 20 flexions alternatives suffisent pour libérer l'estomac de tout ou partie de son contenu (fig. 11).

Cette sorte de massage a, en outre, un très bon effet sur la circulation abdominale et sur le renforcement de la musculature du ventre. Je vous le recommande tout particulièrement. On peut du reste combiner les deux procédés, en faisant, pour commencer, coucher le malade cinq minutes sur le ventre, tout en respirant fortement, puis en lui faisant exécuter ensuite la manœuvre des flexions alternatives des cuisses sur l'abdomen.

La question si souvent posée de savoir à quel moment de la journée on doit procéder au lavage de l'estomac se résout ici toute seule. Il suffit de savoir la composition et l'importance du repas pris par le malade.

Ainsi nous savons qu'un repas de midi, composé de viande, farineux ou légumes, pain et fruits, en quantités normales, doit être digéré et avoir en grande partie quitté l'estomac vers la quatrième heure. Si, à ce moment, l'esto-

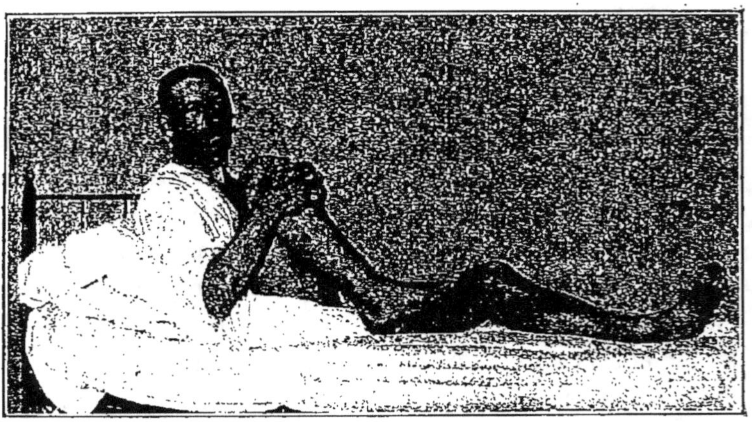

Fig. 11. — Massage abdominal pour faciliter l'auto-lavage.

mac n'est pas vidé, nous pouvons procéder au lavage, et d'autant mieux avec les méthodes précédentes, qu'ainsi nous n'enlèverons à l'organisme aucune parcelle de la nourriture ingérée, et à l'estomac aucune proportion de son suc digestif. Nous procédons ainsi à ces lavages deux heures après le petit déjeuner, quatre ou cinq heures après les repas de midi et du soir et quelquefois aussi le matin à jeun. Nous aurons ainsi nettoyé efficacement l'estomac après chaque travail digestif. En outre, la composition du liquide alcalin employé favorise d'emblée la diges-tion intestinale, qui, pour arriver à son maximum d'inten-sité, exige un milieu légèrement alcalin.

NEUVIÈME LEÇON

LES ALCALINS.

Les alcalins et leur action. — Sécrétion chlorhydro-peptique normale et physiologique en présence des repas d'épreuve. — Neutralisation physiologique de l'acidité gastrique. — Alcalinité du suc intestinal mixte. — Choix d'un alcalin. — Bicarbonate de soude. — Oxyde de magnésie ou magnésie calcinée. — Phosphate ammoniaco-magnésien. — Action du bicarbonate de soude sur la sécrétion chlorhydrique. — Utilisation de ses propriétés neutralisantes. — Correction du taux d'acidité. — Solution alcaline phosphatée. — Eaux minérales alcalines. — Hypochlorhydrie. — Achylie gastrique.

Vous m'avez vu employer les alcalins dans le lavage d'estomac, parce qu'ils ont la propriété de neutraliser les acides, et de rendre plus fluides les mucosités, quelquefois si épaisses et si abondantes, produites par l'exagération de la sécrétion des glandes à mucus.

De tout temps, et bien avant qu'on fût exactement renseigné sur le fonctionnement chimique et mécanique de l'estomac, les alcalins, principalement sous la forme d'eau minérale (Vichy, Vals, Carlsbad, etc.), étaient employés avec grand succès dans toutes les affections du tube digestif, y compris les organes annexes, le foie en particulier.

Voyons, maintenant que nous possédons de meilleures données physiologiques, si nous pouvons nous expliquer scientifiquement cette heureuse action thérapeutique, observée, je le répète, de toute antiquité. Pour cela, nous devons jeter un coup d'œil sur la sécrétion chlorhydro-peptique de l'estomac normal, puis sur les déviations pathologiques de cette sécrétion, sous l'influence de nos trois repas types.

Sécrétion chlorhydro-peptique. — Je commence par vous rappeler que, chez l'homme sain, *la sécrétion chlorhydro-peptique de l'estomac est directement proportionnelle à la qualité et à la quantité des aliments ingérés.*

C'est là une règle qui ne souffre aucune exception, quand l'appareil digestif est à l'état normal.

Nous avons vu de nos yeux des Arabes du désert, dont la nourriture habituelle se composait d'une ou deux poignées de dattes pour la journée, qui, lorsque l'occasion se présentait, étaient capables de dévorer la moitié d'un mouton rôti, c'est-à-dire plusieurs kilogrammes de viande, en un seul repas. Un de nos amis, médecin dans le haut Congo, nous racontait les repas monstres des nègres, obligés le plus souvent à une diète forcée, et qui pouvaient manger sans interruption pendant des heures la dépouille d'un hippopotame plus que faisandé. Vous voyez de temps en temps, dans nos pays civilisés, quelque sauvage faire le pari de manger une grande quantité de telle ou telle nourriture. Pour assurer la digestion d'une pareille quantité d'aliments, il faut donc que l'estomac soit capable de sécréter une quantité de suc gastrique proportionnelle, et d'en fournir ainsi une quantité dix ou vingt fois plus grande qu'habituellement, sans que l'individu en soit incommodé. A la condition, toutefois, que le pylore débite au fur et à mesure dans l'intestin la nourriture imprégnée et préparée par le travail gastrique.

Nous aurons ainsi une sorte d'hyperchlorhydrie physiologique considérable, plus forte même que celle que nous observons dans les gastro-succorrhées les plus graves, et qui cependant n'apporte aucun trouble immédiat dans la santé de l'individu. Mais, pour qu'il en soit ainsi, il faut que la musculature de l'estomac et surtout celle du pylore fonctionnent très normalement. La plus petite défaillance dans ce fonctionnement mécanique rythmique se traduirait immédiatement par des troubles gastriques, que nous appelons vulgairement indigestion. Le pylore refusant le passage, le vomissement interviendrait pour débarrasser l'estomac, et l'acte digestif serait terminé.

Vous voyez donc combien il est nécessaire, pour pouvoir juger de la fonction digestive, de donner à l'estomac une nourriture se rapprochant en qualité et en quantité de celle que nous prenons normalement pendant nos repas.

Si nous examinons comment se comporte la sécrétion chlorhydro-peptique chez l'homme sain avec les trois repas d'épreuve que nous avons institués, nous verrons qu'après le repas nº 1 (200 centimètres cubes de lait sucré, 100 grammes de pain) l'acide chlorhydrique commence à être nettement apparent dans la première demi-heure; il va en augmentant jusqu'à la troisième ou quatrième demi-heure, puis diminue assez rapidement.

Lorsqu'on fait le sondage deux heures après l'ingestion du repas, on ne retrouve que 30 ou 40 centimètres cubes de contenu stomacal, ayant en général une acidité totale de 0,15 à 0,20 p. 100. Bien souvent aussi, si l'individu avait grand appétit, on ne retrouve rien, et le lavage ne ramène que quelques débris de nourriture.

Avec le repas nº 2 (200 centimètres cubes de bouillon, 80 grammes de viande, 100 grammes de pain ou de farineux), la marche de la digestion est la même, mais elle se prolonge proportionnellement à la qualité et à la quantité de nourriture. Après la troisième heure de digestion, on retire quelques centimètres cubes de suc renfermant 0,20 à 0,30 p. 100 d'acide chlorhydrique libre ou combiné. Avec le troisième repas pris le soir (200 centimètres cubes de soupe ou thé au lait, 200 grammes de riz au lait et six pruneaux cuits), nous ne retrouverons aucune trace de nourriture dans le sondage fait le lendemain matin à jeun. Dans les cas tout à fait normaux et si on emploie pour le lavage de l'eau ayant une température de 37°, on ne peut pas même constater la réaction acide au papier de tournesol.

Toute infraction à cette marche physiologique et normale de la sécrétion chlorhydro-peptique peut être considérée comme le résultat d'une anomalie, dont il faudra soigneusement rechercher la cause. Il est bien certain qu'un estomac qui se videra plus tôt de son contenu ne peut pas être considéré comme un estomac pathologique, car il ne se plaindra jamais de cette trop grande rapidité de travail, et je ne crois pas que la prétendue insuffisance (dé fermeture) pylorique, signalée par quelques auteurs, ait à bénéficier de nos soins, — tandis qu'un retard dans l'évacuation stomacale est toujours justiciable de notre thérapeutique.

La principale cause de l'hyperchlorhydrie, en dehors de celle produite par les processus ulcératifs, que nous traiterons dans un chapitre spécial, est certainement le nervosisme, avec son complément habituel, le spasme du pylore. Vous pouvez dans ces cas la rencontrer à tous les degrés, portant soit sur le pourcentage de l'acide, soit sur la quantité totale sécrétée en un temps donné par la muqueuse gastrique. Ce sont ces cas qui bénéficient le plus souvent du traitement psychique, mais je vous conseille d'appuyer ce dernier par l'emploi des alcalins tel que je vous le décrirai plus loin.

Voyons maintenant comment la nature s'y prend pour neutraliser l'acidité du suc gastrique.

Vous savez que la digestion intestinale qui va suivre ne peut s'effectuer que dans un milieu neutre ou légèrement alcalin. Vous aurez sans doute remarqué quelquefois sur vous-mêmes, après un repas un peu plus copieux que d'habitude, que la sécrétion salivaire s'exagère un peu vers la troisième ou quatrième heure de la digestion. Vous avalez

davantage de salive, et cette salive provenant des différentes glandes salivaires est alcaline. Elle peut donc déjà,
quoique faiblement, corriger une acidité stomacale exagérée. Tous les hyperchlorhydriques ont contracté l'habitude inconsciente de stimuler la sécrétion des glandes
salivaires par des espèces de succion dont on saisit très bien
le mécanisme lorsqu'on veut bien l'observer. Ils peuvent
ainsi extraire de leur système salivaire une grande quantité
de salive qu'ils avalent, en éprouvant momentanément un
certain soulagement.

J'ai même constaté, assez souvent, chez des hyperchlorhydriques invétérés, une hypertrophie très nette des
glandes salivaires les plus apparentes, comme la sous-maxillaire et les parotides, provenant, à n'en pas douter, d'une
exagération de fonction. Je suis bien près de croire qu'une
bonne partie des mucosités qu'on retire de l'estomac, dans
certains cas d'hyperchlorhydrie, sont en grande partie de
provenance salivaire, et plus particulièrement des glandes
sous-maxillaire et sublinguale.

**Neutralisation physiologique de l'acidité gas-
trique.** — Le contenu gastrique sera ensuite neutralisé
par la sécrétion intestinale, composée essentiellement des
sécrétions réunies du pancréas, de la bile et des glandes de
Lieberkühn.

La sécrétion de ces différents sucs à propriétés digestives
et neutralisantes semble être commandée par la qualité
et la quantité du contenu stomacal arrivant dans le duodénum. Pawlow a démontré expérimentalement sur des
chiens que la sécrétion du pancréas augmentait suivant le
degré d'acidité du suc gastrique débité par le pylore. Dans
un rapport sur le chimisme stomacal, lu au Congrès de
Lyon en 1894, je signalais déjà la grande importance
qu'il fallait attribuer à l'hyperchlorhydrie au point de vue
intestinal. En effet, pour neutraliser 100 centimètres cubes

de suc gastrique contenant 0,3 p. 100 d'acide chlorhydrique, il faut environ 100 centimètres cubes de suc intestinal mixte.

Alcalinité du suc intestinal mixte. — La neutralisation semble être commencée par le suc pancréatique d'abord et continuée par le liquide sécrété par les glandes de Lieberkühn, dont l'alcalinité peut varier suivant les besoins.

L'utilité incontestée des alcalins dans les troubles digestifs généraux s'explique en grande partie par l'aide qu'ils apportent à ce travail de neutralisation.

Chez l'homme normal, nous pouvons donc admettre que l'acidité d'un suc gastrique est neutralisée par une quantité correspondante de suc intestinal mixte.

Dans les cas d'hyperchlorhydrie, cet équilibre est rompu, et aux manifestations pathologiques qui se feront sentir dans l'estomac, viendront se joindre des altérations dans la digestion intestinale. Celles-ci prennent parfois une importance bien plus grande et plus funeste aussi, au point de vue de la nutrition générale.

Vous comprenez maintenant l'importance qu'il y a à connaître exactement la quantité d'acide chlorhydrique sécrétée par l'estomac. Pour utiliser avec fruit les propriétés thérapeutiques des alcalins, nous devrons connaître non seulement en pour cent le taux d'acidité du suc gastrique, mais, si possible, la quantité totale de cet acide en présence dans l'estomac à un moment donné de la digestion. C'est ce que notre méthode d'examen de l'estomac permet d'apprécier.

Maintenant, nous devons faire choix d'un alcalin capable de neutraliser au mieux l'acidité stomacale.

Choix d'un alcalin. — Les alcalins les plus usités sont le bicarbonate de soude, l'oxyde de magnésie ou magnésie calcinée, le phosphate ammoniaco-magnésien.

La neutralisation se fait d'après les réactions sui‑
vantes :

Pour le bicarbonate de soude :

$$NaHCO^3 + HCl = NaCl + H^2O + CO^2 ;$$

Pour l'oxyde de magnésie :

$$MgO + 2HCl = MgCl^2 + Il^2 ;$$

Pour le phosphate ammoniaco-magnésien :

$$Mg\,(AzH^4)\,PO^4 + 3HCl = MgCl^2 + AzH^4Cl + H^3PO^4.$$

Si nous calculons en poids la quantité de ces alcalins
capable de neutraliser 1 gramme de HCl, nous trouvons
qu'il faut 2,3 de bicarbonate de soude, 0,5 d'oxyde de
magnésie, et 1,25 de phosphate ammoniaco-magnésien.

Chaque auteur a ses préférences pour tel ou tel de ces
médicaments.

Quant à nous, nous nous en tenons au bicarbonate de
soude, parce qu'il est facilement soluble, qu'il donne avec
l'acide chlorhydrique le sel le plus physiologique de l'organisme, le chlorure de sodium entrant dans la composition
de tous les liquides du corps.

Nous avons toujours remarqué qu'il était indifférent
d'introduire dans l'organisme un excès de chlorure de
sodium, tandis qu'il n'en est pas de même des sels de
magnésie qui peuvent avoir un effet trop purgatif, ou des
sels ammoniacaux dont l'effet sur le cœur n'est pas tout à
fait inoffensif.

Nous ferons donc nos neutralisations avec le bicarbonate de soude, mais je veux appuyer sur la nécessité
d'employer ce sel à l'état de plus grande pureté possible, et en solution dont la concentration ne dépasse pas
1 p. 100.

Voyons maintenant si nous pouvons espérer arriver

à une neutralisation dans l'estomac, identique à celle que nous obtenons mathématiquement dans nos appareils de laboratoire.

Les opinions les plus divergentes ont été émises sur cette question. Certains auteurs admettent même que le bicarbonate de soude est un excitateur de la sécrétion chlorhydrique ; pour d'autres, l'action neutralisante serait proportionnelle à sa quantité.

Toutes ces divergences sont dues au fait que les expérimentateurs n'ont pas poursuivi assez longtemps les expériences, qui doivent être faites pendant le cours d'une digestion entière et non pas seulement à un moment donné. Nous avons fait plusieurs centaines de dosages après neutralisation par des quantités données d'alcalins, administrées à toutes les phases de la digestion stomacale, soit chez l'homme sain, soit chez le malade, et nous sommes arrivé aux conclusions très précises que je vais vous exposer.

Chez l'homme sain, avec un estomac complètement vide, préalablement lavé, une dose de $0^{gr},50$ de bicarbonate de soude produira, après une demi-heure, une petite quantité d'acide chlorhydrique libre, et cela d'autant plus facilement que l'alcalin agit à l'état plus concentré. Introduit en nature, il déterminera la sécrétion d'une plus grande quantité d'acide que si on l'administre en solution dans 50 centimètres cubes d'eau (1 p. 100). Nous voyons dans cette expérience le bicarbonate de soude être un léger excitateur de la sécrétion chlorhydrique. On pourrait même dire que l'estomac se comporte vis-à-vis de lui comme avec une nourriture albumineuse.

Pendant la digestion, chez l'homme sain comme chez l'homme malade, l'action neutralisante des alcalins se produit d'autant mieux que le pylore fonctionne plus physiologiquement. Mais je dois vous faire immédiatement remarquer qu'on ne parvient pour ainsi dire jamais à neutraliser le contenu de l'estomac pendant le cours d'une digestion, quelle que soit la dose d'alcalin administrée. Si, par exemple, on donne à un homme 8 ou 10 grammes de bicarbonate de soude à la seconde heure de la digestion, vous obtiendrez bien, pour commencer, un abaissement à zéro de l'acidité chlorhydrique, mais une demi-heure ou une heure après ce même suc gastrique a repris une acidité correspondant à la phase de digestion dans laquelle il se trouve. En d'autres termes, il ne semble pas possible de neutraliser l'acidité d'un estomac en travail digestif. Ceci est déjà vrai pour l'homme sain, mais c'est encore plus démontrable dans les cas où le pylore fonctionne mal, soit pour cause de stricture spasmodique, soit pour cause de stricture définitive.

Nous avons expérimenté sur des cas où l'estomac contenait une telle quantité d'acide qu'il fallait 20 grammes de bicarbonate de soude pour arriver à la neutralisation. Malgré cela, au bout d'une heure, le taux d'acidité était remonté de moitié, et bien souvent même il était revenu à celui observé avant la neutralisation.

Nous avons vu les mêmes faits se reproduire, quel que soit l'alcalin employé pour la neutralisation.

Voyons maintenant quelles sont les conclusions thérapeutiques à tirer de ces observations.

Si l'acidité du suc gastrique ne peut pas être complètement neutralisée par les alcalins, elle peut être certainement diminuée d'un certain nombre de degrés, pendant tout le cours de la digestion, et d'autant mieux qu'elle arrive à sa fin, c'est-à-dire à la deuxième, troisième ou quatrième heure depuis l'ingestion du repas, et suivant l'importance de celui-ci. La connaissance de ces faits est suffisante pour tirer un excellent parti des alcalins dans la plupart des cas d'hyperchlorhydrie. En effet, nous ne demanderons plus aux alcalins de neutraliser complètement un suc gastrique, mais simplement d'en corriger le degré d'acidité, pour le ramener, si possible, au taux normal de 0,25 à 0,30 p. 100.

Cette simple correction suffira pour faciliter la tâche d'ouverture rythmique du pylore. Car nous savons que ce dernier se contracte d'autant plus énergiquement que le taux d'acidité est plus élevé.

Dans l'hyperchlorhydrie par spasme pylorique, nous voyons souvent le taux d'acidité chlorhydrique atteindre 0,5 p. 100 vers la troisième heure de la digestion. A ce moment il se produit tous les symptômes désagréables de l'hyperchlorhydrie, c'est-à-dire des crampes, des sensations de brûlures, de pyrosis, etc.

Il suffira, pour faire cesser tous ces symptômes, d'abaisser le taux d'acidité à 0,2 p. 100. Nous avons pu souvent constater qu'à ce moment le pylore se relâche, et le contenu de l'estomac s'évacue dans le duodénum, libérant du coup le malade de tous ses malaises.

En aidant à ramener le taux d'acidité à la normale, nous facilitons aussi le travail digestif intestinal, qui pourra commencer sans retard, puisque le travail de neutralisation est en partie accompli. Il ne serait même pas désirable que le suc gastrique sortît alcalinisé de l'estomac, puisque nous avons vu que l'appel des sucs digestifs intestinaux se faisait sous l'influence du réflexe produit par le passage du liquide gastrique acide sur la muqueuse duodénale.

Dans les cas d'hyperchlorhydrie précoce, c'est-à-dire dans celle qui se produit dès la première heure de la digestion, nous procédons à la correction dès la deuxième ou troisième demi-heure, en abaissant le taux d'acidité de 0,1 à 0,2 p. 100, suivant les cas, ou, pour présenter la chose d'une façon plus générale, en essayant de ramener le suc à l'acidité normale qu'il doit avoir à chaque phase de la digestion normale.

Si l'hyperchlorhydrie est bien supportée dans les premières heures de la digestion, et si elle ne se manifeste pas par des symptômes désagréables, nous attendons la troisième ou quatrième heure de digestion pour faire la correction. C'est aussi à ce moment que nous facilitons l'évacuation de l'estomac, en faisant coucher le malade sur le ventre, ou en lui faisant faire le massage abdominal avec les cuisses, comme nous l'avons décrit en nous occupant du lavage de l'estomac (page 110).

Lorsque le pylore est encore susceptible de se détendre et de s'ouvrir, sous l'influence de cette correction et de ces manœuvres, l'hyperchlorhydrie peut toujours être heureusement combattue et le plus souvent guérie.

Mais si le pylore est fermé définitivement par du tissu cicatriciel, il ne faut plus compter sur l'emploi des alcalins, et le chirurgien devra intervenir. Nous reviendrons du reste sur l'utilisation spéciale des alcalins dans certains cas particuliers.

Je vous répète encore que les examens méthodiques de la digestion stomacale par les trois repas d'épreuve vous renseignent, d'une manière très précise, sur les doses d'alcalin à employer et le moment où elles doivent être administrées. Mais je dois aussi ajouter qu'un sondage n'est pas toujours absolument nécessaire. Avec un peu d'habitude de ces malades, on arrive assez rapidement par tâtonnement à se renseigner sur la dose nécessaire et sur l'heure à laquelle l'alcalin doit être donné.

Je vous ai déjà dit que, pour ces corrections d'acidité, il ne fallait pas employer les alcalins en nature ou à l'état concentré, et encore moins en cachets, comme on a si souvent l'habitude de le faire. Pour le bicarbonate de soude, le taux de la solution aqueuse ne doit jamais dépasser 1 p. 100. Voici la formule que j'emploie le plus souvent :

Bicarbonate de soude *chimiquement pur*.   8 grammes.
Phosphate de soude desséché..........   4   —
Sulfate de soude desséché.............   2   —
Eau............................. 1 000   —

Et voici comment vous la prescrirez pour faciliter à votre malade la préparation de ce que j'appelle l'eau alcaline phosphatée :

Bicarbonate de soude *chimiquement pur*....   8 grammes.
Phosphate de soude sec...................   4   —
Sulfate de soude sec.....................   2   —

Pour une dose. Faire dix doses semblables.

Dissoudre un paquet dans un litre d'eau froide.

J'insiste beaucoup pour que le bicarbonate de soude soit aussi pur que possible, car son effet sur la muqueuse gastrique est tout autre que celui du bicarbonate du commerce. Il est curieux de voir combien il est difficile, en France surtout, d'obtenir ce sel à l'état de pureté suffisante.

L'adjonction du phosphate de soude m'a toujours donné d'excellents résultats. Je me les explique par le fait qu'on a reconnu à ce sel un effet excitant sur l'action des ferments solubles de la digestion intestinale.

Le sulfate de soude à petite dose semble aussi jouer un rôle semblable dans la digestion intestinale. En même temps, il fournit les matériaux pour la formation des composés sulfo-conjugués par lesquels l'organisme se débarrasse de l'indol, du scatol, du crésol, etc., formés par les fermentations intestinales et les déchets du travail de l'organisme. Il faut prescrire ces deux derniers sels à l'état desséché (sec ou dilapsé) ; sans cela, l'eau de cristallisation serait mise en liberté par le mélange avec le bicarbonate, ce qui nuirait à la conservation de la poudre.

Ces proportions ne sont pas invariables. Dans les cas de forte hyperchlorhydrie, vous prescrirez jusqu'à 10 grammes de bicarbonate de soude par litre, en diminuant un peu les proportions des deux autres sels. Il m'arrive aussi fréquemment de diminuer le bicarbonate de soude, et d'augmenter le sulfate jusqu'à 4 ou 5 grammes par litre, dans le cas où l'hyperchlorhydrie est accompagnée de forte constipation. La pratique vous apprend assez vite à juger de l'opportunité de ces variations.

On arrive ainsi, en administrant cette eau alcaline par petites portions de 50 ou 100 grammes, à corriger un suc gastrique, suivant les besoins, et avec des doses d'alcalins qui sembleraient bien minimes aux auteurs qui recommandent les doses massives de 20 à 30 grammes. Je vous ai dit pourquoi ces dernières étaient inutiles.

Il est une crainte qu'on voit encore émettre par certains auteurs mal renseignés : c'est l'action soi-disant anémiante des alcalins trop longtemps continués. Trousseau avait tout spécialement insisté sur l'action déshémoglobinisante des alcalins. Nous savons maintenant d'une manière très certaine que cette observation était le résultat d'une fausse appréciation du travail gastrique. Nous n'avons jamais vu ce mauvais effet se produire, même chez des gens qui ont usé des alcalins pendant plusieurs années. La soi-disant cachexie alcaline n'existe pas.

Eaux minérales alcalines. — Si vous voulez avoir recours aux *eaux minérales naturelles*, le choix ne manque pas.

En France, nous avons : Vichy, Vals.

En Allemagne : Ems, Faschingen, Neuenahr.

En Autriche : Carlsbad et Marienbad.

En Suisse : Tarasp.

En Italie : Montecatini.

Je ne vous en parle pas plus longuement, vous renvoyant aux renseignements donnés dans les livres spéciaux, où vous verrez copieusement décrites leurs vertus bienfaisantes.

Hypochlorhydrie. — L'*hypochlorhydrie* ne paraît pas être une affection aussi fréquente qu'on a bien voulu le prétendre.

Depuis qu'on sait mieux interroger l'estomac, on la signale moins fréquemment, en dehors des cancers et des cas d'atrophies de la muqueuse gastrique. Chez les débilités, elle est le fait de la diminution de tous les processus vitaux, sous la dépendance d'une cause première.

Chez beaucoup d'anémiques et de chlorotiques on trouve le plus souvent une sécrétion chlorhydro-peptique normale, quelquefois même exagérée (peut-être à cause de la présence de petites ulcérations ou exfoliations gastriques passagères).

Chez d'autres, nous la trouvons diminuée. Dans ces cas, nous pourrons administrer comme stimulant une solution d'acide chlorhydrique à 2 p. 1 000, à la dose de 100 ou 200 grammes pendant le repas. Nous ne croyons pas qu'il soit bien utile d'y ajouter de la pepsine, car nous n'avons jamais vu manquer celle-ci, même dans les cas d'hypochlorhydrie dépendant du cancer. Nous pourrons aussi employer les amers aromatiques comme stimulants. Je vous recommande, dans ce cas, de les faire prendre non pas une heure avant le repas, comme on le fait si souvent, mais dès le commencement du repas. Vous prescrirez par exemple :

> Extrait fluide de condurango....... ⎫
> Teinture de quinquina composée... ⎬ āā 10 grammes.
> Teinture aromatique............... ⎭
> X à XV gouttes dans un peu d'eau au moment des repas.

Achylie gastrique. — Quant à l'achylie gastrique vraie, elle est excessivement rare ; dans ces vingt dernières années je l'ai rencontrée au plus quatre ou cinq fois ; dans ces cas, il est inutile de vous dire que nos moyens thérapeutiques sont complètement insuffisants.

DIXIÈME LEÇON

ALIMENTATION. — RÉGIMES.

Alimentation et régimes. — Théories de la combustion. — Calories. — Résidu de la combustion. — Analyse des urines, — Valeur comparée des différentes calories. — Les œufs et le lait, aliments naturels. — Leur valeur correspondante et équivalente.

De tout temps nous voyons les médecins attribuer une grande importance à l'alimentation du malade. Hippocrate a écrit un livre sur le régime dans les maladies aiguës ; encore maintenant nous pouvons lire avec profit ces observations faites avec un tel esprit de vérité et de bon sens qu'elles sont encore vraies 2 300 ans après avoir été écrites. Inutile de vous dire qu'à travers les âges vous trouverez sur ce sujet les idées et les théories les plus bizarres et les plus contradictoires. A notre époque, on s'occupe encore beaucoup du régime et de l'alimentation du malade, mais il semble qu'on a plutôt compliqué une question, très simple en elle-même, par des théories mal établies, ou des idées personnelles sans base sérieuse.

Théories de la combustion. — Cependant la physiologie et surtout la chimie physiologique moderne ont beaucoup fait pour éclairer cette question. Vous connaissez les travaux et les conclusions de Voit et de Pettenkofer. Ces expériences, faites à Munich, sur l'utilisation des aliments par l'organisme, servent encore de base à nos calculs pour l'appréciation de la valeur des différents aliments utilisés par l'homme.

Laissez-moi en quelques mots vous rappeler le principe de ces théories, qui sont surtout intéressantes par les comparaisons qu'elles suggèrent à notre esprit.

La combustion se fait aussi bien dans la machine industrielle que dans la machine humaine, sous l'influence d'un apport d'oxygène, et les produits de combustion sont à peu près les mêmes.

Lorsque la machine-outil ne brûle que du charbon, les produits de combustion s'échapperont par la cheminée sous forme d'acide carbonique et d'eau, tandis que les produits fixes resteront dans le cendrier. Dans la machine humaine, les combustibles introduits sous forme d'aliments sont de natures très diverses, mais donneront néanmoins des produits de combustion semblables. Une bonne partie de l'acide carbonique et de l'eau sera rejetée par le poumon, qui, dans ce cas, joue le rôle de la cheminée de la machine à vapeur, tandis que la plus grande partie des déchets fixes se retrouveront dans l'urine.

Vous savez aussi que les industriels alimentent leurs machines avec différents combustibles, produisant une certaine somme de chaleur qui sera transformée en travail mécanique.

On apprécie la valeur de ces combustibles en recherchant quelle est la chaleur dégagée par leur combustion pour une quantité donnée. Pour exprimer numériquement cette capacité calorifique, on est convenu de prendre pour unité de mesure la quantité de chaleur nécessaire pour augmenter de 1 degré la température de 1 kilogramme d'eau (liquide). Cette unité est appelée *calorie*.

Un industriel appréciera donc la valeur d'un combustible en calories, lui permettant aussi de calculer mathématiquement le travail mécanique correspondant.

Les aliments que nous introduisons dans notre organisme subissent aussi des transformations qu'on a pu comparer à une combustion qui, elle aussi, va produire un certain travail. Par analogie, on a pensé qu'on pourrait donc traduire la valeur des combustibles aliments en calories. Cette idée a été féconde en applications pratiques, et elle nous a permis de faire des comparaisons intéressantes entre la machine-outil et la machine humaine.

Mais il faudrait se garder de pousser trop loin ces comparaisons entre deux machines dont le travail présente, il est vrai, certaines analogies, mais dont les fonctions ne sont comparables que dans les limites très restreintes du mouvement.

En effet, l'industriel n'exige de sa chaudière que la transformation du combustible en chaleur et mouvement, sans lui demander en plus de réparer l'usure de la machine, ainsi que cela se passe dans la machine humaine. Nos aliments sont bien utilisés pour nous donner chaleur et mouvement, mais ils sont aussi destinés à réparer les éléments usés par la mise en action de nos organes.

Vous voyez d'emblée combien la question est plus compliquée lorsqu'il s'agit de notre organisme, et cela vous fera comprendre aussi pourquoi les théories de Voit, Pettenkofer et des autres auteurs ayant travaillé sur le même sujet, ne sont que partiellement utilisables par la clinique. Nous conserverons cependant cette appréciation de la valeur de nos aliments en calories, parce qu'elle nous permet, dans une certaine mesure, d'établir la ration nécessaire à l'homme sain et malade, ou tout au moins de faire des comparaisons entre les différentes nourritures.

Résidu de la combustion. — Une autre méthode utilisée pour apprécier le travail de la machine humaine est basée sur le dosage des produits de la combustion soit dans l'urine, soit dans les matières fécales, tout comme on peut apprécier la valeur d'un combustible connu en pesant les cendres après la combustion. Mais là encore se présentent des difficultés très grandes parce que les déchets de nos combustions ne sortent pas de l'organisme d'une manière régulière, la rétention ou l'élimination en sont réglées par les émonctoires naturels, surtout le rein et l'intestin, bien qu'une partie puisse aussi être éliminée par le poumon et par la peau.

On a cherché aussi à mesurer la quantité de l'oxygène employé par l'organisme pour son travail de combustion. Les résultats ont été très encourageants, mais ce sont là des moyens qu'on ne peut, pour le moment, utiliser dans la clinique.

Analyse des urines. — Actuellement, vous voyez attribuer une valeur considérable à l'analyse des urines. Je veux vous mettre tout de suite en garde contre le charlatanisme qui envahit de plus en plus cette branche de la chimie physiologique, et cela pour le plus grand dam de la bonne et sincère observation clinique. De tout temps l'homme a pensé que le médecin devait trouver dans l'urine les moyens d'apprécier ce qui se passait dans son organisme. Aussi voyez-vous bien souvent les malades venir chez le médecin avec un flacon d'urine dans leur poche. A part certaines substances, comme l'albumine ou le sucre, qui nous aident à faire un diagnostic précis, la recherche des autres éléments de l'urine était entourée de grandes difficultés, et pendant longtemps la médecine l'avait négligée. Les charlatans et les guérisseurs non officiels étaient seuls à exploiter cette croyance populaire en l'examen des urines, et vous savez combien ces appréciations étaient fantaisistes.

Depuis quelques années, les chimistes ont beaucoup perfectionné leurs méthodes de dosage des éléments de l'urine et nous pouvons espérer que, dans un avenir pas trop lointain, la clinique pourra réellement profiter de ces recherches toujours plus précises des chimistes analystes. Malheureusement, l'utilisation de ces données par le médecin est encore très restreinte et même aléatoire. Le plus souvent le médecin n'a que des notions très sommaires de chimie générale, et ses connaissances en chimie physiologique sont encore plus minimes. Actuellement, cette dernière branche de la chimie est au programme des études médicales de la plupart des Universités d'Europe, mais elle ne figure dans aucun programme d'examen médical. C'est vous dire que l'étudiant en médecine néglige le plus souvent cette étude, que je vous représente toujours comme une des plus importantes pour la médecine de l'avenir.

En effet, à côté des échanges organiques, toute la question non encore élucidée des ferments solubles, et des produits toxiques microbiens, est du domaine de la chimie physiologique. Je vous engage donc à étudier le plus possible ces questions pendant vos études, car plus tard ceux qui ne seront pas renseignés sur ces choses auront bien de la difficulté à suivre les progrès de la médecine.

Aujourd'hui nous voyons le chimiste analyste fournir des résultats très précis et très variés sur la composition de l'urine. Mais le médecin, dont la tâche serait d'interpréter ces analyses, en est presque toujours incapable.

Je le comparerais volontiers à un expert chargé de traduire un document écrit dans une langue qu'il ignore. Aussi, dans la pratique médicale, l'analyse d'urine est-elle tombée au rôle d'attrape-nigaud, et le plus souvent le médecin qui se sert de ce moyen pour découvrir la maladie dont souffre son client joue le même rôle que l'astrologue d'autrefois.

Pour demander à l'analyse de l'urine des renseignements sur les échanges organiques réellement utilisables par la clinique, il faudrait que ces analyses fussent faites pendant au moins huit ou dix jours consécutifs, et en connaissant exactement la qualité et la quantité des aliments ingérés pendant ce temps. On pourrait ainsi faire une sorte de bilan d'entrée et de sortie, dont l'interprétation pourrait avoir une certaine importance. Tant qu'on ne pourra procéder de cette façon, les résultats obtenus par la seule analyse de l'urine des vingt-quatre heures sont trop incomplets pour être pris en sérieuse considération. Je ferai la même remarque pour l'examen cryoscopique des urines, qu'on a signalé comme devant fournir de précieux renseignements à la clinique. Ce sont des procédés de laboratoire qui ont encore besoin d'être perfectionnés et longuement observés pour pouvoir vraiment fournir des renseignements nouveaux à la clinique. C'est donc en augmentant toujours plus ses connaissances de chimie physiologique que le médecin clinicien pourra juger sainement de la valeur pratique des renseignements qui lui sont fournis par le chimiste analyste, car au médecin seul incombe la tâche de l'interprétation physiologique.

Valeur comparée des différentes calories. — La plupart des expérimentateurs qui se sont occupés de fixer la valeur de nos aliments ont admis les chiffres suivants :

10 grammes d'albumine...............	= 41	calories.
10 d'hydrate de carbone.....	= 41	—
10 — de graisse	= 93	—
10 — d'alcool.................	= 70	—

Ce qui veut dire que la chaleur développée par la combustion de 10 grammes de graisse, par exemple, suffirait pour élever de 1 degré 93 litres d'eau.

Un coup d'œil jeté sur ce tableau vous fait déjà saisir ce que ces chiffres ont d'un peu artificiel. En effet, on ne peut admettre que 10 grammes d'alcool représentant 70 calories ont une valeur utilisable comparable à celle de 10 grammes d'albumine valant seulement 41 calories.

D'emblée nous pouvons admettre que l'organisme n'utilisera pas de la même façon les 70 calories fournies par 10 grammes d'alcool que les 41 calories livrées par la combustion de 10 grammes d'albumine.

Tandis que les calories fournies par les divers combustibles employés par les machines-outils sont toutes comparables entre elles, et qu'elles ont des valeurs équivalentes, nous voyons que, au point de vue de l'alimentation de la machine humaine, on ne pourra pas comparer, par exemple, la valeur nutritive de 10 grammes d'albumine et de 10 grammes d'alcool. Ce dernier a beau représenter 30 calories de plus que l'albumine, nous ne pouvons admettre sa supériorité nutritive. De même que les 41 calories de 10 grammes d'hydrate de carbone auront une autre valeur pour le travail de l'organisme que les 41 calories de 10 grammes d'albumine.

Il est nécessaire de faire ces réserves avant d'utiliser ces données théoriques, car elles nous permettent de les utiliser au mieux comme moyens de comparaisons, plutôt que comme des lois physiques pouvant s'appliquer rigoureusement au calcul des processus physiologiques de la nutrition. Nous savons depuis longtemps que la machine humaine peut fournir un travail équivalent avec les nourritures les plus variées soit en qualité, soit en quantité. L'observation nous fait voir aussi que la quantité de nourriture ingérée n'est pas toujours en proportion du travail fourni. Un ouvrier, par exemple, travaille dix heures par jour avec une nourriture bien inférieure à celle ingérée par un riche désœuvré. Donc l'utilisation du combustible par l'organisme joue aussi un rôle important dans ces processus de nutrition.

On admet généralement qu'un homme de 70 à 75 kilogrammes travaillant dix heures par jour a besoin d'un total journalier de 3 000 calories, qui peuvent lui être fournies par 118 grammes d'albumine, 56 grammes de graisse et 500 grammes d'hydrate de carbone.

On admet aussi comme moyenne une quantité de 45 calories par kilogramme pour l'homme travaillant, et 35 calories pour l'homme au repos.

Mais il faut aussi faire entrer en ligne de compte, dans ces calculs et dans le choix de ces calories, la race, l'âge, l'habitat, les habitudes alimentaires, les conditions atmosphériques, etc. Un enfant de la campagne, dont le système digestif est habitué à une nourriture composée surtout de pommes de terre, de légumes et de corps gras, utilisera ces matériaux autrement qu'un enfant citadin accoutumé à une nourriture plus riche en albumine.

Il ne faut donc pas oublier que l'utilisation des aliments ne dépend pas de la nature seule de ces derniers, mais bien plutôt de l'état des fonctions de la nutrition et de l'utilisation par l'organisme.

Quelques remarques comparatives sur l'œuf et le lait, ces deux aliments indispensables à la première période de la vie extra-utérine, vous feront comprendre encore mieux certaines particularités ayant trait à la composition des aliments.

Remarquons tout d'abord que l'œuf de poule, par exemple, contient tout ce qu'il faut pour la construction du corps et le développement du petit poulet jusqu'au moment où, perçant sa coquille, il commencera d'emblée sa vie de relation.

Pendant toute sa vie intra-ovienne, l'embryon de poulet n'a aucun mouvement à faire, il se contente d'utiliser les éléments de l'œuf pour sa propre construction et son développement. Aussi voyons-nous l'œuf être constitué en grande partie d'albumines diverses, de protéides, lécithine, nucléine, une substance hématogène contenant, d'après Bunge, 0,29 p. 100 de fer, un pigment comme la lutéine, et de la graisse, composée surtout d'oléine, de palmitine et de stéarine. A côté de ces substances principales, on signale, dans des proportions plus minimes, une foule de corps de même famille.

Par contre, nous ne trouvons qu'une très petite quantité d'hydrate de carbone (0,5 p. 100).

L'embryon de poulet trouve dans son milieu toutes les

substances nécessaires à son développement complet et jusqu'à ce qu'il soit apte à trouver lui-même la nourriture spéciale à son état adulte. Aussi voyez-vous le poulet, sitôt sa coquille brisée, se précipiter sans hésitation sur la nourriture qui va lui être fournie sous forme de grains et de substances en grande partie formées d'hydrate de carbone. Pendant son développement, en état d'immobilité absolue, il ne consommait que des albumines et des graisses, mais, sitôt que le mouvement est nécessaire à sa nutrition, il consomme surtout des hydrates de carbone, et les albumines passent au second plan. Nous pourrions en conclure que les substances albumineuses et azotées de l'œuf servent surtout à la construction de l'organisme, et que les hydrates de carbone servent surtout à la production du mouvement. D'autre part, nous savons que l'œuf dégage par lui-même de la chaleur pendant la couvaison. Cette source de chaleur se trouverait principalement dans les graisses.

Tout autre est la composition du lait, qui contient aussi tous les éléments nécessaires à la construction et au développement du nouveau-né.

Le lait de vache est composé en moyenne de :

Eau	87,2
Albumine	0,5
Caséine	3,0
Graisse	3,7
Lactose	4,9
Sels	0,7
	100,0

La substance dominante est un hydrate de carbone sous forme de lactose (4,9 p. 100); les graisses, les albumines sous forme de caséine et d'une petite quantité d'albumine coagulable par la cuisson (peau du lait), viennent après.

Cette quantité prépondérante d'hydrates de carbone s'explique par le fait que le nouveau-né se développe non plus dans l'immobilité complète de l'œuf, mais qu'il a besoin de plus en plus de mouvements, au fur et à mesure de son développement.

Cette étude de la nourriture nécessaire au développement du nouveau-né montrerait donc, à elle seule, que les albumines sont surtout destinées à la construction de l'organisme et aussi à la réparation des éléments usés. La chaleur serait en grande partie produite par les graisses, tandis que le travail musculaire serait entretenu par les hydrates de carbone avec la production de chaleur inhérente à ce travail.

Nous pouvons donc nous arrêter à ces considérations générales pour fixer la qualité et la quantité de la nourriture nécessaire à l'homme sain ou malade.

Nous voyons aussi que de tout temps, et bien avant de connaître ces données scientifiques sur la composition et la valeur des aliments, le lait et les œufs étaient la nourriture la plus estimée pour l'alimentation des enfants et des malades. C'est donc là une nourriture naturelle, bien que l'organisme soit capable, à défaut de tel groupe de ces substances nutritives, d'en prendre les éléments dans un autre groupe. Nous savons par exemple qu'il peut se servir des graisses pour en faire des hydrates de carbone. Il est probable aussi que, dans l'inanition causée par défaut d'apport des aliments, l'organisme est capable de se servir de n'importe quelle substance organique pour subvenir à ses besoins de réfection et de vie. Mais cependant ces substitutions ne se font pas sans préjudice grave pour l'organisme, comme nous pouvons le remarquer chez les individus mal ou insuffisamment nourris.

Non seulement pour nous, médecins et hygiénistes, le lait doit rester le type de la nourriture normale de l'homme, mais sa composition doit aussi nous servir à fixer les proportions des différents éléments qui lui sont nécessaires.

D'une manière générale, nous pourrions donc admettre que l'homme a besoin d'une nourriture composée dans les proportions de 2 à 3 de substances albuminoïdes pour 3 ou 4 de graisses et 5 d'hydrates de carbone, plus les sels nécessaires à l'organisme.

Mais ces substances premières : albumines, graisses et hydrates de carbone, pourront être fournies par toute une série d'aliments divers, et non seulement par la caséine, le beurre et la lactose.

D'un autre côté, nous savons qu'un homme adulte a besoin pour se nourrir d'environ 4 litres de lait, représentant à peu près 3000 calories, fournies par les 140 grammes de caséine, 160 grammes de beurre et 200 grammes de lactose qui y sont contenus. Mais ces 140 grammes de caséine représentant 574 calories pourraient être remplacés par 20 œufs fournissant environ 140 à 150 grammes d'albumine, et qui fourniraient en même temps à peu près l'équivalent des 160 grammes de graisses représentés par le beurre ; les 200 grammes de lactose, soit 820 calories, seraient compensés par environ 310 grammes de pain blanc (821 calories).

Mais ces albuminoïdes du lait pourraient aussi être remplacés par 450 grammes de viande de bœuf et la graisse par 210 grammes de lard.

Dans toutes ces combinaisons, nous aurions l'équivalent de la matière nutritive de 4 litres de lait.

Nos aliments animaux et végétaux contiennent des proportions très variées d'albumines, graisses et hydrates de carbone; c'est vous dire que vous avez ainsi un grand choix pour combiner une alimentation qui serait toujours équivalente au lait, soit comme valeur nutritive, soit comme proportion de ses parties constituantes. Mais il faut aussi remarquer que les différentes albumines, graisses et hydrates de carbone se digèrent plus ou moins facilement dans l'appareil gastro-intestinal, ce qui est aussi à considérer quand nous voulons fixer une alimentation pour le malade.

Ces considérations scientifiques sur la valeur des aliments

et leur utilisation pour le calcul d'un régime s'appliqueront bien davantage à la digestion intestinale (absorption et assimilation) qu'au travail de l'estomac.

Si nous n'avions à considérer que ce dernier organe, un bon régime alimentaire dépend de tout autres considéra-tions.

Nous avons déjà vu que le travail mécanique de l'estomac joue un rôle plus important, dans ce premier acte de la digestion, que le travail chimique, qui peut être fortement dévié de son type normal, sans que l'individu éprouve de malaise, à condition toutefois que le pylore fonctionne régu-lièrement, tandis que la moindre anomalie dans cette der-nière fonction se traduit par les symptômes désagréables de la rétention.

Nous pouvons donc en conclure qu'au point de vue stomacal la nature des aliments n'a pas une très grande importance, à condition qu'ils n'entravent pas le travail mécanique de l'organe. Ces aliments pourront subir une digestion stomacale plus ou moins complète, sans grand préjudice pour l'individu, parce que l'intestin se chargera toujours de terminer la besogne.

Pour l'estomac, il nous suffira donc d'assurer le libre par-cours des aliments et leur passage régulier et rythmique par le pylore.

Cependant nous devons nous souvenir que les albumines, et surtout les viandes, excitent davantage la sécrétion chlorhydro-peptique que les hydrates de carbone et les graisses. Aussi, lorsque nous voudrons avoir une action sédative sur la sécrétion gastrique, nous pourrons supprimer les viandes, pour les remplacer par les albumines du lait et les albumines végétales, tandis que la plus grande partie des calories exigées par la nutrition seront fournies par les graisses et les hydrates de carbone.

On a souvent essayé d'établir des tableaux de digestibilité, dans l'estomac, des différents aliments, mais je ne crois pas qu'ils aient une bien grande utilité.

Je fais la même remarque pour la division des aliments d'après la durée de leur séjour dans l'estomac. Ces divisions ne peuvent nous servir que pour donner de bons conseils aux gens dits bien portants. Mais il est bien rare que ceux-ci nous les demandent, et encore plus rare qu'ils les suivent.

Tandis que, lorsque la fonction mécanique de l'estomac est altérée, l'aliment le plus digeste dans des conditions normales se comportera comme le plus indigeste. Donc, cette digestibilité dépend moins de la qualité de l'aliment que de la fonction mécanique de l'estomac. Du reste, nous reviendrons sur ces particularités de la digestion stomacale dans lés chapitres spéciaux consacrés à certaines affections gastriques.

ONZIÈME LEÇON

LES PRINCIPAUX RÉGIMES.

Œufs. — Lait. — Lait caillé. — Képhyr. — Koumys. — Lait condensé.
Fromages. — Beurre. — Margarine.

La question de l'alimentation et des régimes est si
importante qu'elle ne peut être disjointe de l'étude de la
fonction digestive de l'estomac. C'est pourquoi je veux
passer rapidement en revue un certain nombre d'aliments
les plus utilisés.

Je ne m'arrêterai pas aux détails de composition, que
vous trouverez du reste dans les tableaux que je vous
mets sous les yeux (Pl. II et III); je ne ferai que quelques
remarques ayant trait au côté pratique de la question, c'est-
à-dire à l'alimentation du malade.

Nous commencerons par passer en revue un certain
nombre d'aliments d'origine animale les plus nécessaires et
nos principaux fournisseurs d'albumine.

Œufs. — Dans les œufs, nous trouvons le type le plus
parfait des aliments albumineux de réparation organique.

En jetant un coup d'œil sur le tableau de composition des
aliments, vous voyez que l'œuf complet contient 12,6 p. 100
de substances azotées, 12,1 p. 100 de substances grasses,
0,5 p. 100 de substances non azotées et 1,1 de cendres,
c'est-à-dire de matières inorganiques (sels). Cette composition en fait le meilleur de nos aliments reconstituants et
explique la faveur dont il jouit depuis toute antiquité

lorsqu'il s'agit de l'alimentation des malades. A poids égal, nous voyons que l'œuf possède une valeur nutritive supérieure à la meilleure des viandes, mais il a encore l'avantage de subir plus facilement l'action des sucs digestifs gastro-intestinaux ; en outre, le résidu non utilisé est minime.

La supériorité nutritive de l'œuf doit encore résider dans les substances spéciales contenues dans le vitellus (hématogène, vitelline, globuline, lécithine, oléine, palmitine, stéarine, etc.), ayant une destination spéciale, et devant jouer un rôle important dans la constitution du globule rouge et de l'élément nerveux.

Si nous apprécions cette valeur nutritive en calories, nous voyons que 100 grammes d'œuf représentent 158 calories, tandis que 100 grammes de viande de bœuf ne représentent que 124 calories.

Le contenu d'un œuf moyen représentant environ 50 grammes (donc 79 calories), nous pouvons considérer cet aliment non seulement comme le plus nutritif, mais encore comme une albumine dont le prix de revient est un des plus avantageux.

Au point de vue culinaire, il faut aussi remarquer que l'œuf se prête à toutes les combinaisons et qu'il peut se mélanger à toutes les nourritures ; en outre, il conserve dans tous les états ses propriétés de facile digestion. Vous trouverez quelquefois, surtout chez vos malades neurasthéniques, des personnes prétendant ne pas supporter les œufs. Le plus souvent, c'est le fait d'une auto-suggestion ou d'une phobie, car il suffit de dissimuler cet aliment en le mélangeant à d'autres pour faire cesser ces soi-disant intoxications par l'œuf. Je vous le répète, la substance de l'œuf reste bien digestible dans tous ses états, et même l'œuf cuit dur, qui passe pour être indigeste, est très facilement et rapidement dissous par le suc gastrique, si vous avez la précaution de le hacher menu, avant l'ingestion.

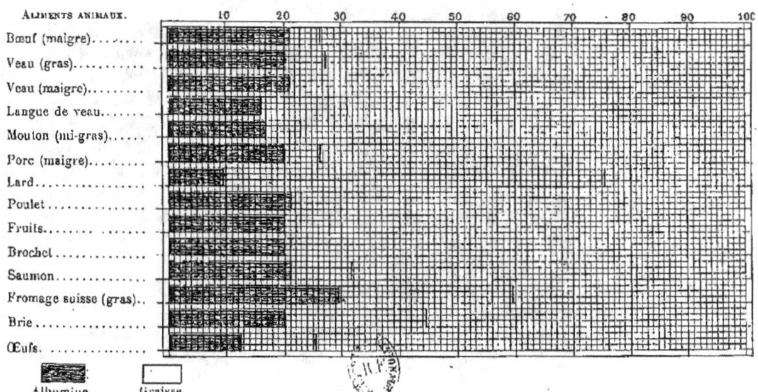

Planche II. — Tableau centésimal des substances organiques contenues dans les aliments les plus usuels (aliments animaux).

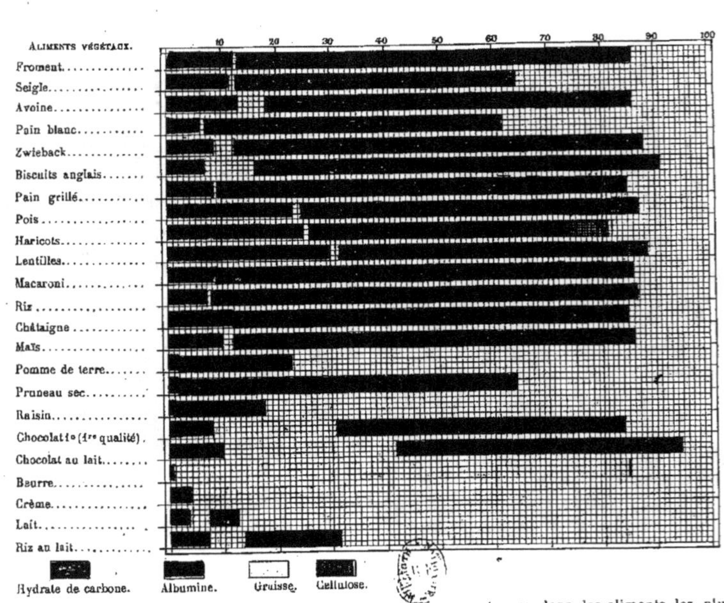

PLANCHE III. — Tableau centésimal des substances organiques contenues dans les aliments les plus usuels (aliments végétaux).

Grâce à de fausses interprétations du rôle des microbes dans la digestion intestinale, certains auteurs ont pensé que le blanc d'œuf favoriserait le développement de certains microbes pathogènes. Dans le chapitre traitant des troubles digestifs intestinaux, je vous démontrerai l'inanité et même le ridicule de ces théories. En résumé, l'œuf total reste la nourriture albumineuse idéale du malade. Il suffira, pour qu'elle soit complète, de lui adjoindre des hydrates de carbone (farineux) dans la proportion voulue par la dépense de l'organisme en mouvement.

Lait. — Ces proportions normales d'albumines, de graisses et d'hydrates de carbone, nous les retrouvons dans un autre aliment naturel : le *lait*, sur lequel je ne vous ferai que quelques remarques générales, vous renvoyant aux livres spéciaux pour les détails de composition, trop longs à décrire minutieusement.

Le fait important à considérer est la composition centésimale du lait représentée par 3,5 p. 100 d'albuminoïdes, 3,7 p. 100 de graisse, 4,9 p. 100 d'hydrates de carbone (lactose) et 0,7 p. 100 de sels.

En étudiant ces chiffres, vous vous rendez compte d'emblée combien ces proportions relatives des différentes matières premières sont favorables à l'entretien et à la fonction de l'organisme. Nous ne pourrions pas vivre uniquement d'œufs, mais nous pouvons vivre uniquement de lait. Et dans bien des maladies produites par l'usure des organes (artérioscléroses), le lait peut constituer l'unique nourriture et le seul traitement utile de ces affections.

Le lait doit ces propriétés, non seulement à sa composition centésimale, mais aussi à sa facile digestibilité gastro-intestinale. Dans l'estomac, vous savez que la caséine se précipite sous l'action de l'acide chlorhydrique et du ferment lab (présure). Il faut bien remarquer que de cette première action dépendra la rapidité plus ou moins grande avec laquelle se fera la digestion subséquente. Vous entendrez souvent vos malades se plaindre de ne pas supporter le lait. Bien souvent c'est une phobie, d'autres fois une répulsion instinctive, datant de l'enfance ; mais le plus souvent aussi c'est que ces malades ne savent pas l'utiliser au mieux.

La répulsion pour un aliment nuira toujours à sa bonne digestion ; il faut donc réconcilier le malade avec une nourriture contre laquelle il a des préventions vraies ou fausses. Lorsque celles-ci sont de nature purement psychique, la persuasion par le raisonnement en viendra assez facilement à bout. Quand, au contraire, elles tiennent à une cause fonctionnelle, il faut examiner de près la digestion stomacale et intestinale du lait, et vous trouverez presque toujours l'explication de cette anomalie.

Le plus souvent la difficulté de cette digestion provient de la grande quantité de lait que le malade ingurgite pour obtenir une complète nutrition.

En effet, tandis que pour fournir à l'organisme 158 calories il suffit de 100 grammes d'œuf, nous serons obligés de faire passer par l'estomac environ 250 grammes de lait pour donner une valeur nutritive équivalente.

Cette quantité relativement grande de liquide peut nuire à sa bonne digestion, si la fonction absorbante des muqueuses gastro-intestinales est altérée.

Pour obtenir tout le bénéfice de l'alimentation lactée, il ne faut pas que le lait séjourne trop longtemps dans l'estomac. Normalement il s'évacue assez rapidement, après avoir subi la précipitation de la caséine, la graisse et la lactose allant subir les transformations digestives dans l'intestin. Ce travail gastrique n'exige qu'une proportion minime d'acide chlorhydrique (0,1 à 0,15 p. 100); c'est là un premier avantage de la diète lactée. Quant au ferment lab, je ne l'ai jamais vu manquer; même dans les cas de carcinome stomacal, alors que l'acide chlorhydrique libre n'était pas constatable, la présure était en quantité suffisante pour assurer la précipitation de la caséine.

Par contre, si la fonction pylorique est altérée, comme par exemple dans les cas de spasme du pylore, et surtout de stricture permanente, nous voyons le lait liquide être mal supporté par l'estomac. Le contenu gastrique peut devenir très acide ; non pas, comme on le croit généralement, par formation d'acide lactique de fermentation, mais surtout par l'exagération de l'acide chlorhydrique, dont le taux peut monter à 0,3 ou 0,4 p. 100 et même plus, ainsi que j'ai pu le constater maintes fois dans les cas d'ulcère prépylorique. Dans la plupart de ces cas de fermeture du pylore, l'estomac fait de grands efforts pour se débarrasser de son contenu en le dirigeant et en le poussant pour ainsi dire contre l'orifice pylorique difficilement franchissable. Ce travail se traduit chez le malade par des renvois et des régurgitations acides au travers du cardia. Dans ces cas, on dit que le lait n'est pas supporté ; mais il faudrait quelquefois bien peu de chose pour qu'il le fût.

Il suffirait de corriger légèrement l'acidité gastrique avec la dose voulue d'eau alcaline, comme je vous l'ai expliqué dans une des leçons précédentes, pour favoriser l'ouverture du pylore, et faire passer plus facilement le contenu stomacal dans l'intestin.

Nous avons souvent constaté que le lait provoquait la diarrhée, chaque fois qu'il passait dans l'intestin avec un taux d'acidité trop élevé, mais il suffit de corriger cette acidité pour que la digestion intestinale redevienne normale. Lorsqu'un malade vous dira, ou que vous constaterez vous-mêmes qu'il ne supporte pas le lait, essayez de faire cette correction d'acidité dès la deuxième heure de la digestion stomacale, et vous verrez bientôt que cet aliment indispensable digère normalement.

Les nouveau-nés ont très souvent de ces troubles gastro-intestinaux, sous l'influence d'une digestion stomacale trop acide. Il se produit alors une diarrhée plus ou moins forte, quelquefois colorée en vert (biliverdine).

On accuse l'infection microbienne, la mauvaise qualité du lait ou de la nourrice, etc., et il suffit très souvent de donner une ou deux cuillerées à soupe d'eau alcaline, une heure après les repas, pour voir disparaître les redoutés symptômes de l'entérite.

La précipitation de la caséine par le lab joue aussi un certain rôle dans la plus ou moins bonne digestion du lait. Il est nécessaire que cette précipitation se fasse en fragments aussi ténus que possible.

Un lait bu à grands flots se coagule en gros caillots, dont la digestion est plus difficile et plus longue. Pour arriver à une fine coagulation, il faut que le malade avale le lait par petites gorgées. On pourra même le faire boire au moyen d'une cuiller à café, ou bien on diluera le lait avec de l'eau ou des infusions (tilleul, thé, etc.).

On peut aussi y ajouter une petite quantité d'eau de chaux qui stimule l'action coagulante du lab.

La caséine du lait cuit, à côté des avantages de la stérilisation, se précipite en parcelles beaucoup plus ténues que celle du lait cru. Donc, quand on prescrira à un malade du lait chaud, on lui recommandera de l'avaler très lentement.

Lorsque le lait liquide n'est pas bien supporté, on peut aussi en réduire le volume soit par condensation, soit en préparant des bouillies avec certains farineux (riz, semoule, tapioca), ainsi que nous le verrons dans le traitement de l'ulcère rond.

Pour obtenir la valeur de 2000 calories, quantité nécessaire à la nourriture du malade au repos, il faut environ 3 litres de lait. Il n'est pas toujours facile de faire ingurgiter cette quantité à l'état liquide.

Dans ces cas, on fera prendre le lait en partie sous forme de bouillie et en partie sous forme liquide.

Lait caillé. — On peut aussi précipiter par la présure la caséine du lait. Ce lait caillé, mélangé à un peu de sel ou de sucre, est un aliment très agréable ; une heure après son ingestion, on pourra faire boire le petit-lait séparé.

Képhyr et koumys. — Les avantages qu'on a cru remarquer dans l'emploi du képhyr et du koumys sont probablement dus à la précipitation de la caséine, sous une forme très ténue, qui la rend plus facilement digestible. Malheureusement, dans nos pays ces préparations fermentées ne sont pas toujours très bien faites.

Actuellement, il se manifeste un grand engouement pour les laits caillés, surtout préparés à la façon bulgare ou turque. Cette nourriture devient une panacée thérapeutique et même, d'après un savant illustre, elle serait un facteur essentiel pour la prolongation de la vie. Ne vous laissez pas prendre à ces éloges exagérés, résultant d'une mode passagère ou d'idées de théoriciens de laboratoire.

Chaque peuple qui trouve une partie de sa nourriture dans le lait de ses troupeaux a aussi une façon spéciale d'utiliser ce lait.

Les uns en font un liquide fermenté, les autres des laits caillés (maya), ou l'accommodent de cent façons différentes suivant le climat, les habitudes, les fourrages, les traditions, etc., et chacun y trouve un avantage particulier.

Mais il me semble exagéré de croire qu'un lait, fût-il préparé dans les steppes kirghises ou dans les montagnes de Bulgarie, ait des propriétés telles qu'il soit capable de guérir la tuberculose des Occidentaux. Mon expérience se refuse à l'admettre, pas plus qu'elle ne m'engagera à recommander le fromage de Gruyère ou d'Emmenthal comme une panacée pour les maux dont souffrent les Orientaux.

En résumé, sachez vous servir du lait et du laitage tels que vous les trouverez dans le pays où vous exercerez votre profession, et soyez certains que, pour ce pays, la forme traditionnelle qu'il a adoptée sera la meilleure.

Lait condensé. — Lorsque vous êtes dans un pays qui ne produit pas de lait, employez les laits condensés que l'industrie moderne vous fournit si facilement et à si bon compte.

Fromages. — Parmi les produits retirés du lait, nous trouvons les fromages, si différents entre eux, à cause des divers procédés de fabrication ; tous cependant sont formés de la caséine et de la graisse du lait, mais les transformations subies par ces substances, et surtout les modifications de la caséine sous l'influence des ferments, feront les genres et les qualités des innombrables fromages livrés par le commerce.

Inutile d'insister sur l'importance de ces produits dans l'alimentation, surtout des classes populaires, auxquelles ils fournissent à bon marché un aliment de premier ordre.

La plupart des fromages consommés renferment 25 p. 100 de substances albuminoïdes et 20 p. 100 de graisse, représentant 372 calories par 100 grammes.

Au point de vue des malades, je vous ferai seulement remarquer que les fromages peu fermentés (fromages blancs) sont de plus facile digestion que les fromages à pâte dure (gruyère, emmenthal, etc.). Ces derniers, par contre, seront également bien supportés quand ils seront cuits avec des farineux (pâtes, riz, etc.).

Beurre. — Le *beurre* est, avec l'huile de foie de morue, la graisse la plus facilement émulsionnée par la bile, et la plus facilement digérée par le suc pancréatique. La crème et le beurre nous seront donc très utiles dans l'alimentation de nos malades. Je veux vous signaler une erreur, que vous aurez souvent à combattre à notre époque de régimes subtils et bizarres.

Dans beaucoup de livres sur le régime alimentaire, vous voyez recommander le beurre frais comme unique graisse culinaire, et rejeter complètement le beurre cuit. Ce sont là des bizarreries qui ne s'expliquent par rien, et une prévention injustifiée. Le beurre frais et le beurre cuit sont tous deux aussi digestibles, et nous ne devons prendre en considération que leur quantité, et surtout qu'ils ne soient pas falsifiés avec de la *margarine*.

Margarine. — Cette dernière est retirée de la graisse de veau ou de bœuf (oléo-margarine), puis mélangée avec une petite quantité de lait et de matière colorante. Une bonne partie du beurre consommé dans les grandes villes est préparée de cette façon.

DOUZIÈME LEÇON

LES PRINCIPAUX ALIMENTS (*Suite*).

Viandes. — Bouillon. — Extrait de viande. — Peptones.
Aliments végétaux. — Céréales. — Froment. — Seigle. — Avoine. —
Orge. — Riz. — Maïs. — Pain. — Pommes de terre. — Sel de cui-
sine ; son utilité. — Pois. — Haricots. — Lentilles. — Légumes
verts. — Fruits. — Raisins. — Alcool. — Café. — Thé. — Cacao. —
Chocolat.

Viandes. — Les *viandes* contiennent une proportion
moyenne de 20 p. 100 d'albumine et une quantité très
variable de graisse. L'albumine est principalement représentée par la *myosine* (groupe des globulines) qui se trouve
surtout dans l'élément musculaire (sarcoprisme, sarcous-
élément).

Sa coagulation après la mort est la cause de la rigidité
cadavérique. La viande fraîche, broyée ou pressée, laisse
écouler la myosine sous sa forme liquide, et elle constitue
ainsi la partie la plus nutritive des jus de viande, tels qu'on
les emploie souvent dans certaines maladies des organes
digestifs, et tels qu'ils ont aussi été recommandés pour combattre la tuberculose.

A côté d'un certain nombre d'autres albumines (myoglo-
buline, myostroïne, myohématine, etc.), on trouve encore
une foule de corps azotés, constituant les matières extractives, c'est-à-dire solubles dans l'eau, telles que les créa-
tines, les xanthines, guanine, etc., puis de l'acide paralac-
tique, et un grand nombre de substances qu'il est inutile de

vous décrire, mais sur lesquelles vous pourrez vous renseigner dans les ouvrages spéciaux.

Toutes ces albumines subissent, dans le tube digestif, les mêmes processus de digestion. L'expérience populaire veut qu'il y ait des viandes plus facilement digestibles que d'autres : les viandes blanches (poulet, agneau, veau) digéreraient plus rapidement, mais seraient moins nutritives que les viandes noires (bœuf, mouton, vache, etc.).

Nous pouvons très bien admettre cette tradition, et nous expliquer cette différence par les conditions histologiques des différentes viandes. Chez les jeunes animaux, les faisceaux musculaires sont entourés par un tissu conjonctif plus délicat, se transformant plus facilement en gélatine par la cuisson ou par la digestion; de même pour le sarcolemme des fibres musculaires.

Plus l'animal devient vieux, plus aussi ces tissus se différencient et plus le tissu conjonctif augmente en quantité et en densité. Il faut alors une action digestive plus prolongée et des sucs digestifs plus actifs.

Une viande trop fraîche sera dure, tandis qu'une viande de deux ou trois jours (dans un climat tempéré) sera plus tendre ; il en est de même de la viande conservée à la glace, comme dans les abattoirs de nos grandes villes. Tout cela s'explique par les modifications subies par les enveloppes conjonctives des éléments musculaires.

Les viandes noires contiennent davantage de matières extractives, et nous savons que ces substances sont des excitants neuro-musculaires. A dose exagérée, elles peuvent avoir une action plutôt nuisible sur l'ensemble de l'organisme. Les gibiers trop courus ou faisandés présentent cet inconvénient au plus haut degré; on s'en abstiendra donc dans la plupart des affections de l'appareil digestif et des reins.

La préparation culinaire joue un grand rôle dans le plus

ou moins de digestibilité des viandes; je vous en reparlerai plus loin.

Bouillon. — La décoction de viande (bouillon) n'a qu'une valeur nutritive très minime. Un bouillon de bœuf ne renferme que 0,3 p. 100 d'albumine, de 0,3 à 0,7 p. 100 de gélatine, 0,2 à 0,4 p. 100 de graisse, 0,5 à 0,8 p. 100 de matières extractives et 1,3 à 1,8 p. 100 de sels (NaCl). Aussi 100 grammes d'un pareil bouillon ne donnent que 8 calories. L'excellent effet du bouillon chez les convalescents n'est pas dû à la valeur nutritive de cette préparation, mais bien aux propriétés excitantes de l'ensemble des substances qui y sont contenues, principalement des matières extractives bien odorantes. Puis aussi à l'action de l'eau chaude et du chlorure de sodium, action qu'on pourrait mettre en parallèle avec celle des injections sous-cutanées de sérum artificiel.

Extrait de viande. — Depuis longtemps déjà l'industrie chimique a cherché à préparer des extraits de viande possédant de fortes propriétés nutritives. Déjà Liebig avait préconisé un extrait de viande, qui longtemps porta son nom, et qui eut de ce fait une très grande renommée.

On reconnut plus tard que cet extrait n'avait qu'une faible valeur, parce qu'il contenait surtout des matières extractives du groupe de la créatine et de la xanthine et une proportion beaucoup trop forte de potasse.

Peptones. — Cet extrait de viande Liebig n'est plus employé; il a cédé la place à une meilleure préparation formée en grande partie de *peptones*, obtenue par coction de la viande sous pression.

Ces peptones industrielles peuvent rendre de bons services; on les dissout en général dans du bouillon pour relever la valeur nutritive de ce dernier.

Je ne vous parlerai pas plus longtemps des innombrables préparations similaires que l'industrie s'efforce de présenter sous les noms les plus pompeux et les plus suggestifs. Mais il est bien rare que les éloges qui s'étalent dans les prospectus soient réellement mérités.

Les albumines de viande étant assez coûteuses, on a cherché à exploiter les albumines du lait, et bien souvent celles provenant de déchets de fabrication. La caséine en combinaison avec des alcalins, comme l'ammoniaque ou la soude, est la base d'une série de préparations diététiques très recommandées par la réclame depuis quelques années. Le chimiste est aussi arrivé à exploiter les albuminoïdes d'origine végétale. Il suffit alors de baptiser ces produits de noms en *ose*, en *ine* ou en *on*, permettant de les vendre cent fois leur valeur.

Sans vouloir faire de tort à ces industries, je crois que le médecin peut parfaitement se passer de leurs produits. Les œufs, le lait et la viande lui fourniront toujours l'albumine à un meilleur prix, et dans des états aussi digestibles que celui des produits les plus vantés par la réclame, fût-elle même scientifique.

Si on n'avait à reprocher à ces produits alimentaires artificiels que leur prix exagéré, il n'y aurait pas grand dommage, mais la fortune de quelques-uns d'entre eux a engagé des fabricants peu scrupuleux à lancer sur le marché des substances dites alimentaires, sans valeur, et souvent plus nuisibles qu'utiles. Aussi suis-je devenu très méfiant pour tous ces produits dont la composition et les procédés de fabrication sont tenus secrets. Je vous donne donc le conseil de ne jamais employer et, à plus forte raison, de ne jamais recommander un de ces produits sans en connaître exactement la provenance et le mode de préparation, et il est probable que, lorsque vous posséderez ces renseignements, vous en reviendrez aux matières premières : les œufs, le lait, la viande.

Aliments végétaux. — Le *règne végétal* nous fournit

la plus grande partie de notre nourriture, et j'ajoute aussi la plus variée. On peut à la rigueur se nourrir d'une nourriture strictement végétale et cependant rester en excellent équilibre physiologique, ce qui ne serait pas le cas si on était forcé de ne manger que des albumines ou de la viande.

La nourriture végétale nous fournit surtout les hydrates de carbone, sous la forme d'amidon, de sucre, glucose et lévulose, de cellulose, puis des albumines végétales, légumine, gluten, ayant les mêmes propriétés nutritives que les albumines animales. Les corps gras sont excessivement nombreux et variés. Nous les trouvons dans les fruits oléagineux comme les olives, les graines oléagineuses, les amandes, les noix, etc.

La plupart des substances végétales subissent surtout la digestion intestinale ; les amidons de toutes espèces y sont transformés plus ou moins rapidement en sucres solubles. La cellulose elle-même subit partiellement cette transformation ; celle qui n'est pas dissoute sert comme excitant du péristaltisme intestinal.

Dans l'estomac, ces aliments subissent une simple imprégnation, mais les substances albumineuses y sont en partie digérées.

Céréales. — Les *céréales* (blé, seigle, avoine, orge, riz, maïs) fournissent la principale nourriture à des peuples entiers. Le riz, par exemple, est l'aliment principal de 750 millions d'hommes ; il contient 78 p. 100 d'hydrate de carbone et 7 p. 100 seulement d'albumine, tandis que le blé contient 72 p. 100 d'hydrate de carbone et 12 p. 100 d'albumine.

De toutes les céréales, l'avoine semble la plus nutritive ; elle contient 13 p. 100 d'albumine, 67 p. 100 d'hydrate de carbone et 9 p. 100 de corps gras ; 100 grammes représentent 395 calories.

Je voudrais vous donner plus de détails sur toutes ces variétés d'aliments, mais le temps dont je dispose pour ces leçons ne le permet pas. Je vous engage cependant à étudier ce chapitre de diététique dans les livres spéciaux, et ceux d'entre vous qui lisent l'allemand trouveront dans l'excellent ouvrage du professeur F. Moritz, de Munich (1), un guide précieux pour l'étude de ces questions alimentaires, aussi indispensables au médecin praticien que la connaissance des autres moyens thérapeutiques.

Pain. — J'ajouterai quelques mots encore sur le pain, cette nourriture dont on ne se lasse jamais et qui reste l'emblème de la nourriture de l'homme, parce qu'il représente, sous leur forme la plus digestible, les hydrates de carbone de toutes les céréales susceptibles d'être transformées en pain (panification).

Les pains blancs sont les plus nutritifs, si on ne considère que l'utilisation des hydrates de carbone (100 grammes de pain blanc de froment équivalent à 265 calories), tandis que les pains noirs, dits aussi pain complet, pain de son, contenant davantage de cellulose, non assimilable, seront moins nutritifs. Par contre, ils exerceront une meilleure action sur le péristaltisme intestinal. En outre, ils contiennent certaines substances ferrugineuses organiques de grande importance pour la formation de l'hémoglobine.

Le pain frais est moins digestible, parce que, une fois macéré par les sucs stomacaux, il forme une pâte peu accessible à l'action des sucs intestinaux, tandis que le pain rassis se divise mieux.

La croûte de pain favorise, pendant la mastication, la sécrétion des différentes salives; en outre, l'amidon y est contenu sous forme de dextrine et de dextroses, c'est-à-dire qu'il a déjà subi une partie de la transformation, qui

(1) Prof. Dr Moritz (de Munich), Grundzüge der Krankenernährung.

se terminera en glucose et maltose par l'action des sucs digestifs intestinaux. L'avantage des pains grillés, biscuits, zwieback, et des nombreuses farines alimentaires fournies par le commerce, est de présenter les hydrates de carbone sous cette forme de passage entre l'amidon et les sucres assimilables (glucose, maltose, lévulose, etc.).

Pommes de terre. — En regard du pain, nous devons dire quelques mots de la *pomme de terre*, qui joue un rôle si important dans l'alimentation des peuples, parce qu'elle est le meilleur marché des aliments à hydrates de carbone. *A l'état frais*, la pomme de terre est composée de 75 p. 100 d'eau, 2 p. 100 d'albuminoïdes, 0,15 de graisse, 21 p. 100 d'hydrates de carbone, 0,69 de cellulose et 1,09 de matières fixes (cendres). *A l'état sec*, elle contient 8 p. 100 seulement d'albuminoïdes et 89 p. 100 d'hydrates de carbone, et la proportion très grande de 2 à 2,8 p. 100 de potasse (calculée en K^2O), tandis que le riz contient 7 p. 100 d'albuminoïdes, 89 p. 100 d'hydrates de carbone et seulement 0,1 p. 100 de potasse.

Sel. — Cette question de la potasse contenue dans les aliments végétaux joue un si grand rôle dans la nutrition que je ne veux pas laisser passer cette occasion de vous parler des recherches si intéressantes et si instructives faites par le professeur Bunge (de Bâle) sur le rôle et la nécessité du chlorure de sodium dans l'alimentation de l'homme.

Bunge a d'abord fait remarquer que seuls les herbivores de tous les pays et de toutes les zones, sauvages ou domestiqués, ont besoin d'un supplément de sel de cuisine. Le renne, par exemple, vivant uniquement de végétaux contenant beaucoup de potasse, parcourt des espaces immenses pour aller à la recherche de roches salées; les chamois de nos Alpes savent aussi très bien trouver des efflorescences salées qu'ils vont lécher avec avidité. C'est en répandant du sel à certains endroits que bien souvent les chasseurs parviennent à les attirer sous leurs coups.

On n'a rien observé d'analogue chez les carnassiers. L'herbivore absorbe avec sa nourriture une quantité de potasse trois ou quatre fois plus grande que le carnivore.

Cette considération a conduit à la conclusion que la richesse en potasse de l'alimentation végétale pouvait bien être la cause du besoin de chlorure de sodium chez les herbivores.

Et voici l'explication qu'il donne du phénomène.

Si un sel de potasse, le carbonate de potasse par exemple, se rencontre en solution aqueuse avec du chlorure de sodium, une transposition partielle se produira ; il se formera du chlorure de potasse et du carbonate de soude. Mais le chlorure de sodium est le composant inorganique principal du plasma sanguin.

Donc, si des sels de potasse entrent dans le sang par résorption de la nourriture, une double décomposition identique va se produire.

Il se formera du chlorure de potassium et le sel de soude de l'acide auquel la potasse était unie. Au lieu de la proportion normale de chlorure de sodium, le sang contiendra un sel de soude ne faisant pas partie de la composition normale, ou tout au moins un excès d'un composant normal (par exemple du carbonate de soude). Mais le rein, qui a pour fonction de maintenir la composition du sang dans des limites constantes, et d'éliminer par conséquent tout corps étranger ou tout excès d'un composant normal, s'emparera du sel de soude ainsi formé pour l'éliminer en même temps que le chlorure de potassium. Le sang aura perdu ainsi une certaine quantité de chlore et de sodium. Pour remplacer cette perte, l'organisme doit absorber une quantité de sel supplémentaire, et c'est ce qui explique le besoin de sel de cuisine que l'on observe chez les animaux vivant de substances riches en potasse.

Ainsi un homme qui se nourrirait exclusivement de pommes de terre consommerait jusqu'à 40 grammes de potasse par jour. Ceci nous explique pourquoi il ne nous est presque pas possible de manger des pommes de terre sans sel, et pourquoi partout on ne les mange qu'associées à des aliments très salés. Tous les autres aliments végétaux, les céréales, les légumineuses sont riches en potasse.

Cela nous explique aussi pourquoi la population des campagnes, dont l'alimentation est surtout végétale, réclame plus de sel que l'habitant des villes consommant beaucoup plus de viande.

Les recherches ethnographiques complètes, et si bien décrites par Bunge, lui ont prouvé que, dans tous les temps et dans tous les pays, les peuples vivant exclusivement de nourriture animale ne connaissent pas le sel, ou ont une aversion pour cette substance. Tandis que les peuples se nourrissant principalement de végétaux ont un besoin impérieux de sel et le considèrent comme une substance indispensable.

Je vous engage beaucoup à lire, dans le Traité de chimie physiologique de Bunge, le chapitre consacré à ces recherches, dont je n'ai pu vous donner qu'un rapide résumé.

Cette question des chlorures est encore intéressante à considérer au point de vue de la digestion stomacale, puisque le chlorure de sodium est la matière première pour la formation de l'acide chlorhydrique. Elle est aussi à l'ordre du jour depuis qu'on recommande la méthode thérapeutique dite *de déchloruration* (1) pour combattre les œdèmes des néphrites et des affections cardiaques. Vous savez qu'elle consiste à diminuer le plus possible l'introduction des chlorures dans l'organisme. Sous cette influence, on voit dans certains cas la diurèse augmenter et les œdèmes

____

(1) Voy. WIDAL et JAVAL, La cure de déchloruration dans le mal de Bright. Paris, 1906 (*Actualités médicales*).

disparaître assez rapidement. Il semblerait que la dose de chlorures apportée chaque jour par l'alimentation venant à manquer ou à diminuer, la quantité indispensable à l'organisme serait pour ainsi dire puisée dans les sérosités épanchées, ce qui amènerait la réintégration de ces liquides dans la circulation. Ce fait physiologique paraît indiscutable, mais il me semble qu'on en a déduit des conclusions thérapeutiques exagérées.

Le moyen le plus simple d'appliquer le régime dit *déchloruré* est de faire manger chaque jour au malade atteint d'œdème trois ou quatre pommes de terre bouillies *sans sel*. Cette pratique nous a donné d'excellents résultats, et nous avons vu des œdèmes considérables disparaître en quelques jours.

Les anciens médecins donnaient volontiers comme diurétique des sels de potasse (nitrate et acétate de potasse). Ils avaient très souvent remarqué l'heureux résultat de cette médication, surtout pour faire disparaître les œdèmes.

Les théories de Bunge nous font comprendre mieux le mécanisme de cette action diurétique, qui peut être produite, soit en augmentant l'introduction des sels de potasse pour utiliser le chlorure de sodium des sérosités épanchées dans les tissus, soit en diminuant l'apport des chlorures, de manière à forcer l'organisme à utiliser pour ses besoins le chlorure de sodium contenu dans ces sérosités. Mais c'est là une petite partie seulement du rôle que joue le chlorure de sodium dans l'organisme, car il ne faut pas oublier que tous nos tissus et toutes nos cellules sont baignés dans cette solution à 0,6 ou 0,7 p. 100 de ce sel qui constitue aussi la partie liquide du sérum sanguin, en mélange intime avec l'albumine amorphe, mais vivante, qui circule dans nos vaisseaux.

Nous pouvons donc en déduire que le chlorure de sodium préside ou aide à tous les processus chimiques vitaux de l'organisme. De ses recherches sur cette question, Bunge a émis l'hypothèse que tous les vertébrés terrestres étaient, à l'origine des habitants de la mer et qu'ils sont, actuellement encore, en voie de s'adapter à leur milieu pauvre en sel de cuisine, modérant artificiellement cette adaptation en utilisant les dépôts de sel laissés sur la terre ferme par la mer en retrait.

Je me suis laissé entraîner à vous esquisser ces théories, parce que je crois qu'il n'est pas possible à un médecin de s'occuper de l'alimentation de l'organisme sans les connaître, et c'est surtout pour vous donner le désir de les étudier plus à fond dans les ouvrages spéciaux que je vous les signale.

Pois, haricots, lentilles. — Parmi les légumineuses, nous utilisons surtout les pois, les haricots, les lentilles, qui contiennent une moyenne de 25 p. 100 d'albumines végétales et 50 p. 100 d'hydrates de carbone. Ce sont là des aliments de premier ordre. Tandis que les légumes verts sont pauvres en matières albuminoïdes et en hydrates de carbone, mais jouent cependant un rôle des plus utile dans l'alimentation en fournissant à l'organisme des substances spéciales, et à l'intestin un surplus de cellulose, qui formera la masse des matières à éliminer, provoquant ainsi les mouvements péristaltiques de l'intestin.

Le commerce nous fournit toutes les farines de céréales, de légumineuses, dans les meilleures conditions de pureté et de bon marché. Elles sont maintenant très utilisées dans l'alimentation journalière. On vous recommandera bien souvent, pour nourrir vos malades, des produits spéciaux dont on vantera, dans des prospectus alléchants, les propriétés nutritives extraordinaires. En général, ces farines sont de simples mélanges de céréales ou de légumineuses, très bien préparées par les procédés de mouture si perfectionnés ces dernières années.

Comme pour les produits préparés de la viande ou des albumines, le fabricant décore sa marchandise d'un nom pompeux, évoquant des propriétés nutritives exceptionnelles. Ces procédés, appuyés par une réclame à allure scientifique ou tapageuse, permettront de vendre une farine de lentilles ou de haricots dix fois son prix commercial. Je m'empresse cependant de vous dire que la plupart de ces produits, auxquels je ne reproche que leur prix exagéré, sont très bien préparés, et qu'ils peuvent nous rendre de bons services dans l'alimentation de nos malades ; mais il était nécessaire de vous mettre en garde contre une industrie qui, de nos jours, s'est développée d'une façon extraordinaire.

Fruits. — Il ne me reste plus qu'à vous dire quelques mots des fruits, qui jouent dans nos climats plutôt un rôle de condiment que d'aliment.

A ce dernier point de vue, leur valeur réside dans leur contenance en sucre (glucose, lévulose, maltose) et en acides (citrique, tartrique, malique, etc.).

Raisins. — Les raisins, par exemple, qui contiennent dans nos pays de 15 à 20 p. 100 de sucre, peuvent être considérés jusqu'à un certain point comme un aliment, bien qu'ils ne contiennent qu'une quantité infime de substances azotées. 100 grammes de raisins représentent 70 calories, donc une valeur équivalente à celle du lait ; cependant la valeur nutritive ne sera pas exactement équivalente, puisque, dans le lait, les calories sont fournies par de l'albumine, de la graisse et des hydrates de carbone, tandis que le jus du raisin ne fournit ses calories qu'en hydrates de carbone.

On a cependant institué des cures de raisin, qu'on a voulu comparer, comme effet, aux cures de lait. Ce que je viens de vous dire vous montre que leur action ne peut pas être comparable. Pour fournir à un adulte le nombre de calories nécessaires, il faudrait au moins 4 kilogrammes de raisins, mais cette quantité ne soutiendrait pas le travail de l'organisme de la même façon que 4 kilogrammes de lait. Il faudrait pour cela ajouter aux hydrates de carbone du raisin une certaine ration d'albumine et de corps gras, afin de maintenir l'équilibre des échanges de l'organisme.

Ce n'est donc pas comme aliment nutritif qu'il faut employer le raisin, mais plutôt comme un moyen dépuratif, à la façon des eaux minérales alcalino-salines.

Nous savons en effet qu'une partie des acides organiques des fruits se transforme dans notre corps en carbonates, qui sont éliminés comme tels par l'urine. Cette transformation des acides organiques en alcalins nous explique les bons résultats obtenus dans différentes maladies (goutte, rhumatismes, etc.) par les cures de fruits, et principalement par la cure de raisin. Actuellement vous savez qu'il y a des fanatiques des cures de pommes. De l'Amérique, en passant par l'Angleterre, le pays des goutteux, nous est venue la cure de citrons, contre le rhumatisme goutteux. Pendant cette cure, le malade ingurgite chaque jour le jus de 20 ou 30 citrons. Il est certain que ces moyens donnent de bons résultats dans certains cas et en prenant certaines précautions pour éviter la gastrite ou l'entérite. Mais je crois aussi qu'une cure alcaline, bien conduite, ne lui serait pas inférieure.

Alcool. — En vous expliquant la théorie des aliments-calories, nous avions placé à côté des albumines, des graisses et des hydrates de carbone, l'alcool, en lui attribuant une valeur de 71 calories par 10 grammes.

Mais je vous faisais remarquer qu'on ne pouvait pas mettre sur le même pied les calories fournies par les autres aliments, et celles fournies par l'alcool éthylique, pas plus que celles fournies par la même quantité d'éther, par exemple.

A ce point de vue, les détracteurs de l'alcool ont raison de dire qu'il n'est pas un aliment, comparable aux albumines, graisses et hydrates de carbone, pas plus qu'il n'est un aliment d'épargne, comme avaient voulu l'admettre certains physiologistes.

Actuellement la question de l'alcool et de l'alcoolisme se complique de considérations sociales et morales, que je veux laisser résoudre aux personnes dévouées qui s'en occupent, espérant que le fanatisme de quelques-uns ne nuira pas à la cause qu'ils défendent. Je ne crois pas qu'il suffise de supprimer les boissons alcooliques pour rendre l'homme plus clément envers ses semblables.

Les mauvaises actions et les crimes commis sous l'influence de l'alcool le sont aussi sous l'influence de tout autre excitant cérébral. La passion religieuse et la passion amoureuse, pour n'en citer que deux, ont fait commettre plus de crimes, et valu aux nations plus de malheurs et de persécutions que la passion alcoolique n'en produira jamais.

Comme homme et comme médecin, je ne puis admettre que l'usage modéré du vin, de la bière et de certaines boissons alcooliques à la même dilution, ait un effet aussi néfaste que veulent bien le dire les fanatiques antialcooliques. Et je continuerai à considérer le vin de nos coteaux à la façon de la religion chrétienne qui l'a sanctifié en le faisant admettre dans la cérémonie de la communion comme le propre sang du fils de Dieu. Il me paraît être dans ce cas un réconfortant moral, comme son usage modéré est un réconfortant physique.

Nous ne pouvons demander à l'alcool une réelle action nutritive, mais on ne peut nier son action excitante générale sur le travail cellulaire, et à ce point de vue il doit continuer à figurer dans l'alimentation, et dans les moyens thérapeutiques à la disposition du médecin. Ce qui n'empêchera pas celui-ci de combattre fermement l'abus des boissons alcooliques.

Café, thé, cacao. — Il ne me resterait que quelques mots à vous dire sur le café, le thé et le cacao, qu'on considère aussi comme des produits excitants à cause de leur contenance en caféine, théophylline et théobromine. Ces trois produits végétaux jouent un tel rôle dans l'alimentation, qu'il serait difficile de s'en passer, bien que leur abus puisse aussi développer des excitations nerveuses préjudiciables à certains individus.

En passant, je vous signale simplement l'excellent effet thérapeutique excitant que vous pourrez demander à une infusion de café, bien préparée. 15 grammes de poudre de bon café, infusés dans 150 grammes d'eau bouillante, représentent environ $0^{gr},25$ de caféine.

Nous retrouverons à peu près la même quantité de caféine dans le thé, mais les qualités commerciales de ce dernier sont surtout basées sur les différents aromes. Nous considérons toujours une infusion légère de thé comme la meilleure boisson à ajouter à nos repas.

Quant au cacao, il nous fournira, par son mélange avec une certaine quantité de sucre, un aliment complet de première valeur, puisque 100 grammes de bon chocolat représentent 480 calories.

Le grand avantage du chocolat est de fournir cette valeur nutritive sous un petit volume, ce qui en fait le meilleur aliment de soutien lorsqu'on veut donner un gros effort physique. Depuis quelques années, on prépare des chocolats au lait, en mélangeant le cacao avec du sucre et du lait condensé. Ces chocolats au lait représentent une valeur nutritive encore plus grande.

TRÉIZIÈME LEÇON

CONSIDÉRATIONS SUR LA VALEUR NUTRITIVE DES ALIMENTS ET SUR LEUR VALEUR VÉNALE.

Utilisation. — Déchets. — Calcul en calories. — Kilocalorie. — Tableaux de la composition des aliments.
Prix du kilocalorie. — Exemple de ces calculs.

Il y a un intérêt considérable pour le médecin à savoir apprécier la valeur nutritive combinée des différents aliments. Pour faciliter cette tâche, on a dressé des tableaux des principaux aliments et de leur teneur en albumine, graisse et hydrate de carbone. Dans ceux qui sont reproduits ici, vous trouverez exprimés, en pour cent de la substance fraîche, les éléments nutritifs qui seront travaillés par les sucs digestifs gastro-intestinaux, pour être transformés en substances assimilables. Nous devrons d'emblée présumer que la plus ou moins complète utilisation de ces éléments nutritifs dépendra en grande partie de la façon dont fonctionne le système digestif.

Si nous introduisons, par exemple, 100 grammes d'albumine dans l'appareil digestif, cela ne veut pas dire que ces 100 grammes seront totalement transformés, et utilisés pour les besoins de l'organisme.

La plus ou moins complète utilisation dépendra, en partie, de l'action des sucs digestifs, puis de l'absorption et enfin de la demande des cellules pour le travail organique. Nous pouvons retrouver dans les excréments une certaine quantité de cette albumine non utilisée. Cette proportion d'albumine, de graisse ou d'hydrate de carbone non utilisée varie aussi avec chaque aliment, et on retrouve toujours un petit déchet sur les quantités centésimales indiquées sur ces tableaux.

Dans ceux que je reproduis, j'ai défalqué cette partie non utilisée. Vous voyez qu'elle n'est pas considérable, et dans la plupart des livres qui s'occupent de ces questions elle n'est pas signalée. Je crois cependant qu'il faut en tenir compte, car, dans ces appréciations du pouvoir digestif et de l'utilisation des aliments, nous retrouverons souvent de ces petites causes d'erreur qui, additionnées, finissent par fausser complètement les chiffres et les résultats de notre expérimentation.

Pour établir les tableaux de la valeur nutritive des aliments en calories, nous avons donc défalqué ces déchets, et c'est pour cela qu'en les comparant avec les tableaux publiés ailleurs, vous trouverez ces chiffres généralement un peu inférieurs. Mais je crois être plus près de la vérité en calculant ainsi.

La composition centésimale des aliments vous fait déjà évaluer rapidement et d'un seul coup d'œil la valeur réelle des diverses denrées. Mais cette valeur apparaît encore bien plus évidente si nous traduisons ces proportions centésimales en calories.

En effet, la calorie est l'expression exacte de l'utilisation définitive des substances alimentaires.

Nous savons d'autre part que les albumines, les graisses et les hydrates de carbone qui constituent les aliments ont des pouvoirs calorifiques différents. Pour les graisses, par exemple, il est plus du double de celui des albumines et des hydrates de carbone.

Cent grammes d'albumine représentent 410 calories, tandis que 100 grammes de graisse en représentent 910.

Il y aura donc un plus grand intérêt pour le médecin à

savoir exprimer cette valeur nutritive en calories, expression plus exacte de cette valeur que celle indiquée en grammes.

Dans les tableaux que je mets sous vos yeux, j'ai donc calculé en calories la valeur nutritive de la plupart de nos aliments. Je me sers de l'expression de kilocalorie pour désigner 1 000 calories, comme on dit 1 kilogramme pour 1 000 grammes.

Cette explication est nécessaire, car, dans certains livres, on appelle kilocalorie la quantité de calories par rapport au kilogramme du corps.

Vous savez qu'un adulte, travaillant moyennement, a besoin de 3 kilocalories pour la production du travail et la réparation de son organisme. En jetant un coup d'œil sur ces tableaux, nous avons d'emblée, traduite en calories, la valeur de 100 grammes de viande de bœuf par exemple. Nous voyons qu'elle est de 125 calories, dont environ 83 pour l'al-

Composition des principaux aliments.

100 GRAMMES de :	RENFERMANT en :		REPRÉSENTANT en calories :		TOTAL des calories.
	Albumine.	Graisse.	Albumine.	Graisse.	
Bœuf mi-gras........	20,4	4,48	83,64	41,67	125
Veau gras..........	18,5	6,1	78,85	56,73	132
Veau maigre	19,5	0,66	80,0	6,13	85
Langue de veau.....	15,5	14,9	63,5	138,57	202
Mouton mi-gras......	15,5	4,8	63,5	44,64	108
Porc maigre........	19,7	5,6	80,7	52,0	132
Lard	9,4	62,8	38,54	591,0	630
Poulet.............	20,4	1,6	83,64	14,88	98
Truite.............	18,7	1,7	76,67	15,8	92
Brochet............	18,0	0,5	73,8	4,65	78
Saumon	20,0	10,5	82,0	97,65	180
Fromage suisse gras.	28,8	28,0	116,0	260,0	376
Fromage de Brie.....	18,2	24,0	74,62	223,0	297
Œufs (deux)........	12,1	11,5	49,61	107,0	156
Peptone Kemmerich..	50,0		205,0		205
Extrait viande Cibils..	6,0		24,6		25
— — Valentin.	15,0		61,5		61
— — Bovril ...	38,0		155,8		156
Somatose...........	84,0		344,0		344

Composition des principaux aliments.

100 GRAMMES de :	RENFERMANT en :			REPRÉSENTANT en calories :			TOTAL des calories.
	Albumine.	Graisse.	Hydrate de carbone.	Albumine.	Graisse.	Hydrate de carbone.	
Farine de froment...	10,8	0,78	70,0	44,0	7,2	287,0	338
— de scigle	10,4	1,15	68,0	42,6	10,7	278,0	331
— d'avoine......	12,0	3,2	65,6	49,2	29,7	268,9	348
Pain blanc (froment).	6,0	0,25	55,4	24,6	2,32	227,1	254
Zwieback............	8,5	5,0	75,0	34,85	46,5	307,0	388
Biscuits anglais......	7,18	9,28	75,0	29,4	89,3	307,0	425
Pain grillé (tost).....	8,6	1,0	75,0	35,2	9,3	307,0	351
Farine de pois.......	19,0	0,68	50,5	77,9	6,0	207,0	291
— de haricots ...	20,7	0,61	46,0	84,87	5,67	188,6	280
— de lentilles ...	21,2	0,67	50,0	86,92	6,23	205,0	298
Macaroni...........	7,6	0,24	75,4	31,16	2,32	309,0	342
Riz................	6,9	0,7	78,8	28,0	6,5	323,0	357
Châtaignes	10,7		73,0	43,0		299,0	342
Maïs..............	8,9	1,6	74,3	36,0	13,0	304,0	353
Pommes de terre	1,45		19,5	5,94		80,0	86
Pruneaux secs.......	1,8	0,45	62,0	7,38	3,98	254,0	265
Raisins frais.........	0,48		18,0	1,96		73,8	75
Chocolat 1ᵃ	7,4	23,7	63,0	30,3	217,4	258,3	506
Chocolat 2ᵃ	6,8	21,8	66,0	27,88	202,7	270,6	501
Chocolat au lait.	9,5	32,0	52,6	38,95	297,6	225,6	562
Sucre.............'...			95,0			389,5	
Huile d'olive........		98,0			911,4		
— de noix........		98,0			911,4		
— d'œillette		98,0			911,4		
— de sésame.....		98,0			911,4		
Graisse de porc......	0,3	94,0		1,23	878,0		879
Beurre	0,6	84,0		2,46	781,0		783
Crème.............	3,2	21,3		13,1	198,0		211
Lait..............	3,1	3,4	4,9	12,71	31,62	20,0	64
Riz au lait.........	6,9	6,8	17,8	28,2	64,0	72,9	165

Ces chiffres représentent les quantités réellement utilisées par l'organisme, après déduction des déchets.

bumine et 41 pour la graisse. L'importance de ces chiffres ne vous échappera pas ; elle vous fait voir la différence qui existe entre les deux appréciations en calories et en grammes. En effet, ces 100 grammes de bœuf contiennent 20ᵍʳ,4 d'albumine et seulement 4ᵍʳ,48 de graisse.

Nous savons aussi que ces valeurs exprimées en calories ont des destinations différentes. Vous vous rappelez que les calories-albumine sont plus spécialement destinées à la reconstruction des éléments cellulaires, les calories-graisse au développement de la chaleur et les calories-hydrate de carbone au travail musculaire.

Les proportions relatives de ces différentes calories dans nos aliments pourront donc nous servir à fixer plus facilement l'alimentation dans les divers états physiologiques ou pathologiques. Aussi, si nous avons affaire à un travailleur utilisant surtout ses muscles, nous augmenterons les calories-hydrate de carbone, augmentant aussi les calories-graisse pendant la saison froide, pour les diminuer en été, tandis que les calories-albumine pourront rester au minimum.

Prix des aliments par kilocalorie.

1 000 CALORIES dont en :	Albumine.	Graisse.	COÛTENT :	POIDS en grammes.
			fr. c.	
Bœuf mi-gras.........	668	332	1 92	800
Veau gras...........	570	430	1 87	757
— maigre........	941	59	2 32	1.176
Langue de veau......	314	686	0 99	495
Mouton mi-gras......	588	412	1 85	926
Porc maigre.........	610	390	1 50	757
Lard	61	939	0 25	158
Poulet.............	850	150	5 10	1.020
Truite.............	830	170	4 35	1.087
Brochet............	946	54	4 48	1.282
Saumon	455	545	2 50	555
Fromage suisse gras.	308	692	0 62	265
— de Brie.....	251	749	1 00	337
Œufs	318	682	1 28	640 (12 œufs)
Peptone Kemmerich..	1.000		9 00	487
— Bovril.......	1.000		14 70	641
— Cibils.......	1.000		77 00	4.000
Somatose...........	1.000		13 00	290
Valentin fleisch extr.	1.000		137 00	1.640

Prix des aliments par kilocalorie.

1 000 CALORIES dont en :	Albumine.	Graisse.	Hydrate de carbone.	COÛTENT	POIDS en grammes.
				fr. c.	
Farine de froment ...	113	21	850	0 12	295
— de seigle	128	32	840	0 12	335
— d'avoine	141	85	772	0 19	287
Pain blanc (froment).	97	10	894	0 14	394
Zwieback............	90	119	791	0 60	258
Farine de pois.......	268	21	711	0 25	343
— de haricots ...	303	20	677	0 25	357
— de lentilles....	291	21	688	0 28	335
Macaroni...........	91	6	903	0 29	295
Riz................	76	18	906	0 16	280
Châtaignes	125		875	0 12	292
Maïs..............	102	37	861	0 12	283
Pommes de terre....	69		931	0 12	1.162
Pruneaux secs.......	28	15	957	0 38	377
Raisins frais........	6		994	1 33	1.333
Chocolat 1ª	60	430	510	1 00	197
Chocolat 2ª	56	404	540	0 64	199
Chocolat au lait.	69	530	401	0 71	178
Biscuits anglais......	69	210	721	0 82	235
Sucre			1.000	0 12	256
Huile d'olive........		1.000		0 22	109
— de noix........		1.000		0 30	109
— d'œillette		1.000		0 19	109
— de sésame		1.000		0 13	109
Graisse de porc......	2	998		0 23	114
Beurre	3	997		0 41	127
Crême..............	62	938		0 95	474
Lait................	198	492	310	0 30	1.562
Riz au lait..........	171	387	412	0 34	606
Cacao à l'avoine......	170	430	390	1 72	

Prenons, par contre, un convalescent de fièvre typhoïde. Une fois l'intestin cicatrisé, ce malade aura besoin d'un maximum de calories-albumine pour reconstruire son corps, dont tous les éléments ont souffert de dégénérescence. Un diabétique aura besoin d'une plus forte ration de calories-graisse, surtout en hiver.

En étudiant ces tableaux, vous aurez ainsi une notion juste et facilement applicable aux différents états de vos malades, aussi bien que pour donner les conseils d'hygiène alimentaire à ceux qui sont encore des bien portants.

Dans ces tableaux, vous trouverez aussi le moyen de fixer et de contrôler exactement la valeur vénale de ces différents kilocalories. Les prix qui m'ont servi à établir ces tableaux sont ceux du marché de Lausanne, au mois de février 1906. Ils peuvent donc varier un peu suivant les pays et l'époque de l'année. Vous verrez plus loin la façon dont on peut les calculer ; cela vous permettra de les modifier suivant les circonstances.

Vous voyez que le kilocalorie de bœuf, représenté par 668 calories-albumine et 332 calories-graisse, coûte seulement 1 fr. 92, tandis que le kilocalorie de mouton mi-gras, formé de 610 calories-albumine et 410 calories-graisse, ne coûte que 1 fr. 85. Le nombre de calories-albumine contenu dans la viande semble régler son prix. Un kilocalorie d'œuf, représenté par 318 calories-albumine et 682 calories-graisse, ne coûte que 1 fr. 28, tandis qu'un kilocalorie de fromage suisse gras nous donnera presque le même nombre de calories-albumine (308) et de calories-graisse (692) pour 62 centimes.

L'étude de ces tableaux et de la valeur du kilocalorie va nous permettre aussi d'apprécier à leur juste valeur les produits fabriqués par l'industrie sur les données des chimistes.

Le nombre des préparations diététiques augmente tous les jours, et le médecin ne sait trop comment les juger. Il est sollicité par une réclame très adroite, adoptant volontiers des allures ultra-scientifiques, ce qui n'est pas pour éclairer au mieux les médecins auxquels cette réclame s'adresse, car la plupart n'ont pas eu le loisir, pendant leurs études, de percer le mystère des calories et des bilans d'échange.

Les fabricants envoient volontiers directement au médecin des échantillons de leurs produits, accompagnés bien souvent de menus cadeaux destinés à fixer son attention sur leur panacée. C'est donc la réclame qui a le dernier mot, et la plupart de ces produits diététiques lui doivent leur vogue.

Je me hâte d'ajouter qu'une bonne partie de ces produits, présentés par l'industrie avec des noms pompeux, suggestifs ou scientifiques, sont en général des préparations fort bien faites. Elles cherchent à présenter les éléments nutritifs, albumine, graisse et hydrate de carbone, dans des proportions établies sur des bases physiologiques, en prenant souvent pour modèle les quantités dans lesquelles ces substances se trouvent représentées dans le lait. D'autres fois, le chimiste fait subir à ces matières premières des modifications qui rendront le travail de la digestion plus facile.

Ainsi les albumines seront transformées en albumose ou en peptones. Les graisses seront émulsionnées ou finement divisées ou encore mélangées avec des hydrates de carbone, qui eux-mêmes seront déjà sous forme de dextrine, dextrose, lactose, maltose, glucose, etc.

Déjà Liebig avait essayé de faire un extrait de viande, qui eut autrefois un grand succès, mais qui ne répondit pas à ce qu'en avait espéré le grand chimiste. Actuellement, il est remplacé par la peptone Kemmerich. Des usines installées dans la République Argentine, au centre de la production de la viande de bovidés, peuvent arriver à fabriquer des peptones de viande dans les meilleures conditions de bon marché.

Elles emploient pour cela la méthode de coction sous pression. La peptone Kemmerich se présente sous la forme d'une pâte contenant environ 28 p. 100 d'eau et 48 à 50 p. 100 de peptone au prix de 1 fr. 70 les 100 grammes.

En jetant un coup d'œil sur le tableau du prix en kilocalories, vous voyez que ces 1 000 calories coûtent déjà 9 francs, prix beaucoup plus élevé que celui de l'albumine-viande. Cela se comprend, puisque le fabricant doit y retrouver la rémunération pour les frais de fabrication, de réclame et un bénéfice plus ou moins élevé. Il est vrai que nous obtenons sous cette forme une albumine déjà transformée en peptone, c'est-à-dire ne demandant plus à notre appareil digestif un grand travail pour être assimilable ; aussi faut-il prendre cela en considération. Mais nous savons aussi que certaines albumines se peptonisent très facilement, soit dans l'estomac, soit dans l'intestin, telle, par exemple, l'albumine du lait et des œufs, puis celle des viandes blanches comme le poisson et le poulet.

L'avantage des peptones ne réside pas seulement dans la concentration des principes nutritifs, mais elles sont surtout des excitants de la sécrétion gastro-intestinale. C'est aussi à ce titre qu'on les emploie dans la pratique, en ajoutant une petite quantité de ces substances au bouillon de viande.

La rapide fortune de ces produits en a suscité une foule d'autres, qui tous prétendent représenter la viande et les albumines sous la forme la plus digestible et la plus assimilable. Il y a dans toutes ces affirmations une évidente exagération, tout au moins en ce qui concerne leur valeur en calories-albumine.

Le kilocalorie-albumine en extrait de viande Bovril coûte 13 fr. 80 ; en Cibils, 77 francs.

Vous voyez que c'est là une source d'albumine un peu coûteuse ; aussi devons-nous nous contenter d'employer ces produits comme de simples condiments.

Actuellement on se sert, pour préparer des soi-disant extraits de viande, des albumines du sang, des gélatines, et d'autres déchets qui, traités par différents procédés chimiques, fournissent des produits peptonisés qu'on aromatise de différentes façons.

Pour vous permettre de juger la valeur réelle des nombreux produits qui vous seront proposés, le mieux est donc de calculer leur prix de revient en kilocalories, en se basant sur l'analyse chimique qui accompagne en général le prospectus-réclame. Ne vous fiez du reste qu'aux analyses signées par un chimiste autorisé.

Voici, par exemple, celle de la peptone Kemmerich faite par A. Gautier. Elle indique, avec une proportion de 28 p. 100 d'eau, une quantité d'albumines diverses de 45,92 p. 100, parmi lesquelles de la syntonine, albumoses, peptones, etc. Une boîte de 100 grammes de ces peptones coûte 2 francs.

Nous aurons donc 45,92 d'albumine multipliés par 4,1 calories = 188,2 calories qui coûtent 2 francs, d'où 1 000 calories-albumine coûteront 10 fr. 62.

Sur le tableau, vous voyez le kilocalorie Kemmerich coté à 9 francs parce que le calcul a été fait sur une analyse indiquant 50 p. 100 d'albumine, et avec le prix de la boîte en gros de 1 fr. 70.

La somatose, dont la fabrication reste secrète, paraît s'obtenir de la fibrine du sang ou de viande. Elle contient l'albumine sous forme d'albumose dans la proportion de 83 p. 100 et coûte 5 francs les 100 grammes.

Nous aurons 83 grammes d'albumose multipliés par 4,1 calories = 340,3 calories coûtant 5 francs, d'où 1 000 calories coûteront 14 fr. 70.

Si maintenant nous examinons les aliments qui contiennent à la fois des albumines, des graisses et des hydrates de carbone, et que nous fassions les mêmes calculs, nous pourrons nous rendre compte combien le kilocalorie devient bon marché et avantageux pour l'alimentation.

Le prix le plus bas est pour la pomme de terre dont le kilocalorie revient à 12 centimes. Pour obtenir la ration de 3 000 calories nécessaire à un homme adulte, il faudrait :

2 1/4 kilog. de pommes de terre...	2 000 calories	0,24
125 grammes de fromage gras.......	500 —	0,31
100 grammes de lard...............	630 —	0,22
	3 130 calories	0,77

On aurait ainsi plus de 3 000 calories, dont environ 300 en albumine, 950 en graisse et 2 000 en hydrate de carbone pour le prix de 77 centimes. En remplaçant la pomme de terre par du pain blanc (800 grammes), le prix s'élèverait à 82 centimes, tandis qu'avec du riz (560 grammes) la journée de nourriture coûterait environ 86 centimes.

Avec une nourriture journalière uniquement formée de riz au lait, suivant la formule donnée d'autre part, nous aurions les 3 000 calories nécessaires, dont 513 en albumine, 1 161 en graisse et 1 326 en hydrate de carbone, pour 1 fr. 02, représentant ainsi la nourriture la plus substantielle, et dans les proportions élémentaires les plus heureuses. Ce riz au lait serait un aliment par excellence et le meilleur marché pour les enfants à partir d'une année.

Des aliments d'une haute valeur nutritive sont fournis par les farines de pois, de haricots ou de lentilles, qui, sur 1 000 calories, en renferment environ 300 en albumine et 700 en hydrate de carbone pour le prix moyen de 26 centimes.

Il suffira d'ajouter 100 grammes de lard ou de graisse pour obtenir 3 000 calories coûtant 75 centimes.

Il faut naturellement ajouter à ces chiffres le prix du combustible nécessaire à la cuisson de ces aliments.

Ces petits calculs vous permettront de combiner une alimentation répondant à tous les besoins de l'organisme, pour un prix très minime, et surtout ils vous aideront, je vous le répète, à fixer l'exacte valeur nutritive et vénale des nombreux aliments composés fournis par l'industrie et le commerce, sous les noms les plus divers. En général, ce sont des mélanges de différents farineux, dont on a quelquefois transformé l'amidon en dextrine, dextrose, glucose, maltose, etc., pour en rendre la digestion intestinale plus rapide. Ces différentes transformations exigent un certain travail et des manipulations dont le prix viendra s'ajouter à celui de la matière première. Si nous calculons le prix de revient d'un tel aliment en kilocalories, nous pouvons juger rapidement si la majoration de ce prix est légitime, et si elle ne dépasse pas les limites d'un bénéfice honnête. J'en veux prendre un exemple dans un aliment qui a eu autrefois une grande vogue : la Revalescière.

Cette farine, dont la réclame avait fait une panacée à tous les maux, est un simple mélange de farine de haricots et de lentilles. Vous voyez, d'après notre tableau, que le prix du kilocalorie de ces farines revient à 28 centimes ; mais si nous le calculons sous la forme de Revalescière, il arrive au prix exorbitant de 2 fr. 30.

Vous jugez, par cet écart de prix, du bénéfice du fabricant et de l'imposture de la réclame.

Les cacaos à l'avoine, si vantés aujourd'hui, sont en général un mélange d'un tiers de cacao pur et de deux tiers de farine d'avoine. Le prix du cacao pur est d'environ 5 francs le kilogramme, tandis que la farine d'avoine coûte 65 centimes le kilogramme, ce qui porte le mélange à 2 fr. 10 le kilogramme. Le commerce vend au public le cacao à l'avoine de 5 à 6 francs le kilogramme. Vous voyez que le bénéfice réalisé sur ce simple mélange est déjà considérable. Si nous comparons la valeur nutritive du kilocalorie des deux composants, nous trouvons :

1 000 calories en farine d'avoine, dont 141 en albumine, 85 en graisse et 772 en hydrate de carbone, coûtent 65 centimes.

1 000 calories en cacao à l'avoine, dont 170 en albumine, 430 en graisse et 390 en hydrate de carbone, coûtent 1 fr. 72.

La plus grande proportion en graisse du cacao à l'avoine n'explique cependant pas une telle majoration de prix. Nous en concluons que ce dernier n'est pas en proportion de la réelle valeur nutritive de l'aliment. Nous obtiendrons cette même valeur nutritive en ajoutant à un potage de farine d'avoine une certaine proportion de beurre, ou de lait, qui feront ascender le prix du kilocalorie d'un tel aliment à 30 centimes au plus.

Les chocolats, malgré leurs prix relativement élevés, re-présentent des aliments d'une haute valeur nutritive, sous un très petit volume. D'après le tableau, vous voyez que la proportion en albumine, graisse et hydrate de carbone ne varie pas beaucoup. Les prix plus élevés s'expliquent par des différences d'aromes, et je pense aussi par le plus ou moins de luxe dans l'emballage.

Le prix du kilocalorie d'un bon chocolat Suchard n'est que de 64 centimes, pour 56 calories en albumine, 404 en graisse et 540 en hydrate de carbone.

Le chocolat reste le meilleur marché et le meilleur de tous les aliments, lorsqu'il faut faire une grande dépense de force en un temps donné. Dans la montagne, par exemple, il est préférable à la viande. Sous un petit volume, il exige peu de travail digestif de la part soit de l'estomac, soit de l'intestin, et en outre la quantité de théobromine qu'il con-tient (0,6 p. 100) a un heureux effet comme tonique du cœur.

Si maintenant nous examinons de la même façon les dif-férents laits, nous trouvons les chiffres suivants :

1 000 calories de lait pur, dont 198 en albumine, 492 en graisse et 310 en hydrate de carbone, coûtent *30 centimes*.

1 000 calories de lait condensé Nestlé sans sucre, dont 258 en albu-mine, 548 en graisse et 224 en hydrate de carbone, coûtent *43 centimes*.

1 000 calories de lait condensé Nestlé avec sucre, dont 141 en albu-mine, 271 en graisse, 571 en hydrate de carbone, coûtent *33 centimes*.

Vous voyez d'emblée que l'écart entre le prix de la matière première et le prix du produit fabriqué est très minime. Le fabricant prélève donc un très petit bénéfice pour transformer le lait en un produit qui présentera de grands avantages pour le transport et la conservation. C'est là un exemple unique dans l'industrie de l'alimentation. Est-ce peut-être un des heureux effets de la concurrence ou parce que la fabrication se fait sur de très grandes quantités?

La farine lactée Nestlé contient 10 p. 100 d'albumine, 4,5 p. 100 de graisse et 77 d'hydrate de carbone, représentant donc un total de 398 calories pour 100 grammes. Le prix de la boîte de 500 grammes est de 1 fr. 30. Les 1 000 calories, dont 102 en albumine, 106 en graisse et 792 en hydrate de carbone, coûteront 65 centimes.

C'est à peu près le prix d'un kilocalorie de zwieback, dont on peut rapprocher, comme composition, cette farine Nestlé. Ici encore le prix de fabrication est en relation normale avec la valeur nutritive.

Tandis que le fameux racahout des Arabes, simple mélange de cacao, de fécule, de farine de riz et de sucre aromatisé par un peu de vanilline, coûte 1 fr. 35 les 1 000 calories.

Pour terminer, je veux vous donner encore un exemple d'un pareil calcul.

Nous recevons un prospectus accompagnant une farine alimentaire pour enfants et convalescents, de marque anglaise.

Le bulletin d'analyse est le suivant :

Albumine....	9 p. 100.
Graisse	2 —
Maltose	63 —
Dextrine	18 —

Le prix en est de 2 fr. 50 par flacon de 250 grammes, soit 10 francs le kilogramme.

Nous multiplions 9 grammes d'albumine par 4,1 = 36,9 calories ; 2 grammes de graisse par 9,3 = 18,6 calories.

Additionnant la maltose et la dextrine comme hydrates de carbone, nous avons 81 grammes × 4,1 = 332 calories.

100 grammes de ce mélange représentent donc 36,9 calories-albumine + 18,6 calories-graisse + 332 calories-hydrate de carbone = 387,5 calories coûtant 1 franc.

1 000 calories, dont 95 en albumine, 48 en graisse et 857 en hydrate de carbone, coûtent 2 fr. 58.

Ce prix de vente très exagéré n'est pas en rapport avec la valeur nutritive, malgré les affirmations de la réclame.

Il faut cependant faire remarquer que, dans cette composition, les hydrates de carbone sont surtout représentés par de la maltose, dont le prix est plus élevé.

J'espère vous avoir démontré le réel intérêt qu'il y a pour le médecin à savoir faire ces calculs, et je vous engage beaucoup à les appliquer chaque fois que vous recevrez un prospectus-réclame de ces produits diététiques.

QUATORZIÈME LEÇON

PRÉPARATION CULINAIRE DES ALIMENTS.

Chimie culinaire. — La *Physiologie du goût* de Brillat-Savarin.

Après vous avoir parlé un peu sommairement, il est vrai, des principaux aliments, je veux encore attirer votre attention sur l'importance de leur préparation culinaire.

Je vous répète souvent que le médecin doit s'intéresser à tout. Il ne doit pas se confiner dans la science de laboratoire seulement, mais il doit aussi se renseigner sur tout ce qui a trait aux mœurs et aux habitudes de l'homme.

Il devrait surtout bien connaître la préparation culinaire des aliments ; car la plupart de ces derniers ne sont utilisables qu'après avoir subi, principalement sous l'influence de la chaleur, des modifications qui les rendront plus facilement digestibles.

Le cuisinier qui prépare les mets que nous mangeons procède empiriquement, guidé par la tradition et quelquefois par son intuition.

Tandis que le médecin connaissant la nature chimique des matières premières doit se rendre compte des transformations que vont subir ces albumines, ces graisses, ces hydrates de carbone, sous l'influence de la chaleur. Ce sont là de pures questions de chimie.

Un aliment bien ou mal cuit peut avoir une grande influence sur toute la fonction digestive gastro-intestinale ; et, dans certains cas, cette simple question de cuisine dominera la thérapeutique.

Toute préparation culinaire d'un aliment animal ou végétal a pour but de rendre plus rapide l'action des sucs digestifs gastro-intestinaux et de diminuer d'autant la durée de la digestion.

Cette avance sera d'autant plus grande que les procédés culinaires auront amené une transformation se rapprochant davantage de celle que le même aliment doit subir dans le tube digestif. Ainsi, par coction, nous pouvons déjà transformer une albumine en peptone.

En faisant agir la chaleur sèche sur une tranche de pain, nous faisons passer l'amidon à l'état de dextrine et de dextrose (biscuits, zwieback) ; ainsi les sucs intestinaux n'auront plus qu'à parfaire cette transformation en maltose pour rendre les hydrates de carbone assimilables.

Si nous voulions marquer cela par des chiffres, nous dirions que ces transformations préparatoires hors de l'organisme ont avancé la digestion intra-organique de 50 p. 100.

Ces deux seuls exemples doivent vous faire comprendre toute l'importance de la question culinaire, et devraient vous y intéresser pour chercher à comprendre toute la gamme de ces transformations.

Car entre les termes albumine et peptone, amidon et dextrose, il y a toute une série d'états de passage qui caractériseront telle ou telle préparation culinaire.

L'état physico-chimique des albumines d'un morceau de viande bouillie est tout différent de celui de ce même morceau de viande rôtie. Quand vous vous serez rendu compte de ces différences, vous saurez aussi pourquoi la viande de bœuf bouillie est plus longue à digérer que la même viande de bœuf rôtie.

Mais, à côté de ces transformations fondamentales, il y a encore la formation d'une foule de substances qui amélioreront ou développeront la saveur ou le parfum (fumet) des aliments.

Vous devez savoir par expérience combien le parfum de la croûte de pain frais, ou le fumet d'un rôti, développe le désir de manger.

Toute cette chimie culinaire serait excessivement intéressante à étudier plus à fond, mais pour le moment elle est presque laissée exclusivement aux soins empiriques du cuisinier, qui, de même que Monsieur Jourdain faisait de la prose sans le savoir, préside aussi sans s'en douter aux transformations chimiques des albumines, des hydrates de carbone et des graisses, qu'il manipule dans ses casseroles.

Vous voyez que les questions médicales ne se résolvent pas seulement dans les laboratoires et sous le microscope ; le médecin trouve souvent un grand profit à étudier des petits faits de la vie courante, qui à première vue ne sembleraient pas devoir attirer son attention d'homme de science.

Le plan que je me suis proposé dans ces leçons ne me permet pas de faire de la bibliographie, et de discuter les raisons ou les théories des différents auteurs qui s'occupent de la physiologie et de la pathologie des organes digestifs. Aussi, jusqu'à présent, je ne vous ai fait que très peu de citations, mon but étant de vous donner des notions générales, dans l'espérance aussi que ces dernières vous inciteront à reprendre ces questions plus en détail.

Mais je ne puis passer sous silence un ouvrage qui, à mon avis, devrait être lu et relu par tout médecin praticien.

Je vous nomme la *Physiologie du goût* de Brillat-Savarin.

L'auteur (1755-1826) n'était pas un médecin, mais un érudit magistrat, conseiller à la Cour de cassation de Paris. Il avait donné à son ouvrage le sous-titre de : « Méditations de gastronomie transcendante ».

En effet, il réunit dans ce volume les observations de toute une vie.

Le ton léger et spirituel qu'il donna à ces observations, si parfaites, dut lui nuire auprès des savants médecins de l'époque, qui probablement n'attribuèrent à ce travail qu'une valeur minime, comme à une œuvre d'amateur.

Et notre époque n'a conservé la mémoire de Brillat-Savarin que comme une sorte de gourmand et de gourmet, uniquement occupé à faire bonne chère. Or, quand on lit cet ouvrage, écrit vers 1820, et qu'on le juge à la lumière de nos connaissances physiologiques actuelles, on s'aperçoit bien vite que l'auteur est un observateur de tout premier ordre. Je dirai même qu'il a le don d'observation qu'on se plaît à reconnaître aux plus grands cliniciens de toutes les époques.

Son livre n'est pas seulement une étude de la physiologie du goût, mais un tableau complet de la physiologie de la digestion gastro-intestinale, de l'assimilation et de la nutrition des tissus.

Si on se reporte à cette époque, où la médecine officielle n'avait que des notions assez vagues ou fausses sur les processus digestifs, on reste étonné de voir un simple observateur comme Brillat-Savarin comprendre le travail de la digestion gastro-intestinale comme on peut le faire aujourd'hui, aidé par les expériences de la physiologie expérimentale.

Aussi ce livre d'observations physiologiques pourrait-il servir de modèle pour l'observation clinique. Lorsqu'on y rencontre une erreur de fait, on peut être sûr qu'elle est d'origine officielle : elle est empruntée à un ouvrage médical de l'époque ou à une discussion de l'Académie de médecine.

Je vous recommande donc expressément de lire ce livre extraordinaire. Vous y puiserez la méthode pour l'observation physiologique, psychologique et même clinique, avec des aperçus philosophiques de haute valeur.

Vous y trouverez aussi des notions de thérapeutique, qui ressemblent beaucoup à celles qui sont décrites dans les ouvrages des psychothérapeutes actuels.

Et quand vous l'aurez lu pour votre instruction physiologique, vous le relirez pour le plaisir de lire le français le plus pur et le plus élégant qui ait été écrit.

Du reste, un savant de grande renommée, Karl Vogt, auteur des *Lettres physiologiques*, en a indiqué toute la valeur en le traduisant en langue allemande.

Si nos malades n'ont pas toujours besoin d'une cuisine de gourmet, il est indispensable de leur donner des aliments préparés avec des matières premières de la meilleure qualité.

Avec du lait, des œufs et des farineux, on pourra préparer les mets les plus succulents et les plus appétissants, à la condition d'employer du bon lait, des œufs frais et des farineux de premier choix. Mais ces conditions ne seraient pas encore suffisantes, si la plus grande propreté ne présidait pas à la confection de ces aliments.

A la campagne, où ces matières premières se trouvent dans les meilleures conditions, vous verrez souvent les mets être très médiocres, parce qu'ils auront été préparés sans beaucoup de soins et dans des ustensiles peu propres. Les vraies ménagères savent combien le lait, par exemple, est une denrée délicate ; le simple voisinage de substances mal odorantes lui communique une odeur et une saveur plus ou moins désagréables. Il en est de même pour les œufs. En dehors des procédés culinaires, nous pouvons dire qu'une bonne ou mauvaise cuisine dépend surtout du plus ou moins de propreté qui préside à sa confection, au point de vue des ustensiles comme à celui des manipulations.

Doit-on, ou ne doit-on pas ajouter des épices aux aliments? Cela dépend du genre d'affection dont souffre le malade. Lorsque nous sommes en présence d'une affection de nature irritative, gastrite aiguë, ulcération, névrose gastrique, irritabilité de la muqueuse, se traduisant par de l'hyperchlorhydrie, nous proscrivons l'usage des épices. Tandis que nous les permettrons, en quantité modérée, chez les malades dont le système digestif glandulaire a besoin d'être stimulé, comme par exemple dans certaines anémies, ou dans la convalescence de maladies aiguës ; dans ces cas, on peut permettre l'usage modéré du poivre, moutarde, piment, girofle, muscade, vanille, etc.

QUINZIÈME LEÇON

PTOSE ET MALPOSITIONS DE L'ESTOMAC.

Causes. — Corset. — Vêtements. — Grossesses. — Palpation. — Percussion. — Insufflation. — Néphroptose. — Côte mobile. — Traitement. — Gymnastique. — Sangle élastique.

Causes. — Depuis longtemps les anomalies de position de l'estomac et des organes abdominaux avaient frappé les anatomistes. Cruveilhier (1791-1874) attribue déjà l'abaissement de l'estomac à un corset trop serré. Bien avant lui, Morgagni (1682-1771) signale comme cause de maladie les malpositions de l'estomac. Pendant ces vingt dernières années on s'est beaucoup occupé à décrire et à expliquer la genèse de ces dislocations des organes abdominaux. Glénard (de Lyon) leur a donné le nom de ptose ; il a décrit abondamment la gastroptose, l'entéroptose, la néphroptose, etc. — et la splanchnoptose lorsque tous les organes contenus dans l'abdomen sont abaissés (Pl. IV).

Corset. — On a longtemps discuté pour connaître la cause de ces déplacements, et la plupart des auteurs l'ont attribuée au port du corset.

Je ne m'attarderai pas à vous décrire tous les arguments qui militent en faveur de cette opinion, et qui sont valables dans bien des cas, surtout dans les grandes villes.

Vêtements. — A mon avis, le corset n'est pas le seul coupable, car d'un côté vous pouvez voir des femmes qui, toute leur vie, ont emprisonné leur taille dans un corset très

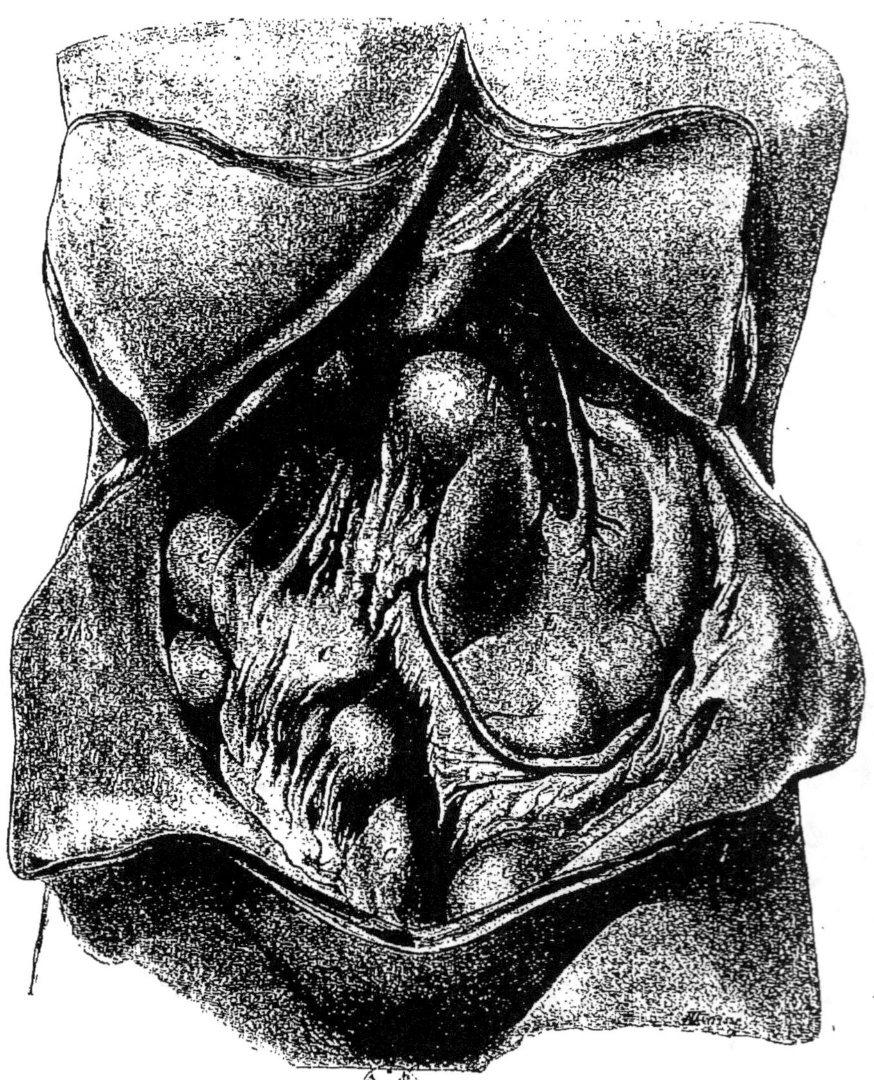

PLANCHE IV. — Estomac vertical.

F, foie ; VB, vésicule biliaire ; R, rein droit abaissé ; CC', côlon transversal et abaissé ; EIAS, épine iliaque antéro-supérieure ; l'estomac E semble suspendu à ses pédicules vasculaires (Dessin emprunté à Hartmann).

serré, et chez lesquelles on ne trouve pas d'abaissement des organes abdominaux, tandis que la splanchnoptose est plus fréquente à la campagne qu'à la ville. J'ai pu me convaincre de ce fait par des milliers d'examens de position de l'estomac, au moyen de l'insufflation stomacale telle que je vous l'ai décrite dans une leçon précédente (Pl. V). Vous savez que la clientèle de notre hôpital est constituée à peu près à égalité de citadins et de campagnards. Pendant plusieurs années j'ai accumulé les graphiques d'insufflation de l'estomac, puis je les ai classés par sexe et par rang d'âge. Voici les conclusions pratiques auxquelles je suis arrivé.

La gastroptose vraie est rare chez l'homme, tandis que la dilatation simple y est fréquente. La première se remarque seulement chez les individus nerveux et débilités.

La gastroptose (et splanchnoptose) est très fréquente chez la femme. Entre vingt et trente ans, 80 p. 100 de ces malades du tube digestif présentaient la grande courbure en dessous de l'ombilic ; à partir de quarante ans, toutes présentaient cet abaissement très caractérisé et progressif, car avec l'âge la ptose se prononce de plus en plus.

Plus de la moitié de ces malades étaient des campagnardes n'ayant jamais porté de corset à la façon des citadines ; par contre, le poids de leurs vêtements (jupons, robes, etc.), liés autour de la taille par des cordons divers, était en moyenne de 4 kilogrammes. Cette façon de suspendre les vêtements est aussi défavorable que le port du corset.

Mais j'ai la conviction très ferme que la cause de toutes les dislocations abdominales doit être attribuée à la disparition progressive des muscles en ceinture de l'abdomen, principalement des grands et petits obliques et transverse, comme aussi à la distension des aponévroses dont ces muscles sont les tenseurs. Toute cause qui favorise l'affaiblissement des muscles de la paroi abdominale provoque aussi la chute des organes qui y sont contenus.

Grossesses. — La cause principale de la diminution de tonicité des parois abdominales est certainement la grossesse, et le degré de splanchnoptose est le plus souvent en rapport direct avec le nombre des accouchements.

C'est chez les femmes qui ont eu plusieurs grossesses qu'on remarque ces parois abdominales flasques et molles, où toutes les couches ont subi une atrophie considérable.

La peau est amincie et sans consistance, les aponévroses n'offrent plus leur résistance ordinaire, et les muscles ont presque totalement disparu. Les grands droits se maintiennent plus longtemps. Mais ils sont quand même fort diminués et le plus souvent écartés. Cet écartement se remarque surtout bien quand, une telle malade étant couchée, on lui fait prendre la position assise. Pendant ce mouvement, les grands droits de l'abdomen se contractent, mais leurs aponévroses, distendues et amincies, sont incapables de maintenir en place le paquet gastro-intestinal, qui fait saillie dans l'interstice de la ligne blanche.

C'est ce qu'on a appelé une éventration.

Palpation et percussion. — En palpant un tel ventre, on introduit facilement la main dans l'interstice des grands droits et on atteint directement, au travers de la peau et des aponévroses amincies, les anses intestinales et les autres organes de la région ; leur palpation est alors très facile et donne des renseignements précis sur leur position.

Il n'y a pas de splanchnoptose sans diminution de tonicité de la paroi abdominale, et cet abaissement des organes s'accompagne toujours de diminution dans la couche musculaire. On peut admettre que le degré de la ptose est toujours proportionnel à l'état d'atrophie des parois musculaires.

Pour se rendre compte de la ptose générale des organes abdominaux, il faut placer la main droite largement ouverte

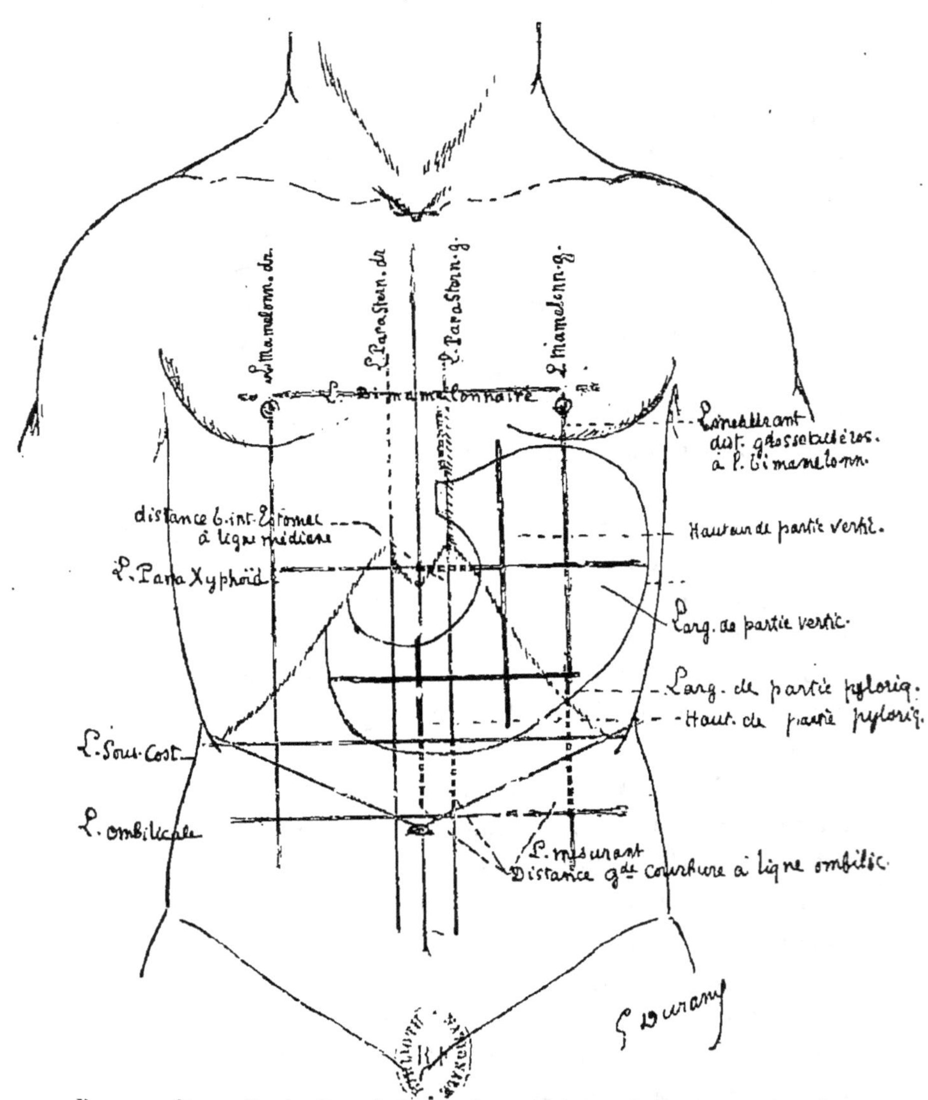

PLANCHE V. — Projection de la partie antérieure de l'estomac insufflé, sur la paroi antérieure (Soupault).

Lignes rouges = lignes de repère.
Lignes bleues = largeur des différentes parties de l'estomac.
Lignes ponctuées = distances des limites de l'estomac aux lignes de repère.

en dessous de l'ombilic, le malade étant debout, et reporter lentement en haut tout le paquet abdominal.

Le malade sent immédiatement un soulagement d'autant plus net que la ptose est considérable. Par contre, en laissant retomber brusquement l'abdomen, il éprouve un sentiment de malaise, qui peut aller jusqu'à la défaillance, si le mouvement a été trop brusque et surtout si la ptose est très prononcée.

La palpation et la percussion des organes abdominaux permettront de reconnaître la position.

La meilleure méthode pour déterminer exactement la situation de l'estomac est encore l'insufflation par la double poire, ainsi que je vous l'ai démontré dans une précédente leçon.

Par ce procédé, on fixera d'emblée la situation et la grosseur de l'estomac, c'est-à-dire qu'on fera du même coup le diagnostic différentiel entre la ptose et la dilatation stomacale (Pl. VI et VII).

L'insufflation facilite aussi la palpation et la percussion d'autres organes, du foie principalement, dont on peut mieux sentir le rebord. Du reste, on peut dire que le degré d'abaissement de l'estomac indique aussi celui des autres organes.

L'examen par les rayons X comme nous l'avons interprété dans la troisième leçon donne des résultats équivalents.

Lorsqu'on recherche la position de l'estomac par le procédé du clapotement, on confond volontiers la dilatation avec la ptose.

Dans cette dernière, l'organe peut avoir des dimensions normales et peut être même plus petit.

Cela dépend de la façon dont fonctionne le pylore. Si l'organe se vide régulièrement entre les repas, il n'y aura pas de dilatation, et l'individu ne souffre pas de troubles stomacaux. Tandis qu'un obstacle au bon fonctionnement mécanique amène tous les troubles dont nous vous avons parlé dans les précédentes leçons. En d'autres termes, la ptose stomacale peut être arrivée à son maximum sans inconvénient pour l'individu, à condition que la fonction mécanique de l'estomac soit conservée. Nous voyons très souvent des femmes de la campagne avoir un grand abaissement de l'estomac, sans en éprouver de grands inconvénients.

Par contre, il suffit, dans ces cas, d'un minime obstacle au pylore, pour voir se développer rapidement des troubles de rétention très désagréables. Nous voyons très souvent ces phénomènes se produire après une maladie intercurrente, comme la grippe, par exemple, qui a pour effet d'affaiblir le système musculaire en général, et la musculature lisse en particulier.

Dans ces cas, la couche musculaire propre de l'estomac souffre toujours et sa tonicité diminue.

Immédiatement le malade voit les fonctions mécaniques de son estomac fortement entravées et des troubles digestifs se manifestent.

En dehors de ces cas, les troubles digestifs provoqués par la ptose sont aussi attribuables à des causes mécaniques. Le pylore, qui se trouve normalement placé à la partie déclive, se trouve reporté en haut par rapport au reste de l'organe, qui va s'abaissant toujours dans l'abdomen. Il arrive que, dans la station debout, l'estomac ne se vide qu'avec difficulté, et même on observe qu'il ne se vide complètement que pendant la nuit, le malade étant couché. Dans ces cas, nous voyons se développer tous les symptômes que nous avons décrits lorsque nous nous sommes occupé des altérations dans la fonction mécanique de l'estomac. Nous emploierons donc les mêmes procédés d'examen, et nous en tirerons les mêmes conclusions diagnostiques et thérapeutiques que je vous ai exposées plus haut.

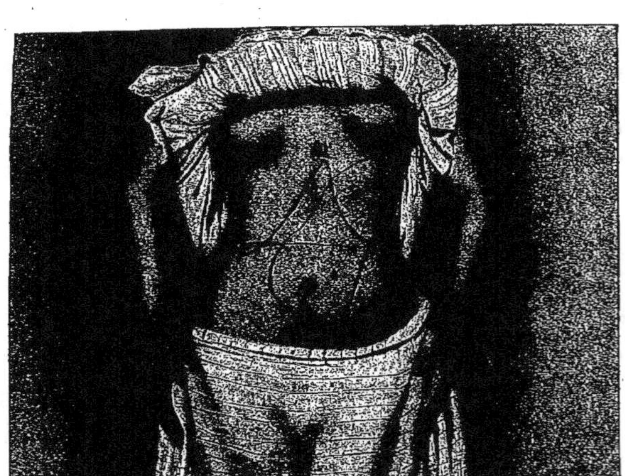

,PLANCHE VI. — Estomac vertical non dilaté, après insufflation (Soupault).

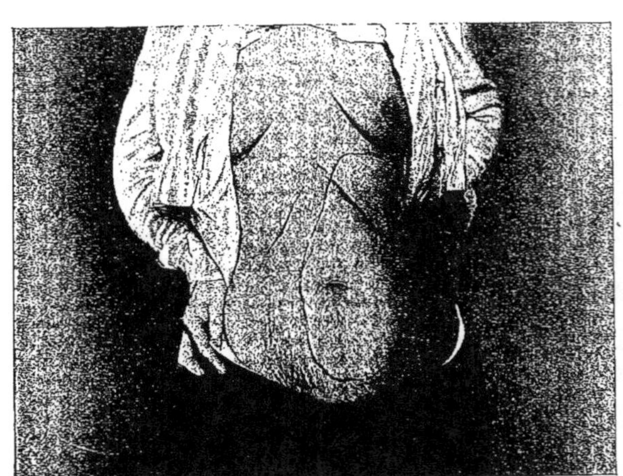

PLANCHE VII. — Estomac vertical dilaté, après insufflation (Soupault).

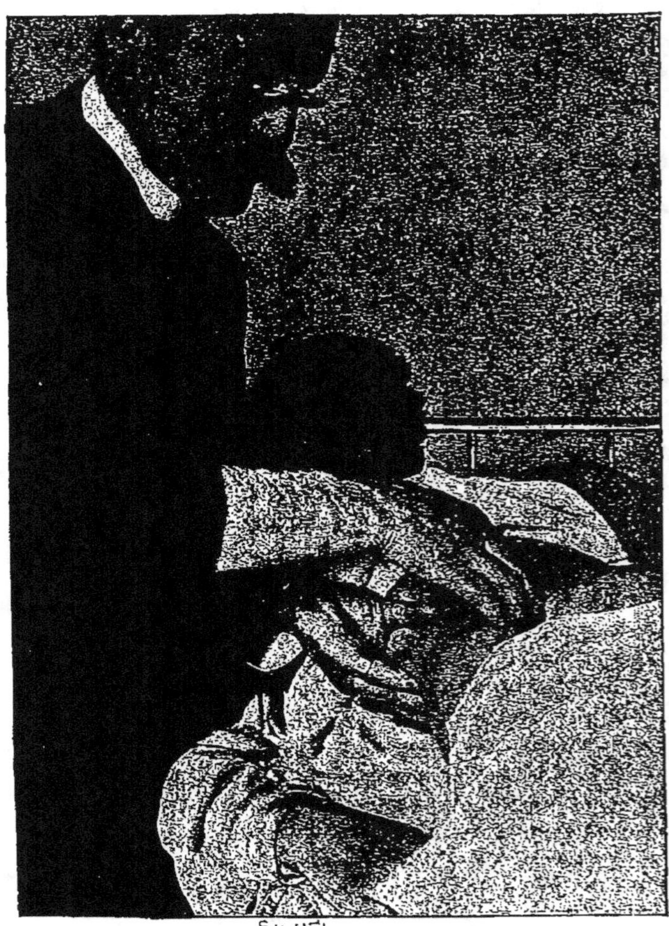

Planche VIII. — Procédé du Dr Soupault pour la palpation du foie.

Je ne fais pas une grande différence entre les diverses positions de l'estomac décrites par les auteurs qui ont distingué entre l'estomac vertical, transversal, poussé à droite ou à gauche. L'insufflation vous démontre la forme et la position réelles, et l'examen de la fonction vous renseigne sur la thérapeutique à instituer.

Comme je vous l'ai dit, la ptose stomacale s'accompagne toujours de l'abaissement proportionnel des autres organes abdominaux. Vous constaterez toujours un abaissement du foie, que vous trouverez en palpant son bord libre, en dehors des muscles grands droits de l'abdomen. Cette palpation est facile en suivant les indications de vos manuels d'examen du malade ; il est aussi très facile de délimiter cet organe par la percussion, surtout quand on fait placer le malade légèrement sur le côté gauche. Il vous arrivera quelquefois de trouver le foie dans les situations les plus anormales, venant par exemple jusque dans la fosse iliaque. Dans ces cas, les parois abdominales sont très atrophiées et vous pourrez assez facilement redresser l'organe et le reporter en haut dans sa situation normale (Pl. VIII, IX et X).

Inutile de vous dire que, sitôt qu'on ne soutient plus le foie avec la main, il reprend sa position défectueuse.

Néphroptose. — Le rein joue aussi un grand rôle dans ces ptoses, et on a attribué à ce symptôme une importance à mon avis exagérée.

Nous trouvons un déplacement du rein droit (rein flottant, rein mobile) accompagnant la chute de l'estomac, et en général il est d'autant plus mobile que la splanchnoptose est plus accentuée (Pl. XI et XII). C'est vous dire aussi que vous constaterez cette anomalie bien plus souvent chez la femme que chez l'homme. On a voulu distinguer quatre stades dans la néphroptose, suivant le degré d'abaissement et de mobilité ; mais cette division est tout artificielle. On peut trouver tous les stades, depuis le moment où le rein peut être senti à la palpation bimanuelle pendant une inspiration profonde, jusqu'à la période où, s'abaissant de plus en plus dans la cavité abdominale, on arrivera à le palper jusque dans la fosse iliaque droite.

On a même signalé un rein dans le sac d'une hernie ombilicale.

Il est très remarquable de voir combien cette dislocation rénale trouble peu le fonctionnement de l'organe.

Il est rare aussi que la malade accuse des douleurs de ce côté ; à condition toutefois qu'elle ne soit pas avertie de cette ptose.

Mais, sitôt qu'elle sera renseignée, par un médecin heureux de trouver un symptôme objectif à effet, cette même malade attribuera toutes les douleurs, vraies ou imaginaires, au déplacement de son rein. Si elle appartient au groupe des névrosées, dont nous nous sommes occupé dans nos premières leçons, elle sera hantée par l'idée de ce rein flottant et lui attribuera tous ses malaises.

Le plus souvent elle n'hésitera pas à se confier à un chirurgien qui lui proposera une opération pour fixer l'organe à sa place normale.

Cette néphropexie est, je crois, bien inutile, car elle ne remédie en rien à la ptose générale, et ne peut avoir sur la malade qu'un effet suggestif, qu'il serait tout aussi facile d'obtenir par les moyens ordinaires. Comme règle générale, je vous engage beaucoup à ne jamais parler de rein mobile à ces femmes névrosées, atteintes de splanchnoptose. Si vous craignez qu'on vous accuse plus tard de l'avoir méconnu, parlez-en dans des termes qui n'effraient pas la malade. Quand vous lui aurez dit que ce déplacement rénal est un incident de la ptose générale et que par lui-même il n'a pas une signification particulière, vous aurez rassuré votre malade et elle ne songera pas à s'en plaindre.

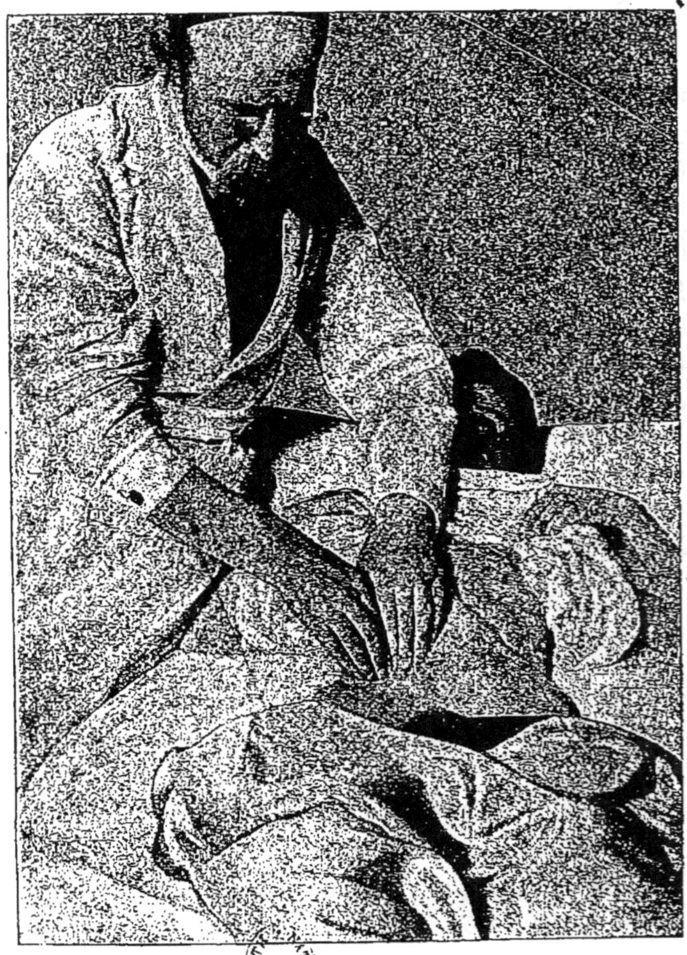

PLANCHE IX. — Procédé de Mathieu, palpation respiratoire. Le malade
abaisse son foie par une forte inspiration (Soupault).

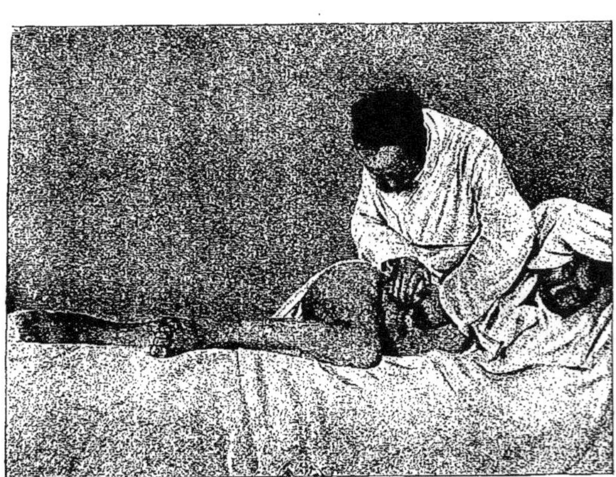

PLANCHE X. — Position du malade pour la palpation profonde du foie (Soupault).

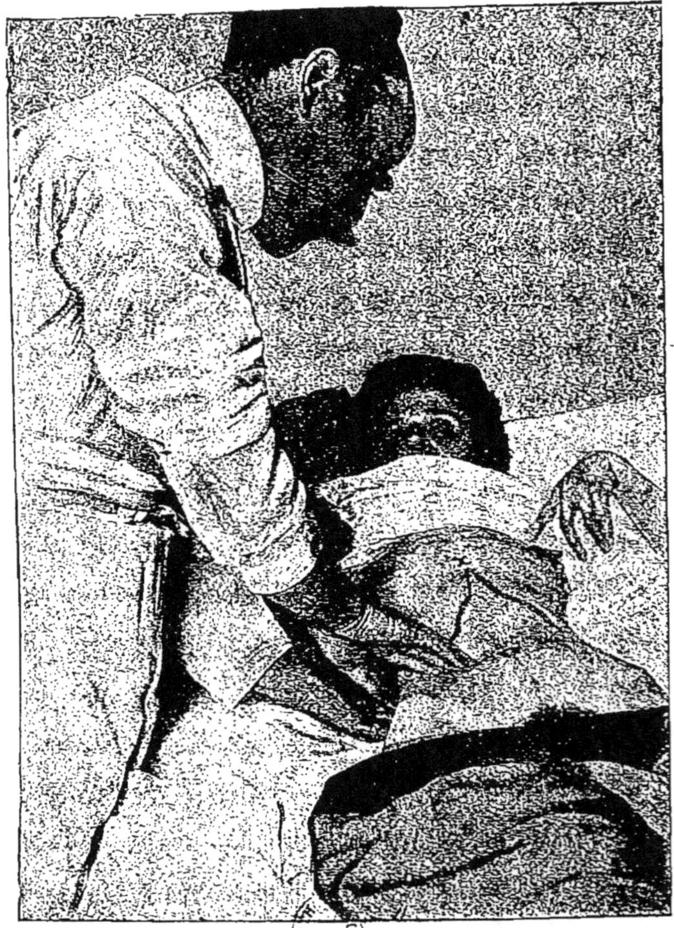

PLANCHE XI. — Premier temps de la palpation du rein (Soupault).

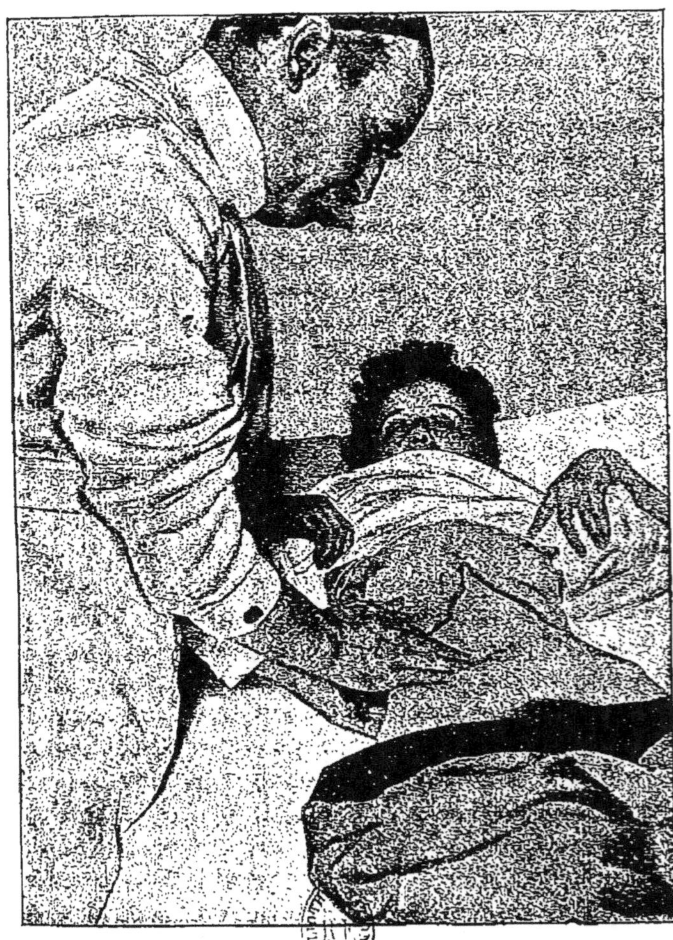

Planche XII. — Deuxième temps de la palpation du rein (Soupault)

C'est ainsi que j'ai procédé depuis que j'ai reconnu que cette néphroptose accompagnait toujours la splanchnoptose sans en aggraver le pronostic, et j'ai toujours vu aussi que mes malades n'avaient aucune tendance à lui attribuer plus d'importance que moi-même.

Chaque année, on voit paraître au moins un volume sur la néphroptose et ses conséquences. Vous y verrez le rein mobile accusé d'être la cause de folie, céphalalgie, neurasthénie, insomnie, déchéance mentale et d'autres troubles du système nerveux, comme aussi de la dilatation de l'estomac. Méfiez-vous de ces conclusions outrancières, qui ont souvent pour but de persuader à de pauvres victimes qu'elles seront débarrassées de toutes leurs misères physiques par une petite opération chirurgicale. La simple observation clinique se charge de vous démontrer le peu de cas qu'il faut faire de ces affirmations de gens qui confondent trop facilement les effets et les causes.

Côte mobile. — On a aussi signalé la mobilité des onzième et douzième côtes (*costa fluctuans*), et Stiller a voulu en faire un symptôme pathognomonique de l'entéroptose et de la neurasthénie. Mon avis est que ce symptôme n'a ni plus ni moins de signification que n'importe quel autre, commun à la splanchnoptose. Mais il confirme encore mon opinion que la splanchnoptose est causée uniquement par l'affaiblissement de la paroi musculaire de l'abdomen, si on veut bien se souvenir que le grand et le petit obliques, de même que le transverse, y prennent une partie de leurs insertions. Tant que ces muscles et leurs aponévroses sont normaux, les onzième et douzième côtes sont fortement assujetties, mais elles deviennent mobiles en raison directe de la disparition de ces muscles.

Je ne vous parlerai pas plus longtemps de ces dislocations abdominales, qui ont donné lieu à des descriptions très compliquées, surtout au point de vue des ligaments suspenseurs, qui vont s'allongeant d'après le degré de la ptose. Je n'ai jamais vu que, dans la pratique, ces constatations fussent bien utiles, et je les passe sous silence ; vous en trouverez la description dans de nombreux ouvrages spéciaux. Mais je dois vous dire que vous retrouverez bien souvent ces ptoses chez les malades névrosés, et que la psychothérapie doit en tenir compte si elle veut arriver à un résultat définitif.

Traitement. — *Gymnastique*. — Quant à la thérapeutique de ces affections, sa tâche est toute tracée : elle consiste à faciliter la réfection musculaire, et principalement des muscles obliques et transverses. Pour cela, il faut faire faire au malade les mouvements abdominaux commandés par ces muscles, en faisant exécuter matin et soir une série de flexions et de redressements du tronc, soit assis, soit debout ; puis des mouvements de torsion du tronc à droite et à gauche. On termine par des mouvements de rétraction du ventre en expiration.

On commencera par une série de dix mouvements pour chaque exercice, puis on augmente graduellement jusqu'à vingt ou trente, matin et soir, mais pendant plusieurs mois.

Chez les personnes jeunes, la musculature se reforme avec une extrême facilité, et de mois en mois vous constaterez un changement très appréciable dans la tonicité des parois abdominales.

A partir de quarante ans, cette réfection marche plus lentement, mais elle est cependant efficace. Ces exercices ont du reste un effet excellent sur les fonctions de l'intestin qu'ils régularisent.

Sangle élastique. — En attendant la réparation musculaire, on fera porter une ceinture élastique qui soutiendra l'abdomen. Ces dernières années, on a proposé de nombreux corsets, ceintures et autres appareils destinés à combattre la splanchnoptose. J'en ai examiné beaucoup et essayé plusieurs, j'en suis toujours revenu à la sangle élastique de Glénard, qui constitue encore le meilleur moyen de remplacer les muscles abdominaux. Vous savez qu'elle est constituée par une simple bande élastique de 12 centimètres de largeur qu'on applique en dessous de l'ombilic et qu'on serre par des agrafes appropriées. La pression exercée doit être assez forte pour que l'élastique soit toujours en tension. Si l'abdomen est trop peu volumineux pour que l'on puisse obtenir cet effet, on adaptera à la ceinture des coussinets aussi élastiques que possible, de manière à appuyer fortement les parois abdominales.

Pour que ces ceintures aient tout leur effet, la malade doit faire porter le poids de ses vêtements sur les épaules, soit au moyen de bretelles, soit par une taille à épaulettes, sur laquelle viendront s'agrafer les jupes et la robe. Donc le poids des vêtements doit être supporté par les épaules et non pas par l'abdomen, comme c'est le cas pour les vêtements de la femme. Chaque malade doit s'ingénier à mettre ce principe à exécution.

Lorsque ces prescriptions sont bien appliquées, le soulagement est immédiat, et la malade ne songe plus à se passer de ces moyens de contention.

SEIZIÈME LEÇON

LES GASTRITES.

Lésion anatomique. — Hyperémie physiologique et pathologique de la muqueuse. — Gastrite parenchymateuse aiguë et chronique. — Gastrite interstitielle. — Gastrite mixte. — Gastrites par élimination. — Traitement.

Nous allons maintenant passer en revue un certain nombre d'affections stomacales présentant des symptômes plus ou moins bien définis, correspondant quelquefois à des lésions anatomo-pathologiques ayant permis de faire une classification de ces différentes maladies.

Je vous ai répété à satiété dans les leçons précédentes que la fonction mécanique de l'estomac était de beaucoup la plus importante. Aussi longtemps que cette fonction d'évacuation rythmique est normale, l'estomac peut être le siège de lésions fort avancées, sans que le malade éprouve des malaises très accentués du côté de la digestion stomacale. Il pourra dépérir et se cachectiser lentement, puis mourir, sans avoir eu à se plaindre plus spécialement de son estomac. La fonction chimique, par exemple, peut être complètement anéantie, comme dans la *linite plastique*, ou l'atrophie totale de la muqueuse, sans que le malade éprouve de sensations gastriques désagréables. Les aliments passent dans l'estomac sans être modifiés et vont subir la digestion intestinale, qui assumera dans ces cas toute la besogne incombant normalement à l'estomac et à l'intestin.

Les opérations chirurgicales qui suppriment l'estomac

nous ont montré qu'au besoin on pouvait se passer de la digestion stomacale.

Tandis qu'il suffit de la plus petite altération dans le fonctionnement du pylore, pour voir se manifester des symptômes graves d'intolérance gastrique.

Une simple petite ulcération placée sur la partie la plus active du pylore suffira pour désorganiser complètement la fonction digestive, soit chimique, soit mécanique.

J'appuie sur ces faits pour bien vous faire comprendre que le clinicien a un bien plus grand intérêt à faire tout d'abord le diagnostic de la fonction, le diagnostic anatomique n'étant certainement pas à négliger, mais ne jouant bien souvent qu'un rôle secondaire, surtout au point de vue thérapeutique.

Cela est surtout vrai pour les affections stomacales qu'on appelle les gastrites ou catarrhe stomacal.

Lésion anatomique. — Le mot de gastrite implique une lésion anatomique : celle qu'on retrouve dans toute inflammation d'un organe, puisque nous vivons toujours sous le régime des théories de l'inflammation. Je n'ai pas l'intention de vous faire l'anatomie pathologique de l'organe, je la suppose connue de vous et vous renvoie pour les détails aux ouvrages cités.

Les quelques préparations microscopiques que je place sous vos yeux suffiront pour raviver vos souvenirs (fig. 12, 13 et 14).

Dans un organe comme l'estomac, nous aurons d'abord à considérer la poussée inflammatoire du côté du système glandulaire.

Hyperémie physiologique et pathologique de la muqueuse. — Nous verrons que, par fonction physiologique, il se produit périodiquement, et suivant le nombre des repas, une augmentation dans l'activité circulatoire périglandulaire. Celle-ci va en augmentant progressivement, pour arriver à un point culminant, marquant l'apogée de la digestion stomacale, puis baissant petit à petit, pour cesser entre deux périodes digestives. Que cet état de travail soit prolongé ou excessif à cause de la quantité ou de la qualité de la nourriture, nous aurons déjà un état voisin de celui de l'inflammation permanente, appelée gastrite.

Mais, dans ce cas, l'état inflammatoire se propage aux autres tissus constituant l'organe, à la sous-muqueuse, au tissu conjonctif, et même aux couches musculaires. Nul doute que l'état de travail continu et sans trêve de l'estomac puisse produire l'état de gastrite. Mais il n'est pas possible de saisir exactement la limite entre l'hyperémie physiologique et l'état d'inflammation pathologique.

L'histologie et l'anatomie pathologiques de ces inflammations sont connues, et elles ne diffèrent pas beaucoup des changements et altérations qu'on observe pendant l'hyperémie physiologique de la digestion, c'est-à-dire une certaine turgescence de la muqueuse, avec hyperactivité glandulaire, se traduisant par un gonflement des cellules des tubuli, mais n'ayant pas un caractère bien différent de celui qu'on observe dans toute glande en activité. Les produits de la sécrétion peuvent être exagérés soit en quantité, soit en qualité. Nous observerons alors une hyperchlorhydrie, ou une hyperpepsie. Mais là encore nous aurons beaucoup de peine à fixer une limite entre la fonction physiologique exagérée et le début d'un état pathologique.

Nous pourrons faire les mêmes remarques pour l'activité sécrétoire des glandes à mucus. Nous savons que physiologiquement la sécrétion muqueuse suit assez exactement la sécrétion chlorhydro-peptique, et qu'elle est de même commandée par la qualité et la quantité des aliments qui entrent dans l'estomac. Ce mucus est chargé de protéger la muqueuse contre un suc gastrique hyperacide, mais aussi et surtout il facilite le glissement de la bouillie alimentaire au travers du pylore. Le nom de catarrhe gastrique muqueux a été plus spécialement donné à cette exagération de sécrétion muqueuse, mais vous voyez déjà qu'il est synonyme de gastrite.

Gastrite parenchymateuse aiguë et chronique. — Les anatomo-pathologistes se sont donné beaucoup de mal pour essayer d'établir une division des gastrites sur l'état des tissus dans ces différentes altérations.

Ils ont naturellement décrit une gastrite parenchymateuse aiguë ou chronique, et une gastrite interstitielle, tout en décrivant aussi une gastrite mixte. Cette classification, qui peut être correcte au point de vue anatomique, ne nous donne aucune indication au point de vue clinique. Je veux dire par là que nous trouvons très souvent, à l'autopsie, des

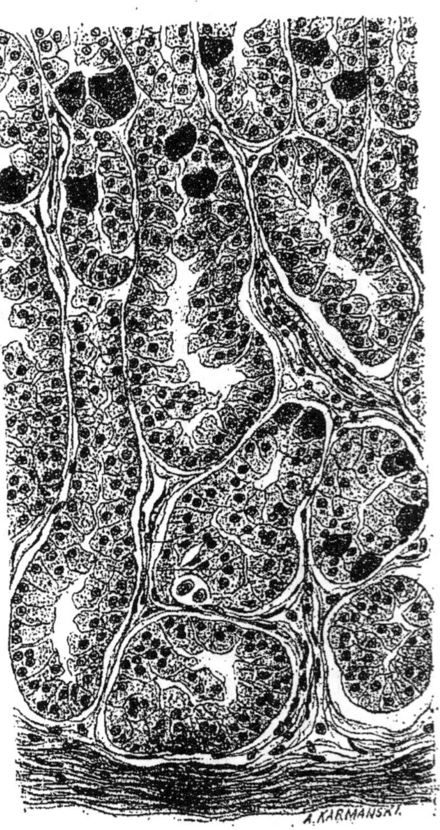

Fig. 12. — Portion d'une coupe de la région peptique pratiquée perpendiculairement à la surface. — Parties profondes de la muqueuse. On voit en bas la *muscularis mucosæ* et au-dessus les culs-de-sac des glandes. — *Gastrite parenchymateuse pure.* — Multiplication des cellules principales. — Peu de cellules de bordure. — A la limite supérieure du dessin, on voit ces cellules hypertrophiées, à noyaux multiples. Grossissement : 234 diamètres (G. Hayem et G. Lion).

muqueuses stomacales présentant toutes les lésions macro-

et microscopiques des gastrites, et qui n'ont provoqué, du vivant de l'individu, aucun symptôme apparent.

Je puis donc affirmer que toutes ces divisions des gas-

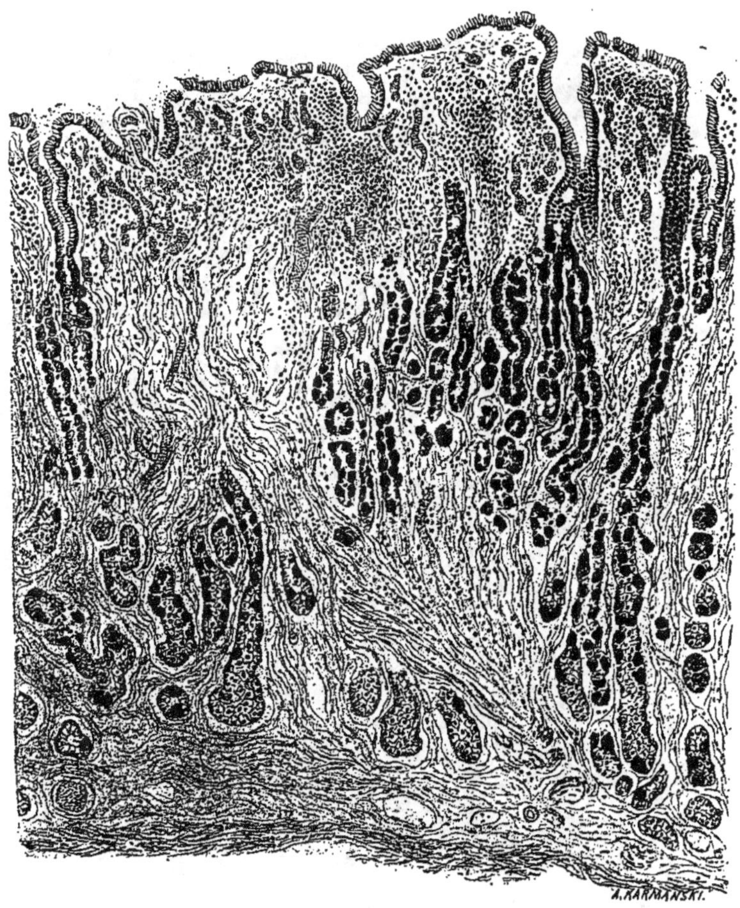

Fig. 13. — Coupe de la région peptique montrant la gastrite avec prédominance des lésions interstitielles (G. Hayem et G. Lion).

trites, en parenchymateuses, hyperpeptiques ou hypopeptiques, muqueuses, atrophiques, etc., basées seulement sur la lésion anatomique, n'ont que très peu de valeur au point de vue clinique, et elles ne nous renseignent nullement sur la fonction digestive stomacale du vivant de l'individu.

Aussi, lorsque j'entends poser si souvent et si facilement

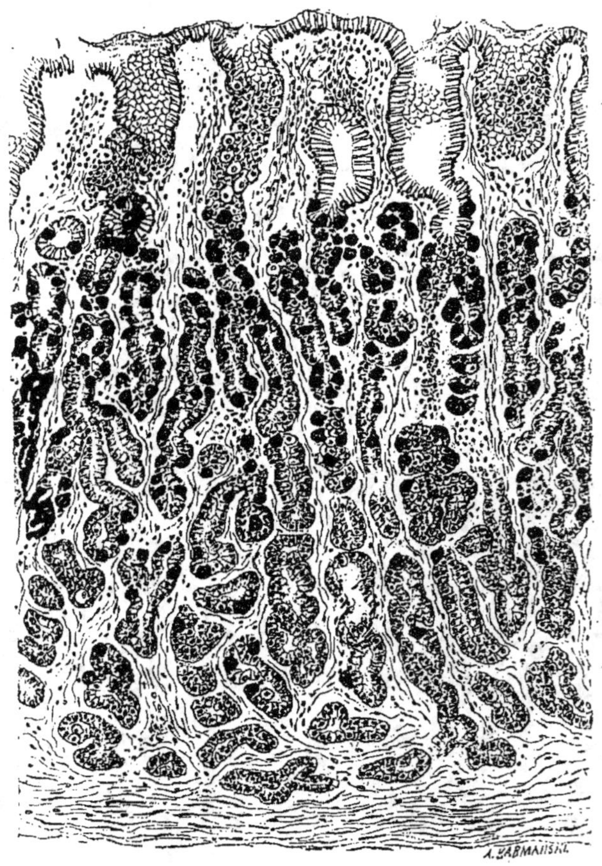

Fig. 14. — Coupe de la région peptique montrant les lésions de gastrite mixte (G. Hayem et G. Lion).

le diagnostic de gastrite ou de catarrhe stomacal, j'accorde à ces dénominations la même valeur qu'à celle de dyspepsie.

Ce sont là des appellations vagues qui englobent à peu près toutes les affections de l'estomac, passagères ou défénitives.

A côté de cès gastrites simples primaires, on admet aussi des gastrites secondaires à d'autres altérations pathologiques soit dans l'estomac, soit dans tout autre organe. Ainsi on décrit des gastrites toxiques, infectieuses, phlegmoneuses, etc.

La physiologie normale de la fonction de l'estomac va encore nous renseigner sur la manière de comprendre ces diverses gastrites.

Gastrites par élimination. — Vous savez que lorsqu'on injecte une certaine dose de morphine sous la peau, on retrouve, une demi-heure après, la moitié de cette dose dans l'estomac.

Il faut admettre que la muqueuse stomacale a éliminé une partie de cette morphine dans l'estomac, tout comme la muqueuse intestinale en a aussi éliminé une partie dans l'intestin. Cette voie d'élimination est normale pour une foule de substances introduites sous la peau.

Tant que la dose de la substance ainsi éliminée n'est pas trop forte, la muqueuse stomacale ne paraît pas en souffrir beaucoup. Tandis qu'elle est plus ou moins fortement irritée et hyperémiée si les substances qu'elle doit éliminer sont en trop grande abondance ou trop toxiques. Nous observons quelquefois ces gastrites toxiques par élimination dans certains cas d'urémie caractérisés par des vomissements incoercibles. Si on examine le contenu stomacal, on remarque souvent une odeur ammoniacale assez prononcée, et si on fait l'analyse de ce liquide, on lui trouve une composition assez analogue à celle de l'urine. En somme, c'est de l'urine qui, n'ayant pu s'éliminer par le rein devenu insuffisant, cherche une voie d'élimination par la muqueuse de l'estomac, tout comme par celle de l'intestin où elle provoque la diarrhée des urémiques.

Si nous examinons la muqueuse, nous la trouverons fortement hyperémiée ; et lorsque cette élimination intempestive est poussée à son maximum, nous pouvons observer un grand nombre d'hémorragies punctiformes, et quelquefois même des ulcérations assez étendues.

Nous avons plusieurs fois reproduit· cette gastrite toxique avec ulcérations, en injectant à un lapin une certaine quantité du contenu stomacal d'un urémique.

C'est ainsi qu'o n peut s'expliquer les gastrites qu'on observe à la suite des maladies infectieuses. Dans ces cas, le processus ulcératif, généralement discret, peut se transformer en ulcérations intéressant la muqueuse et la sous-muqueuse, pouvant même provoquer des décollements assez étendus. On parle dans ces cas de gastrite phlegmoneuse. Il faut ajouter que ce sont des cas assez rares.

Nous remarquons les mêmes phénomènes sur la muqueuse intestinale dans les empoisonnements par le mercure, quelle que soit la voie d'introduction. De même qu'une trop forte dose d'un sel de fer soluble, introduite sous la peau, donnera aussi des ulcérations de la muqueuse intestinale.

A côté de ces gastrites par élimination, il peut s'en produire aussi par action directe, lorsqu'une substance irritante arrive en contact avec la muqueuse. Si nous voulons en prendre un exemple dans la vie journalière, nous verrons que l'usage du poivre, de la moutarde ou d'autres épices ajoutés aux aliments n'ont pas d'autre but que de stimuler la sécrétion gastrique en irritant tout le système glandulaire. Il suffira d'introduire dans l'estomac une dose exagérée de ces substances pour produire une plus forte irritation qu'on pourra appeler gastrite aiguë. Et c'est bien ainsi que s'installe la gastrite chronique qu'on observe chez les gros mangeurs et buveurs.

Si maintenant nous examinons les symptômes provoqués par ces inflammations, nous les trouverons toujours les mêmes, et plus ou moins accentués suivant le degré de l'inflammation. C'est en général la perte de l'appétit, des renvois, un sentiment de lourdeur à l'épigastre, avec pyrosis, puis des vomissements muqueux ou acides, etc. Mais nous remarquons ces mêmes symptômes dans la plupart des affections de l'estomac, même sans gastrite, comme nous l'avons vu dans la grande classe des névrosés dont nous nous sommes occupé dans les premières leçons.

C'est donc perdre son temps que de vouloir étudier et décrire en détail tous ces symptômes, puisqu'ils ne nous permettent pas d'arriver à un diagnostic précis, utilisable pour fixer la thérapeutique. Tandis que le diagnostic de la fonction de l'organe, comme je vous l'ai décrit, est le seul capable de nous indiquer le traitement.

On a pu dire que le diagnostic de gastrite était, de toute la pathologie stomacale, le plus difficile à poser. Je veux bien le croire, puisqu'une gastrite, surtout chronique, peut passer complètement inaperçue du malade et du médecin, tant que le pylore est normalement perméable. Elle ne se révélera quelquefois que lorsqu'un gonflement de la muqueuse pylorique vient obstruer le passage, et provoque des troubles mécaniques

Traitement. — Dans les cas bien précis de gastrite aiguë, de n'importe quelle origine, nous trouverons l'organe douloureux dans toute son étendue, avec maximum à l'épigastre. Si nous pouvons trouver la cause de la gastrite, nous aurons du même coup l'indication thérapeutique.

Ainsi, dans la gastrite toxique, le lavage de l'estomac à l'eau tiède, répété aussi souvent qu'il sera nécessaire, sera le procédé de choix. La diète sera absolue pour le premier et le second jour, pendant lesquels on placera sur l'épigastre soit un cataplasme de farine de lin, soit des compresses chaudes.

Lorsque les accidents aigus sont à leur déclin, on donnera des boissons mucilagineuses, telles qu'un potage au tapioca, au gruau préparé à l'eau, avec adjonction d'un peu de beurre et de sel. A partir du quatrième ou cinquième jour, la diète sera la même que celle que je vous décrirai dans le traitement des processus ulcératifs de l'estomac.

Du reste, pour la pratique nous comprenons les gastrites et les processus ulcératifs de l'estomac dans un seul et même chapitre, que nous exposerons dans la prochaine leçon ; nous y étudierons un enchaînement de lésions nous dictant une méthode thérapeutique raisonnée, suivant le stade de ces lésions.

DIX-SEPTIÈME LEÇON

PROCESSUS ULCÉRATIFS DE L'ESTOMAC.

Causes. — Formes. — Situation. — Symptômes. — Douleur. — Vomissement. — Hyperacidité. — Hémorragie et hématémèse. — Melæna. — Pseudo-hémorragies. — Périgastrite. — Adhérences. — Stricture du pylore. — Perforation.

Dans les livres classiques sur les maladies de l'estomac, on traite volontiers la question des ulcérations de la muqueuse de cet organe dans un chapitre intitulé : l'ulcère rond (*ulcus ventriculi rotundum, perforans, corrosivum, pepticum, rodens*, etc.). Quant à moi, je ne crois pas que la forme généralement arrondie de l'ulcère de l'estomac soit suffisante pour caractériser une affection ulcéreuse spéciale. La forme arrondie et cupulaire de l'ulcération gastrique est inhérente au milieu dans lequel elle se développe, car je suis certain que les sucs digestifs très actifs jouent un grand rôle comme agents corrosifs sur des petites ulcérations initiales de n'importe quelle forme (fig. 15).

Une simple fissure sera érodée par le suc gastrique et prendra toujours au bout d'un certain temps une forme plus ou moins arrondie. Autrefois, lorsqu'on faisait plus souvent que maintenant des gastrostomies, pour arriver à nourrir des malades atteints de strictures de l'œsophage, on remarquait au bout de quelque temps, au pourtour de la plaie épigastrique, une forte inflammation provoquée par l'action du suc gastrique sur la peau, et bien souvent aussi de petites ulcérations, qui présentaient peu à peu une forme ronde, avec tendance à s'agrandir, si on ne prenait pas des précautions spéciales pour empêcher un reflux trop facile du suc digestif par l'ouverture artificielle. C'est même cet inconvénient qui a dicté au chirurgien le procédé de la valve, permettant l'introduction de la nourriture, mais empêchant la sortie du contenu stomacal.

Causes. — Il est plus facile d'expliquer la forme arrondie de l'ulcération gastrique que de connaître les causes de sa formation première.

On arrive à produire des ulcérations gastriques expérimentales par plusieurs procédés mécaniques et chimiques. Celui qui consiste à provoquer des petites embolies dans les rameaux de la coronaire stomacale est le plus connu ; mais c'est aussi celui qui nous renseigne le moins sur la réelle pathogénie des processus ulcératifs. En effet, nous savons bien qu'en créant des ischémies par embolie nous condamnons ces territoires à la nécrose. Ces causes d'ulcérations par embolies, si elles existent, ne doivent pas être très fréquentes. Nous avons vu que la plupart des substances toxiques injectées sous la peau, et surtout le sublimé corrosif, l'arsenic, les sels de baryum et une foule d'autres substances, provoquent, lorsque la dose toxique est suffisante, des ulcérations gastro-intestinales. Nous obtenons les mêmes résultats en injectant une urine toxique dans le système veineux d'un animal quelconque.

Chez les individus atteints d'urémie, nous constatons volontiers des vomissements contenant une quantité très appréciable de sang ; et l'autopsie démontre aussi très souvent des petites ulcérations sur la muqueuse stomacale.

Nous sommes forcés d'admettre que les causes de l'ulcération sont multiples et assez fréquentes, mais nous ne savons pas pourquoi et dans quelles conditions ces ulcérations s'étendent en surface et en profondeur, jusqu'à devenir l'ulcère rond typique.

D'autre part, nous savons que les plaies chirurgicales de la muqueuse stomacale ont une grande tendance à la rapide guérison, même dans les cas où l'opération a été faite pour remédier à une ulcération (gastro-entérostomie, ou excision). Donc, si on peut accuser un suc gastrique trop acide de pouvoir entretenir une ulcération, on ne peut guère prétendre qu'il est à lui seul capable de la produire.

Du reste, nous voyons journellement des malades ayant des sucs digestifs très acides, certains névrosés par exemple, et qui ne présentent aucun symptôme d'ulcération.

Formes.— Lorsqu'on examine une muqueuse stomacale vivante, on est étonné de voir jusqu'à quel point elle peut augmenter d'épaisseur et devenir turgide. Si, par un procédé d'irritation (chimique ou physique), on excite sa fonction sécrétoire, on voit, principalement dans la région de la petite courbure, se former des plis de muqueuse pressés les uns contre les autres. Si cet état de congestion se maintenait longtemps, nous pouvons très bien admettre que, par compression des plis de la muqueuse serrés les uns contre les autres, il puisse se produire de petites ulcérations par nécrose ischémique.

Plus l'état congestif durera longtemps, plus aussi l'ulcération sera profonde ou étendue. Nous voyons quelque chose d'analogue se produire dans les poussées aiguës d'hémorroïdes, et cette analogie peut certainement nous éclairer sur la genèse de l'ulcération gastrique.

Commencée ainsi par nécrose, celle-ci peut être entretenue et augmenter par l'action subséquente du suc gastrique. Cette manière de voir concorde bien avec ce que nous pouvons observer dans la pratique. En effet, après les poussées aiguës de gastrite nous trouvons très souvent sur les matières vomies de petits caillots de sang.

Si on veut bien se donner la peine d'examiner ces matières à la loupe et au microscope, on trouvera toujours une petite quantité de sang extravasé, soit sous forme de petits cail-

lots de la grosseur d'une tête d'épingle, soit sous forme
d'hémoglobine déjà transformée, mais toujours capable de

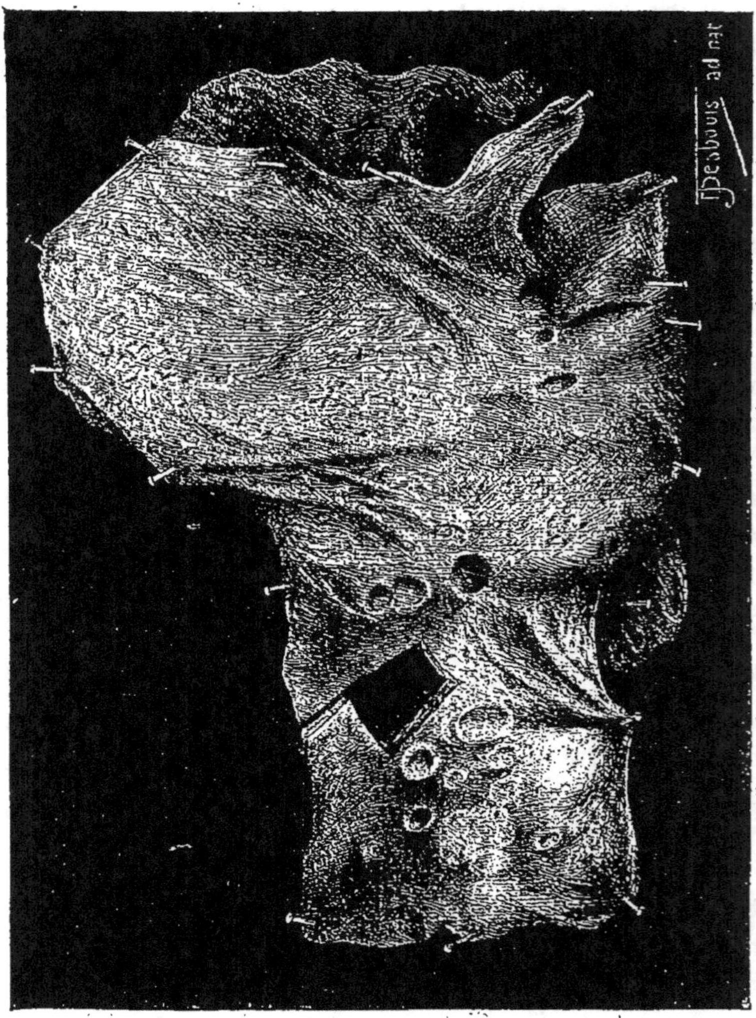

Fig. 15. — Ulcères multiples de la région pylorique (pièce opératoire,
Hartmann).

donner sous le microscope les cristaux d'hématine caractéristiques : seule réaction certaine affirmant la présence

du sang. Dans ces cas, les réactions obtenues par la teinture
de gaïac n'ont aucune valeur, la teinte bleue obtenue étant
influencée par d'autres substances que l'hémoglobine.

Ainsi nous pouvons comprendre pourquoi la clinique
nous permet de constater tous les degrés d'ulcérations,
depuis la simple exfoliation de la muqueuse (exulcération)
jusqu'à l'ulcération perforante.

Situation. — Vous trouverez le plus souvent ces ulcérations à la petite courbure et au pourtour du pylore, plus
rarement à la grande courbure et dans le gros cul-de-sac
de l'estomac.

Symptômes. — Ce sont les ulcérations de la petite courbure et celles du pylore qui donneront les symptômes cliniques les plus nets.

Douleur. — Cela est surtout vrai pour le symptôme douleur, d'autant plus intense que l'ulcère est placé plus près du
sphincter pylorique. Nous avons souvent eu l'occasion, pendant l'opération de la gastro-entérostomie, de vérifier cette
règle, qui s'applique, du reste, aussi à l'ulcère du duodénum. Je formulerais volontiers cette loi de la façon suivante :

*Plus l'ulcération est placée près du pylore, soit en amont,
soit en aval, plus aussi la douleur provoquée sera intense.*

Cette douleur est caractéristique par sa fixité. Le malade
l'accuse toujours au même endroit précis, dans la région de
l'appendice xiphoïde, ou se rapprochant un peu de la
région pylorique. Elle se répercute en arrière au niveau des
huitième à onzième vertèbres dorsales. Elle est térébrante
et brûlante, avec des périodes d'exacerbation au moment
du maximum de la digestion. Les aliments stimulant la
sécrétion chlorhydrique l'exagèrent, principalement la
viande, les épices, le vin, etc. Elle se calme au contraire
quand le malade mange une petite quantité de biscuit ou
boit un peu de lait. Mais ce calme n'est que momentané, et
en rapport avec la dilution du suc gastrique. Elle reprend

bientôt en provoquant des contractions stomacales très fortes, surtout au niveau du pylore.

Le malade accuse alors des crampes d'estomac, qui sont souvent suivies de vomissements.

On arrive à différencier très exactement la douleur provoquée par une ulcération des autres causes de douleur, en faisant prendre au malade une solution tiède de bicarbonate de soude à 1 p. 100, qu'on administre par doses successives de 100 grammes. Entre chaque dose, le malade doit se coucher sur le ventre pendant deux ou trois minutes. Par ce procédé, la douleur vive se calme quelquefois instantanément après une première dose de liquide, d'autres fois il en faudra plusieurs doses successives. Mais on arrive toujours à un résultat favorable. Je vous signale ce moyen comme très utile pour différencier une gastralgie provoquée par une ulcération, de celles provoquées par des contractions de la vésicule biliaire, ou encore de celles qui sont de cause purement nerveuse, comme vous les verrez si souvent chez les neurasthéniques et les hystériques.

Dans ces derniers cas, la solution alcaline ne donne pas le résultat précis que je vous signale pour la douleur due à l'ulcération, qui, je vous le répète, est toujours calmée, au moins momentanément.

Vomissement. — Le vomissement se produit le plus souvent au moment où la douleur est à son apogée. Le contenu de l'estomac est expulsé par petites quantités, ce qui amène un soulagement plus ou moins complet.

Les matières vomies sont en général très acides, et leur abondance dépendra de la quantité de nourriture ingérée, mais surtout de l'état de perméabilité du pylore.

Si la nourriture était composée en majeure partie d'albumines, le vomissement sera surtout liquide, tandis que les parties végétales n'ont subi que peu de modifications.

L'examen du contenu gastrique, tel que je vous l'ai

exposé dans les premières leçons, vous aidera beaucoup à diagnostiquer l'ulcère gastrique et ses conséquences.

Je vous rappellerai seulement les caractères essentiels du contenu de l'estomac dans ces cas.

Hyperacidité. — On admet généralement que le taux de l'acidité est augmenté. Cela est vrai dans la plupart des cas, et cela dépend en grande partie du plus ou moins de perméabilité pylorique.

Une ulcération, même importante, occupant le gros cul-de-sac de l'estomac, n'augmentera que peu l'acidité du suc gastrique, parce qu'elle laisse libre la fonction du pylore.

Tandis que la plus petite excoriation placée près de ce dernier en gêne profondément le fonctionnement. Il se produit un retard dans l'évacuation, qui se traduit aussitôt par une augmentation du taux de l'acidité, pouvant atteindre le double de la normale. Il n'est pas rare de trouver des sucs gastriques contenant jusqu'à 0,4 p. 100 et même 0,5 p. 100 d'acide chlorhydrique libre et combiné.

La quantité de ce suc gastrique est toujours proportionnelle au degré et à la durée de l'occlusion du pylore.

Ulcère. — Si, par un traitement approprié, on parvient à rétablir le libre fonctionnement du pylore, l'acidité du suc diminue immédiatement, de même que la rétention. Nous voyons le même phénomène se produire chez les nerveux, par simple spasme du pylore, sans ulcération.

Donc, dans l'ulcère gastrique, le taux d'acidité du contenu stomacal dépend bien davantage du fonctionnement défectueux du pylore que de l'ulcération proprement dite.

Hémorragie et hématémèse. — Vous examinerez toujours avec beaucoup de soin, soit à la loupe, soit au microscope, les particules solides extraites de l'estomac, et vous y trouverez presque toujours de petits caillots sanguins, provenant de la surface ulcérée.

Tandis que vous ne constaterez qu'assez rarement la

vraie hémorragie amenant une hématémèse ou le melæna.
Je ne crois pas me tromper en admettant que 10 p. 100 seulement des ulcérations gastriques se manifestent par les vomissements de sang. La plupart des ulcères évoluent sans provoquer d'hémorragie évidente. Lorsque la quantité de sang épanchée est petite, elle peut aussi passer inaperçue parce qu'elle sera digérée et ne sera peut-être même pas suffisante pour donner une coloration noirâtre aux selles. Cependant un examen microscopique de celles-ci pourra déceler des quantités même très minimes de sang extravasé sur le parcours du tube digestif.

Pour qu'il y ait une réelle hématémèse, la quantité de sang doit être assez forte. En effet, il est bien rare qu'elle se produise en même temps que le vomissement par exaspération de la douleur, et je m'imagine que pendant cette période la contraction de la musculaire de l'estomac empêche l'hémorragie de se produire. Au contraire, pendant le relâchement des parois, le ou les vaisseaux qui ont été ulcérés laissent sourdre le sang, et lorsque l'estomac en contient un demi-litre ou un litre et même plus, il se vide par un vomissement, qui se produit en général sans effort et sans douleur. Ce qui me paraît donner une certaine valeur à cette manière de voir, c'est que j'ai plus souvent remarqué des hématémèses chez les malades dont on calme les douleurs par la morphine et la cocaïne.

L'hémorragie peut se produire à toute heure, mais plus généralement la nuit, ou quatre ou cinq heures après les repas. La quantité de sang peut varier beaucoup, mais on ne peut pas toujours bien l'apprécier, à cause de son mélange avec le suc gastrique. En général, le malade ou son entourage exagèrent cette quantité, surtout si l'hématémèse a lieu la nuit. Ils parleront volontiers de 2 ou 3 litres, alors que la quantité réelle était peut-être seulement d'un demi-litre. Le malade lui-même, toujours très effrayé par un vomissement de sang, paraîtra aussi plus pâle, plus faible et plus abattu que ne le comporte l'importance de la saignée.

Si la même quantité de sang, au lieu de prendre le chemin de l'œsophage, s'était évacuée par le pylore et n'était apparue que comme melæna, le malade aurait été beaucoup moins éprouvé.

N'attribuez donc pas une grande importance aux appréciations de l'entourage du malade, et rapportez-vous, pour juger de la quantité de sang extravasé, à la couleur des muqueuses, et surtout à l'évaluation du taux de l'hémoglobine du sang par l'hémoglobinomètre de Gowers, ou tout autre instrument semblable. Les fortes hémorragies d'emblée abaissent l'hémoglobine à 60 p. 100 et même 50 p. 100, tandis que nous avons vu des hémorragies stomacales successives l'abaisser jusqu'à 20 p. 100.

Des petites hémorragies de 200 à 500 grammes n'ont quelquefois pas d'influence sur le taux annoncé par l'hémoglobinomètre. Aussi, lorsque vous vous trouverez en présence de malades, même très prostrés, qui accusent un taux d'hémoglobine de 90 ou 80 p. 100, soyez certains que l'hémorragie n'a pas été bien importante, et que quelques paroles d'encouragement à votre malade feront plus d'effet que toutes les transfusions de sérum artificiel.

L'aspect et la couleur du sang dépendent uniquement du temps qu'il aura séjourné dans l'estomac au contact du suc gastrique. En effet, le sang y subira tout d'abord une coagulation, puis une digestion qui décomposera l'hémoglobine en partie en chlorhydrate d'hématine, donnant la couleur foncée, marc de café, à l'hématémèse. Par contre, un sang fraîchement sorti des vaisseaux conservera sa couleur normale s'il est immédiatement expulsé ; c'est ainsi qu'on reconnaît si l'hémorragie est encore en puissance.

Lorsqu'un malade annonce un vomissement de sang, vous

ne pouvez y croire que lorsque vous l'avez constaté vous-même ou que, par une anamnèse bien faite, vous pouvez juger du plus ou moins de véracité du malade ou de son entourage.

Et, malgré toutes vos précautions, vous serez encore bien souvent induits en erreur par des pseudo-malades ayant un intérêt quelconque à vous tromper.

Dans le courant de cette année, j'ai eu l'occasion à plusieurs reprises de vous mettre en présence de cas pareils, dont les acteurs et surtout actrices sont toujours des hystériques. Je vous rappelle le cas récent de cette jeune fille de dix-huit ans, entrée à l'hôpital avec un certificat de médecin annonçant des hématémèses répétées, et réclamant une intervention chirurgicale. La malade ne recula pas devant une laparotomie exploratrice, alors qu'elle savait très bien quel subterfuge elle avait employé pour faire croire à une hématémèse. Chaque fois que le cas se présente, je mets sous vos yeux ces pseudo-vomissements de sang. Ils sont presque toujours le résultat d'un mélange de salive et de sang de provenance très diverse. Le plus souvent il est tiré des gencives soit par succion, soit par incision ; il peut même, comme on l'a signalé dans l'hémosialorrhée, transsuder des glandes salivaires. Nous avons surpris certaines hystériques recueillant le sang de leurs règles pour le diluer dans leur crachoir ou leur cuvette avec de la salive, afin de présenter ce mélange, à la visite du matin, comme le résultat d'un vomissement nocturne, car le plus souvent ces petites comédies sont préparées pendant la nuit.

Je vous ai déjà signalé les supercheries des hystériques qui se servent du jus de la cerise noire pour faire croire à une hématémèse, en général nocturne.

Vous vous trouverez aussi quelquefois en présence d'une réelle indigestion, dont le vomissement peut être coloré par le suc d'un fruit, tel que le cassis, la myrtille, la cerise noire, etc., et, si vous n'y prenez pas garde, vous pourréz confondre ce malaise subit avec une syncope provoquée par une hématémèse.

Ces cas nous arrivent à l'hôpital généralement le matin à la première heure. Le médecin qui les envoie d'urgence était arrivé lui-même au milieu de la nuit auprès d'une malade presque sans connaissance, paraissant exsangue, avec un filet de sang de chaque côté de la bouche. Sous le lit se trouvait un vase de nuit, plein jusqu'au bord d'une masse qu'il croit reconnaître pour du sang.

Il n'en faut pas davantage pour poser le plus sombre des pronostics.

J'ai dans mes observations l'histoire d'un jeune homme ayant fait de trop copieuses libations de vin blanc, après avoir mangé force boudin de porc. Surpris par le froid en rentrant chez lui, il tombait sans connaissance, puis se mettait à vomir une abondante quantité de liquide brunâtre, qu'on prit pour une hémorragie stomacale. On ne parlait rien moins que de lui faire une ligature de la coronaire stomacale, quand, revenu à lui, il put enfin donner des renseignements sur l'emploi de sa soirée.

Je pourrais vous citer encore plusieurs de ces aventures tragi-comiques, qui comptent toujours dans la vie d'un jeune médecin. J'espère que ces quelques cas cités suffiront pour vous mettre sur vos gardes chaque fois que vous aurez affaire à une hématémèse.

Il ne faut pas oublier que nous pouvons, en dehors des processus ulcératifs, trouver du sang dans l'estomac à la suite de varices de l'œsophage, d'empoisonnements par le phosphore et l'arsenic, dans les cas de septicémie, et d'autres affections faciles à diagnostiquer.

A part l'hématémèse, plutôt rare, comme je vous l'ai déjà dit, vous n'aurez, pour établir votre diagnostic d'ulcération gastrique, que l'anamnèse, la douleur et l'examen du suc gastrique.

L'anamnèse vous dira si vous avez affaire à un névrosé, auquel cas vous formulerez votre diagnostic sous toute réserve.

La fixité de la douleur, sa manière de se comporter avec les aliments, sa disparition sous l'influence d'une certaine quantité de lait ou, mieux, de solution bicarbonatée à 1 p. 100, sa réapparition à un certain moment donné, coïncidant avec un maximum de sécrétion gastrique, seront quelquefois les seuls signes qui vous feront admettre l'ulcération.

Quant à l'examen du suc gastrique, aussi longtemps que le pylore est normalement perméable, il doit être fait avec beaucoup de méthode pour donner des renseignements utilisables.

Je suis bien certain qu'un grand nombre d'ulcérations gastriques se produisent et se guérissent spontanément sans aucune intervention thérapeutique. Le malade ressent des symptômes vagues, quelques crampes, un peu de pyrosis, il se met souvent de lui-même à une certaine diète, cesse de boire du vin ou des boissons alcooliques s'il en avait l'habitude ; ou bien il se met à boire du lait, et tout rentre dans l'ordre. Si c'est le médecin qui a prescrit ce régime, il aura fait le diagnostic de gastrite aiguë ou chronique, ou simplement de gastralgie ou de dyspepsie, sans s'arrêter à celui d'ulcération, puisqu'il n'avait pas constaté d'hématémèse.

La même chose peut se répéter chez le même individu, à des intervalles réguliers, mais dépendant en général des mêmes causes. Ce malade s'habitue à l'idée qu'il a un mauvais estomac. Il restera exposé pendant des années à toutes les complications et les accidents inhérents aux ulcérations gastriques.

Périgastrite. — Parmi ces accidents, les plus insidieux sont les adhérences par périgastrite. Nous les voyons le plus souvent se produire à la petite courbure, en contractant des adhérences avec le foie. Elles peuvent passer inaperçues ; mais il n'en est pas de même avec celles qui se forment autour du pylore, et qui finissent presque toujours par englober la vésicule biliaire, avec toutes les conséquences de cet obstacle au libre écoulement de la bile. La contre-partie se voit aussi fréquemment : la péricholécystite donne très facilement des adhérences avec la portion pylorique. Aussi est-ce dans ces cas qu'on fait le plus souvent des erreurs de diagnostic entre les calculs biliaires et l'ulcération, et réciproquement. Une fois installées, ces combinaisons de lésions rendent le diagnostic bien difficile. D'une part on a les symptômes des altérations vésiculaires, coliques hépatiques, etc., et de l'autre les symptômes provenant d'un mauvais fonctionnement du pylore, avec la rétention gastrique inévitable. Si c'est une ulcération qui a créé cette complication, elle ajoutera encore des sensations douloureuses spéciales.

Dans les périodes d'accalmie, le malade ne souffre pas trop ; mais chaque écart de régime peut déterminer un ravivement de l'ulcère, avec propagation très rapide de l'inflammation aux organes voisins par l'intermédiaire des adhérences.

D'année en année ces adhérences resserrent leurs tissus, amenant des rétractions, des étranglements ou des brides qui réclament impérieusement l'intervention chirurgicale. L'ulcère lui-même subit cette transformation cicatricielle, provoquant une stricture progressive du pylore, dont nous reparlerons dans l'exposé thérapeutique.

Perforation. — La perforation de l'ulcère est assez rare, précisément à cause de la facilité avec laquelle se forment les adhérences. Lorsque le processus ulcératif a creusé la muqueuse et la musculeuse de l'estomac, la couche séreuse enflammée contracte de rapides adhérences avec l'organe le plus voisin ; dès lors l'estomac est à l'abri d'une perforation immédiate. La séreuse peut disparaître, le fond de l'ulcère sera formé par les adhérences et même par le tissu propre de l'organe accolé. L'inflammation réactive persistant va former autour de l'ulcère une coque à parois toujours plus épaisses, formant une vraie anfractuosité plus ou moins vaste, arrivant à simuler une tumeur, souvent palpable au travers des parois abdominales. Dans ces cas d'ulcères anfractueux, la douleur peut être très vive et surtout persistante, parce que les débris de nourriture imprégnés de suc gastrique viennent s'y loger, et en sortent difficilement.

Lorsque la perforation se fait librement dans le péritoine, nous verrons se produire une douleur plus ou moins forte. L'abdomen reste assez longtemps plat, avec une musculature abdominale très contractée. Lorsque de l'air avalé pénètre dans l'abdomen, le ventre peut se distendre fortement. Les vomissements existent ou n'existent pas, suivant la situation de la perforation. Puis, nous voyons se produire les symptômes généraux des péritonites par perforation. Il va sans dire que ces perforations sont justiciables du seul traitement chirurgical. Mais elles ne sont pas toujours mortelles. Je possède une observation d'un homme qui a souffert pendant près de quinze ans d'une de ces ulcérations anfractueuses.

Je l'ai suivi pendant les huit dernières années de sa vie. Le diagnostic ne faisait pas de doute, mais une tumeur palpable au creux épigastrique faisait croire à une tumeur maligne. Un soir, après un repas, où il avait mangé de la soupe aux pommes de terre, il se mit à jouer avec un de ses enfants, en le faisant sauter sur ses genoux, lorsque, après un mouvement trop brusque, il sentit une très vive douleur et il eut la sensation que le contenu de son estomac passait dans le ventre. Après quelques minutes, il fut pris de syncope, et le médecin appelé le trouva étendu sur le plancher. Il diagnostiqua une perforation stomacale

à la suite de dégénérescence cancéreuse, tant la tumeur
était palpable.

Il eut aussi la très nette sensation d'un liquide répandu
dans le péritoine donnant un certain gargouillement à la
palpation, à cause des gaz stomacaux ayant aussi pénétré
par la perforation. Jugeant le cas désespéré, il déconseilla
toute espèce d'intervention. Le lendemain, je vis avec lui
le malade que je connaissais depuis deux ou trois ans déjà,
et nous fûmes d'accord pour le laisser terminer tranquil-
lement une existence qui paraissait bien compromise.

Une péritonite se manifestait déjà, et nous n'avons pu
que lui prescrire quelque narcotique. Nous attendions
tous les jours une issue fatale ; mais, à notre grand éton-
nement, elle ne se produisit pas.

Après quinze jours, le malade semblait hors d'affaire,
et il demanda à entrer à l'hôpital. Il y séjourna quelque
temps, mais rentra chez lui, son cas ayant été jugé inopérable, toujours à cause de la tumeur apparente à l'épigastre.

Pendant cinq ans encore le malade fit des séjours répétés
dans mon service, où il finit par mourir d'une hémorragie
à la suite d'une perforation d'une artère de la petite courbure. L'autopsie démontra une ulcération anfractueuse,
dans laquelle on aurait pu introduire une mandarine, avec
des parois épaisses et dures, simulant une tumeur bos-
selée ; mais elle était de nature purement conjonctive.

Le péritoine présentait de nombreuses traces (adhérences
et brides) d'ancienne péritonite, ainsi qu'une pleurésie sus-
diaphragmatique à gauche.

Vous aurez quelquefois, dans votre vie de médecin, à
constater de ces cas extraordinaires de résistance de l'organisme à des lésions qui nous apparaissent d'emblée
comme fatalement mortelles.

DIX-HUITIÈME LEÇON

ULCÉRATION GASTRIQUE.

Dégénérescence carcinomateuse de l'ulcération gastrique. — Marche
de l'ulcération. — Traitement. — Lavage au perchlorure de fer. —
Gélatine perchlorurée. — Bicarbonate de soude. — Neutralisation ou
correction. — Régime. — Traitement chirurgical. — Gastro-entérostomie.

La dégénérescence carcinomateuse de l'ulcération gastrique est assez fréquente. Est-ce une réelle dégénérescence,
ou bien une greffe cancéreuse?

Je laisse la solution de cette question aux anatomo-
pathologistes, qui ne paraissent pas encore s'entendre là-
dessus. Au point de vue clinique, je remarquerai seulement
que ce passage d'une affection bénigne à une tumeur
maligne est toujours très difficile à saisir. Même pendant une opération, lorsqu'on a les pièces sous les yeux,
il est aussi bien difficile de se prononcer; seul le microscope
peut trancher la question et faire connaître le diagnostic.

Il est bien certain que le pronostic d'une gastro-entérostomie dépendra de ce diagnostic.

Marche de l'ulcération. — Nous avons vu des malades
souffrir pendant vingt-cinq ans d'une ulcération gastrique ayant amené peu à peu la stricture du pylore et
nécessité la gastro-entérostomie, et vivre encore plusieurs
années sans jamais montrer de dégénérescence maligne.
Tandis que nous avons observé des jeunes gens de vingt-
huit à trente ans, revenir à l'hôpital avec des métastases
cancéreuses dans le foie, quelques mois après une gastro-

entérostomie pour ulcère, qui paraissait à l'opération simple et bénin.

Un grand nombre de ces cas nous ont prouvé que le clinicien n'a pas de base bien fixe pour établir le diagnostic précoce de dégénérescence cancéreuse.

Quant à la marche de l'ulcération gastrique, elle dépend en grande partie des méthodes de traitement qu'on emploiera.

Je vois certains auteurs être très pessimistes quant au pronostic et aux chances de guérison complète ; et pour assurer celle-ci, ils réclament des délais assez longs, allant même jusqu'à six mois.

Quant à moi, après avoir vu défiler dans notre hôpital des centaines de cas, je suis arrivé à des conclusions diamétralement opposées. Et je puis vous affirmer qu'*aucune lésion de l'estomac ne guérit mieux et plus vite que l'ulcération gastrique, sous toutes ses formes*, à condition que le diagnostic en soit fait à temps. Dans le premier stade, c'est une question de jours, et lorsque l'ulcération a pris la forme de l'ulcère rond, la guérison sera plus ou moins rapide selon la profondeur et l'étendue, mais il est rare qu'elle demande plus de deux ou trois semaines.

Traitement. — Le temps me manque pour vous décrire et faire devant vous la critique des différentes méthodes de traitement proposées jusqu'ici.

Vous trouverez la description de ces méthodes dans tous les livres classiques. Sans vouloir enlever à ces procédés leur valeur intrinsèque, j'ai hâte de vous fixer la méthode à laquelle je suis arrivé, et dont vous avez pu souvent constater les heureux résultats sur les malades de notre service. Mais nous devons préalablement résoudre une question importante : celle de l'emploi de la sonde stomacale dans les cas de processus ulcératifs. La plupart des auteurs en font une contre-indication absolue, à cause de

la perforation possible des parois de l'estomac à l'endroit
de l'ulcère.

A mon avis, cette crainte est absolument vaine, et des
milliers de sondages faits dans ces conditions me l'ont
prouvé. Une sonde molle introduite dans l'estomac atteint
d'ulcération ne peut en aucun cas provoquer la perforation. En effet, pour favoriser celle-ci, il faut que l'estomac se dilate et amincisse ses parois ; tandis qu'en introduisant une sonde, la couche musculaire se contracte fortement en oblitérant pour ainsi dire la partie ulcérée.

Si la couche musculaire est elle-même détruite à l'endroit
de l'ulcère, la séreuse a déjà contracté des adhérences
avec les organes voisins, et la perforation n'est pas davantage possible, si on provoque la contraction de l'organe.
Donc l'introduction d'une sonde molle dans un estomac
ulcéré ne présente aucun danger pour le malade, et elle
s'impose, à n'importe quelle phase de l'ulcération, pour
permettre l'application locale de solutions astringentes.

Lavage au perchlorure de fer. — Sitôt que nous
avons pu faire le diagnostic de l'ulcération stomacale, qu'il
s'agisse d'une ulcération profonde ou superficielle, avec ou
sans hémorragie, nous introduisons une sonde molle, et
nous faisons le nécessaire pour vider l'estomac de son contenu, qui sera examiné d'après le procédé que je vous ai
décrit dans la quatrième leçon.

Puis on introduit, par quantités de 100 centimètres
cubes, un mélange de 10 centimètres cubes de perchlorure
de fer liquide (Pharm. Helv. ou Codex) dans un litre d'eau
tiède. On se sert pour cela soit d'une poire injecteur (enéma),
soit d'un petit entonnoir. La solution de perchlorure est
évacuée par expression, et remplacée par une même quantité qu'on sortira de nouveau. On lave ainsi l'estomac avec
des quantités successives de 100 centimètres cubes, jusqu'à
ce que le liquide ressorte clair, ce qui arrive en général

après quatre ou cinq lavages. Les malades supportent facilement cette opération, et ils en retirent un tel bien-être qu'ils réclament souvent eux-mêmes leur lavage sitôt que les douleurs recommencent. Le premier avantage de la méthode est de faire cesser la douleur, et cela le plus souvent dès le premier lavage. Après avoir ressenti une légère brûlure au niveau de l'ulcération par le contact du liquide, cette sensation diminue peu à peu, et en quelques minutes le malade se sent tout à fait soulagé.

Nous faisons ce lavage tous les jours, soit le matin, soit le soir. Mais nous n'hésitons pas à le répéter deux fois dans la même journée, si c'est nécessaire, et surtout s'il se produisait de nouveaux symptômes d'hémorragies.

Un seul lavage suffit le plus souvent pour avoir raison des ulcérations superficielles ; et en quatre ou cinq jours on obtient l'effet voulu sur l'ulcère rond simple.

J'ai eu quelquefois l'occasion de vous démontrer combien l'action de ce procédé était rapide, surtout dans les cas d'hémorragies aiguës, même les plus abondantes.

Je possède un grand nombre d'observations très éloquentes à ce sujet. Il suffit le plus souvent d'une seule application de 500 à 600 centimètres cubes de notre solution de perchlorure de fer, introduite comme je viens de vous le dire, pour arrêter l'hémorragie la plus grave et souvent aussi d'une manière définitive. Dans ces cas, nous n'en continuons pas moins ce lavage au perchlorure, pendant quatre ou cinq jours, mais il est rare que nous constations des traces de sang après le troisième ou quatrième lavage.

Je vous le répète, j'ai arrêté par ce procédé les hémorragies les plus formidables ; j'ai vu des malades anémiés par des hémorragies successives, au point de ne pouvoir être assis sur leur lit pour l'introduction de la sonde, bénéficier de cette méthode et sortir de l'hôpital après trois semaines. C'est pour cela que je crois pouvoir, sans vanité d'auteur, vous dire que je n'en connais pas d'autre qui puisse en si peu de temps donner de tels résultats. Mais ce qui empêche ce traitement de se propager, c'est le prétendu danger de l'emploi de la sonde. Vous avez pu voir que ce danger n'existe pas, et que l'introduction de la sonde n'offre aucune difficulté.

Cependant, pour prendre en considération ce scrupule exagéré, j'ai expérimenté depuis trois ans environ une méthode qui ne nécessite pas l'emploi de la sonde et qui me donne toute satisfaction au point de vue des résultats obtenus.

Ce procédé est basé sur l'action styptique d'un *gélatino-perchlorure de fer* préparé de la façon suivante :

On dissout à chaud 50 grammes de gélatine première qualité dans 100 centimètres cubes d'eau distillée et 50 centimètres cubes de glycérine. Puis, dans ce liquide chaud, on mélange rapidement, en agitant avec une spatule, 20 centimètres cubes de perchlorure de fer liquide. On continue à chauffer jusqu'à ce que la masse soit bien homogène, puis on la coule sur une plaque de verre et on laisse refroidir. On coupe alors cette masse en petits morceaux de 1 à 2 grammes environ, qui s'avalent facilement.

En cas d'hémorragie, on fait avaler quatre ou cinq de ces fragments, dont l'action styptique est très rapide.

Bicarbonate de soude. — Je me hâte de vous dire que cette première partie du traitement, quoique la plus importante, ne suffirait pas pour assurer la guérison définitive et qu'elle doit être appuyée par un complément qui consiste à corriger l'acidité gastrique et à veiller sur la manière de nourrir le malade.

L'examen du contenu gastrique vous aura renseigné sur le degré d'acidité du suc et sur sa quantité. Ce sont là deux constatations importantes. Vous trouverez le plus souvent une augmentation du taux de l'acide chlorhydrique libre et combiné.

Mais tant que le pylore est perméable, cette acidité ne gênera pas beaucoup, car elle est facilement corrigée par les alcalins.

Il n'en est plus de même quand le pylore se ferme progressivement.

Dans ces cas, l'acidité augmente proportionnellement à la rétention, car il n'est pas rare de trouver des estomacs contenant 1 ou 2 litres de liquide très acide.

Le taux de cette acidité peut aller dans ces cas de 0,2 à 0,5 p. 100 en acide chlorhydrique libre et combiné. Mais si nous calculons l'acide total en présence dans l'estomac au moment de l'expérience, on est étonné de le trouver aussi considérable.

Il n'est pas rare de constater la présence de 4 à 5 grammes d'acide chlorhydrique (théorique HCl) qui exigerait pour sa neutralisation au moins 10 grammes de bicarbonate de soude. Je vous ai montré dernièrement un malade auquel j'ai retiré de l'estomac 4 litres d'un liquide contenant beaucoup de débris alimentaires, et dont l'acidité totale représentait 12 grammes d'acide chlorhydrique. Pour neutraliser un tel suc gastrique, il aurait fallu donner au malade au moins 25 grammes de bicarbonate de soude. Ces cas sont toujours accompagnés de stricture définitive du pylore. On les a souvent confondus avec une soi-disant gastro-succorrhée (maladie de Reichmann), alors qu'il ne s'agit que d'une rétention d'un suc hyperacide, ne pouvant s'écouler par le pylore. Tant que ce dernier est perméable, cette soi-disant exagération de sécrétion n'apparaît pas, comme elle disparaît aussi après la gastro-entérostomie.

Si j'entre encore une fois dans ces détails, c'est pour vous démontrer que l'emploi des alcalins ne peut être guidé que par l'examen du contenu stomacal, la dose à employer étant fixée par le taux de l'acidité à un moment précis de la digestion. Je renvoie à la neuvième leçon pour des détails plus précis.

Mais cependant je veux encore insister sur la difficulté qu'il y a à neutraliser un contenu gastrique, lorsque le pylore est fermé.

Cette difficulté augmente proportionnellement avec le degré de stricture. Des expériences très précises, que je continue depuis plusieurs années, m'ont prouvé que dans ces cas il ne suffisait pas d'introduire la quantité voulue d'alcalin pour arriver à une neutralisation définitive du suc gastrique en présence dans l'estomac.

L'abaissement du taux de l'acidité, même jusqu'à la neutralisation, ne dure que peu de temps. Après quinze ou vingt minutes, cette acidité se relève, et après une heure elle est revenue au taux primitif, c'est-à-dire avant l'ingestion des alcalins.

Il faut quelquefois trois ou quatre doses successives pour arriver à une neutralisation complète au bout de deux à trois heures. Vous trouverez le détail de ces expériences dans l'excellente thèse du Dr Vulliet, mon chef de clinique (1).

La connaissance de faits pareils explique bien souvent le peu de succès de la médication alcaline, dans les cas de processus ulcératifs de l'estomac.

Et voilà aussi pourquoi nous ne pouvons connaître la dose utile des alcalins que lorsque nous avons fait des examens méthodiques de la fonction gastrique.

L'utilisation des alcalins n'est du reste profitable que lorsque le pylore est encore suffisamment perméable, et nous estimons que lorsqu'il est déjà aux deux tiers fermé, seule la gastro-entérostomie est capable de remettre l'organe en bon état.

La pratique nous a montré cependant que l'effet utile des

(1) VULLIET, De la neutralisation du suc gastrique par les alcalins. Lausanne, 1906.

alcalins n'était pas tant dans une neutralisation complète du suc gastrique, que dans une simple correction du taux de l'acidité du suc. Dans l'hyperacidité de l'ulcération stomacale, par exemple, il suffira de faire tomber cette acidité de 0,4 à 0,2 p. 100, ou de 0,3 à 0,1 p. 100, pour voir cesser les douleurs, les sensations de brûlure à l'épigastre ou les crampes. Voilà pourquoi vous m'entendez toujours parler de correction du taux de l'acidité plutôt que de neutralisation.

Plus que toute autre cause d'hyperchlorhydrie, celle produite par l'ulcération nécessite l'emploi des alcalins à l'état de dilution ne dépassant pas, pour le bicarbonate de soude, le taux de 1 p. 100.

L'ingestion de ce médicament en nature, soit en cachets, soit autrement, est tout à fait nuisible, car, à l'état concentré, il a une action irritante pour la muqueuse stomacale, et à plus forte raison pour l'ulcération.

Nous nous servons donc d'une solution que vous formulerez de la façon suivante :

> Bicarbonate de soude chimiquement pur... 10 grammes.
> Phosphate de soude desséché .... 2 —
> Sulfate de soude desséché................ 2 —
>
> Mêlez, pour une dose. — Faites 10 doses semblables.
> Dissoudre une dose dans un litre d'eau froide.

Dans les premiers jours du traitement, j'ajoute volontiers à un litre de cette solution 4 grammes d'extrait fluide de condurango, dont l'effet cicatrisant est incontestable.

La dose à employer vous sera dictée pour chaque malade par le taux de l'acidité et l'importance de la rétention. Dans les cas où le pylore est facilement perméable, 300 ou 400 centimètres cubes de cette solution suffiront pour les vingt-quatre heures.

Si le pylore ne fonctionne plus normalement, on fait boire

cette solution alcaline par quantités successives de 20 à 30 centimètres cubes, sitôt que le malade ressent une douleur ou un simple malaise. Dans ces cas, la question de dose n'a plus d'importance. Le malade en prendra jour et nuit, autant qu'il en faut pour calmer ses malaises gastriques.

L'ingestion de l'eau alcaline ne doit commencer que vingt ou trente minutes après le lavage au perchlorure de fer, pour donner à celui-ci le temps d'agir comme styptique. Mais si on voulait faire cesser brusquement cette action topique, il suffirait de faire prendre la solution alcaline, qui transformerait immédiatement, dans l'estomac, le perchlorure en carbonate de fer inactif.

Régime. — La question de l'alimentation du malade a une très grande importance.

Là encore je suis arrivé à des conclusions un peu différentes de celles que vous trouvez généralement dans les livres classiques. J'y suis arrivé, par étapes, après bien des années d'observations cliniques, cherchant à bien distinguer ce que m'enseignait la pratique, souvent au détriment des idées théoriques. En cours de route, j'ai dû réformer bien des notions que je croyais définitivement acquises.

La base de l'alimentation de l'ulcéreux doit être le lait et certains farineux. Cette nourriture est suffisante pour toute la période aiguë et subaiguë. Une fois la cicatrisation terminée, nous pouvons alors reprendre les méthodes générales telles que je vous les ai exposées dans les leçons X et suivantes.

Dans ces derniers temps, je vois dans les journaux médicaux qu'on recommence à employer une méthode qui a la prétention de laisser reposer complètement l'estomac, en substituant à l'alimentation par cet organe l'emploi des lavements nutritifs.

Cette méthode a été à plusieurs reprises vantée, puis abandonnée.

En effet, elle n'est pas logique, car un estomac ulcéré ne se repose jamais, c'est-à-dire que la sécrétion chlorhydro-peptique continue d'une manière permanente aussi long-temps que l'ulcération est en puissance.

Et même j'ai pu constater que cette sécrétion augmente aussi chaque fois qu'on introduit dans l'intestin un lave-ment nutritif. J'ai fait ces expériences, il y a déjà quelques années, et elles m'ont engagé à abandonner complètement l'alimentation par le rectum.

Le lait a toujours été l'aliment préféré pour nourrir les malades atteints d'affections aiguës de l'estomac, et en général il est très bien supporté. Mais dans les cas d'ulcé-rations il ne faut pas le donner sous forme liquide. Car j'ai pu très souvent me rendre compte que le lait liquide exige pour sa digestion un temps plus long que lorsqu'il est ingéré sous forme pâteuse. C'est pour cela que je conseille l'emploi du lait allié au riz, à la semoule, au tapioca, etc.

On préparera ainsi des bouillies au lait, très cuites, qui sous un petit volume seront très nourrissantes et qui, en même temps, auront l'avantage de stimuler au minimum la sécrétion chlorhydrique.

Les malades acceptent très bien cette nourriture plusieurs jours de suite, à la condition d'en varier le goût de temps en temps, soit avec du sucre, soit avec du sel.

On pourra aussi préparer ces pâtées avec du lait et du biscuit (zwieback). A partir du cinquième jour, on peut ajouter des œufs, des pâtes, de la purée de pommes de terre préparée au lait, de la crème, des biscottes, et comme boisson du thé très léger, avec un peu de crème. Au quin-zième jour, si tout marche normalement, on peut donner des viandes blanches, poisson, poulet, veau, des gélatines, des fruits cuits et des légumes. On continue pendant cinq ou six semaines à corriger l'acidité gastrique par de petites quantités d'eau alcaline réparties entre les repas.

Voici du reste, pour me résumer, le plan d'une journée d'un malade adulte atteint d'ulcération gastrique.

Le matin à jeun ou le soir, trois heures au moins après le repas, on pratique le lavage au perchlorure de fer, qui est aussi appliqué à n'importe quelle heure de la journée s'il survient une hémorragie.

8 heures : 150 grammes de riz au lait.

A partir de 9 heures et jusqu'à 11 h. 30, on administre l'eau alcaline par gorgées successives et autant qu'il en faut pour assurer un bon fonctionnement de l'estomac, mais au moins 150 centimètres cubes.

Midi : 150 ou 200 grammes de riz au lait.

Depuis 1 h. 30 jusqu'à 5 heures : eau alcaline en quantité suffisante (au moins 200 centimètres cubes).

6 heures : 150 grammes de riz au lait.

A partir de 7 h. 30 ou 8 heures, on commence l'eau alcaline, dont on use aussi pendant la nuit, sitôt que le malade ressent un malaise ou qu'il a soif.

On examinera avec attention les matières fécales, qui, avec une nourriture pareille, doivent conserver une couleur jaune clair.

La moindre trace de sang y apparaîtra sous forme de traînée noirâtre, ou par une coloration générale plus foncée. Le perchlorure de fer, qui passe dans l'intestin lors du lavage, peut aussi donner une coloration noirâtre, mais elle a une teinte caractéristique plutôt grisâtre qui ne trompe pas, une fois qu'on l'a observée. Du reste, le microscope renseignera exactement sur la présence du sang.

On peut aussi administrer le gélatino-perchlorure de fer à la dose de 2 grammes à jeun le matin et le soir à 7 h. 30; dans ce cas, on ne commencera l'eau alcaline qu'une demi-heure après l'ingestion de la gélatine, pour donner à celle-ci le temps d'exercer son action styptique.

Après deux ou trois jours, la quantité de nourriture peut être doublée ou triplée, selon l'état du malade et suivant son appétit qui servira du reste à fixer la ration.

Encore un détail qui a une grande importance : jamais je n'emploie la morphine, sous n'importe quelle forme, pour calmer les douleurs des ulcéreux.

Je condamne absolument cette pratique, malheureusement trop fréquente. Il est inutile de voiler la douleur, qui reste en elle-même un précieux symptôme de l'état de l'ulcération ; tandis qu'on peut toujours la faire disparaître en administrant l'eau alcaline tiède, qui calmera cette douleur, pour la bonne raison physiologique de la neutralisation de l'acide. Sa réapparition nous indique aussi que l'acidité exagérée du suc gastrique est revenue, et qu'il est temps de la corriger de nouveau. Il est bien certain qu'une injection de morphine calme complètement et rapidement la douleur. Le malade en éprouve un tel soulagement qu'il en est toujours fort reconnaissant à son médecin, mais pendant ce temps l'hyperacidité du suc exerce son action rongeante sur la surface de l'ulcération et rend impossible une réparation de la muqueuse.

Traitement chirurgical.— En présence des résultats si heureux de ce traitement médical de l'ulcération gastrique, il est un peu superflu de vous dire que je suis absolument opposé au traitement chirurgical, si en honneur depuis quelques années.

D'une statistique (1) portant sur 1041 opérations stomacales, il résulterait que la résection de l'ulcère a donné 21,4 p. 100 de morts, qui, ajoutés aux récidives, donnent 35,7 p. 100 d'insuccès. Voilà des chiffres qui suffiraient pour faire renoncer à cette intervention néfaste. Car j'ai la conviction que les ulcérations gastriques, abandonnées à elles-

(1) DONATI, Chirurgie dell'ulcera gastrica e dei postumi della medesima. Turin, 1905.

mêmes sans aucun autre traitement qu'une nourriture lactée, ne fourniront jamais une statistique aussi désastreuse.

Par contre, la gastro-entéro-anastomose ne donnerait que 14,56 p. 100 de morts, chiffre encore beaucoup trop considérable pour une affection si facilement guérissable par la méthode que je vous ai décrite. Cependant l'auteur de cette statistique s'en montre très satisfait, encore que si cette opération assure un grand nombre de guérisons par le repos laissé à la muqueuse, cependant elle ne constitue pas une panacée contre les récidives ou les hémorragies, qui peuvent se reproduire dans la proportion de 5 p. 100. C'est là encore un chiffre beaucoup plus élevé que celui indiqué par notre statistique médicale, et encore, pour l'obtenir, il faut mettre en péril l'existence même du malade, tandis que le traitement médical n'offre aucun danger.

Les chirurgiens qui écrivent sur la chirurgie stomacale admettent tous que la gastro-entérostomie a pour effet de mettre la fonction mécanique et chimique de l'estomac au repos. L'organe étant transformé en une sorte d'entonnoir, la nourriture ingérée passerait directement dans l'intestin.

Rien n'est plus faux que cette notion répandue un peu partout dans les publications des chirurgiens. J'ai eu bien souvent l'occasion de vous montrer des gastro-entéro-stomisés, absolument guéris du traumatisme chirurgical, et dont l'estomac présentait, après plusieurs semaines ou plusieurs mois, une rétention assez considérable, avec un taux d'acidité variable.

Ces individus mettaient quatre ou cinq heures pour vider leur estomac, mais ils ne présentaient plus de malaise parce que la fonction mécanique était assurée, bien qu'encore très retardée. Dans les cas tout à fait favorables, l'estomac gastro-entérostomisé fonctionne comme un estomac normal, c'est-à-dire qu'il vide son contenu trois heures environ après un repas moyen. On ne peut donc parler d'avoir soulagé l'estomac dans l'une ou l'autre de ses fonctions. Le contact du suc acide avec l'ulcération se produira quand même et la grave opération qu'on a faite pour s'opposer à cet inconvénient est complètement inutile.

J'ai lu quelque part que les affections de l'estomac appartenaient au chirurgien. Je serais tout à fait d'accord si le chirurgien moderne était encore un médecin moderne, c'est-à-dire un physiologiste.

Malheureusement, ce n'est plus toujours le cas; la chirurgie est exercée de plus en plus par de très habiles praticiens, pour lesquels la médecine n'est plus qu'un art minime et secondaire, tout au plus digne de leurs sarcasmes ou de leurs paradoxes. Forts de leur adresse et de leur habileté techniques, ils pensent pouvoir ignorer les lois inéluctables de la physiologie gastrique, et quand ils ont transformé un estomac en soi-disant entonnoir, ils sont satisfaits. Qu'il y ait des morts ou des récidives, cela ne compte pas, leur œuvre sera toujours préférable à une simple réparation médicale.

Si j'avais un conseil à donner aux intéressés, c'est-à-dire aux malades, je leur dirais : « Ne consentez jamais à une opération sur votre estomac avant d'en avoir fait contrôler la nécessité et l'urgence par un médecin physiologiste capable de fixer par un examen entendu la fonction de l'organe lésé ».

Par contre, où la chirurgie reprend tous ses droits, c'est lorsque l'ulcération a provoqué, en se cicatrisant, une stricture du pylore.

Dans ces cas, la gastro-entérostomie s'impose et vous abandonnez votre malade au plus habile, après avoir jugé du degré de stricture par l'examen méthodique des trois digestions (leçon III).

Une fois le malade guéri de son opération, vous pourrez l'examiner de nouveau au point de vue du fonctionnement de l'organe réparé, et vous pourrez alors faire les mêmes constatations que je vous ai décrites et qui ont formé mes convictions sur les résultats de l'intervention chirurgicale.

Dans les cas tout à fait favorables, vous constaterez que l'estomac ne reprend sa fonction physiologique normale qu'après plusieurs semaines, et il serait même plus juste de dire après plusieurs mois. La correction d'acidité s'impose pour plusieurs raisons. Tout d'abord parce que le suc continue à être hyperacide et que cela gêne considérablement la fonction mécanique. En pratiquant la neutralisation partielle du contenu gastrique, l'estomac se vide plus facilement et plus complètement dans l'intestin.

En outre, il ne faut pas oublier que les malades chez lesquels on rencontre une stricture pylorique ont souffert depuis plusieurs années. Pendant ce temps, la digestion stomacale a été anormale, et nécessairement la fonction intestinale a dû en souffrir. Il faudra donc s'attendre à voir l'intestin être insuffisant pour sa nouvelle tâche, surtout celle qui consiste à assurer la neutralisation du suc gastrique, qui lui arrive plus rapidement et en plus grande abondance.

Or, la physiologie nous apprend que la neutralisation des deux sucs se fait à parties égales, c'est-à-dire que, pour neutraliser 100 centimètres cubes de suc gastrique à acidité normale, il faut 100 centimètres cubes de suc intestinal intégral.

Nous pouvons donc beaucoup aider à cette fonction en continuant l'usage de l'eau alcaline, dans des proportions dictées par l'acidité du suc gastrique.

Les autres fonctions intestinales digestives et mécaniques ont également souffert de la lésion stomacale, et il faudra un certain temps pour que ces fonctions reprennent leur valeur physiologique normale.

Votre malade aura donc encore longtemps besoin de vos conseils de physiologiste et d'hygiéniste.

Si je vous parle de tous ces détails, c'est que, pendant les vingt dernières années où je me suis occupé avec prédilection de toutes ces questions, j'ai rarement rencontré un chirurgien qui fût capable de donner de judicieux conseils sur la façon dont le malade doit se comporter après une gastro-entérostomie.

Comme il est en général dominé par la notion de l'estomac-entonnoir, il dira volontiers à son opéré : « Une fois guéri, mangez et buvez tout ce que vous voulez », et il ajoute parfois : « les aliments les plus lourds sont les meilleurs ». J'ai entendu trop souvent ces plaisanteries pour ne pas vous mettre en garde contre leur mauvais effet. Ces malades ainsi mal conseillés ne tardent pas à vous revenir pour se plaindre de nouveaux troubles digestifs : rétention gastrique avec acidité exagérée, hémorragies, troubles intestinaux avec constipation ou diarrhée.

J'en ai vu revenir avec des troubles hépatiques et rénaux, d'autres avec de la glycosurie et des symptômes de goutte urique, etc. Tous ces troubles étaient certainement dus à une mauvaise hygiène alimentaire, car ils ont en général cédé à un régime plus sensé et plus physiologique. Mais ces malades avaient perdu quelques mois et même quelques années de bien-être.

Je me résume, en disant : En cas de gastro-entérostomie, la réparation faite par le chirurgien ne portera tous ses fruits qu'à la condition de surveiller de très près la fonction gastro-intestinale, pour lui permettre de reprendre peu à peu sa fonction normale.

DIX-NEUVIÈME LEÇON

TUMEURS DE L'ESTOMAC.

Anatomie pathologique. — Diagnostic précoce. — Examen des fonctions de l'estomac. — Tumeur pylorique, tumeurs du gros cul-de-sac. — Plan d'examen méthodique. — Incision exploratrice. — Traitement médical des tumeurs inopérables.

Anatomie pathologique. — Les tumeurs malignes qui se développent le plus souvent dans l'estomac sont désignées sous le nom générique de cancers. Au point de vue anatomo-pathologique, elles peuvent affecter la forme de l'épithélioma alvéolaire à cellules cylindriques, ou du carcinome circonscrit ou diffus. Mais il faut ajouter que ces différentes formes semblent avoir pour origine commune l'épithélium cylindrique des glandes de la muqueuse stomacale. Nous n'insisterons pas sur ces caractères histologiques qui ne fournissent à la clinique aucun renseignement précis, soit pour le diagnostic, soit pour la marche de l'affection. Le traitement des tumeurs cancéreuses de l'estomac étant uniquement du ressort de la chirurgie, le médecin n'aura à s'en occuper que pour en faire un diagnostic aussi précoce que possible.

L'efficacité de l'intervention chirurgicale dépend en grande partie de ce diagnostic rapide, qui n'est pas sans présenter de grandes difficultés. Le début d'une affection cancéreuse s'accompagne toujours de symptômes semblables à ceux qu'on rencontre dans toute dyspepsie, quelle que soit son origine ; et si l'on attend le moment où la tumeur devient palpable, on a bien des chances de se trouver en présence d'un néoplasme inopérable.

Diagnostic précoce. — Il est bien certain qu'une incision exploratrice simplifierait beaucoup le diagnostic ; mais si on ne se basait que sur ce moyen radical de diagnostic, la moitié au moins de nos malades de l'estomac seraient obligés de s'y soumettre.

Si, par nos moyens d'investigation, nous ne pouvons arriver à ce diagnostic précoce réclamé par le chirurgien comme indispensable à la réussite de son intervention, nous pourrons peut-être arriver à faire un choix des malades chez lesquels l'incision exploratrice s'impose.

Pour arriver à ce résultat relatif, nous devons porter toute notre attention sur l'appréciation du fonctionnement chimique et mécanique de l'estomac. Et pour y arriver, nous étudierons cette fonction en appliquant rigoureusement les méthodes que je vous ai décrites dans les leçons précédentes.

Vous étudierez avec beaucoup de soin l'hérédité du malade au point de vue des affections cancéreuses, car on la retrouve dans 12 p. 100 environ des cas de tumeur maligne de l'estomac.

Examen des fonctions. — J'ajoute aussi une importance considérable à la juste appréciation du pouvoir digestif, soit chimique, soit mécanique.

Il faudra apprécier avec soin la façon dont l'estomac se conduit vis-à-vis des repas d'épreuve que je vous ai indiqués, en comparant toujours les résultats obtenus avec la fonction normale, telle que nous l'indique la physiologie, en prenant en considération l'âge et le sexe du malade. Il faudra au besoin répéter ces examens de digestion, dans les trois modifications que je vous ai signalées.

Les renseignements fournis par l'analyse chimique du suc gastrique ne sont jamais pathognomoniques, comme ont voulu l'affirmer certains auteurs.

La présence ou l'absence de l'acide chlorhydrique libre ne peut pas nous guider pour poser un diagnostic précoce de carcinome de l'estomac, pas plus, du reste, que la présence d'acide lactique.

Nous retrouvons des anomalies dans la composition du suc gastrique dans trop d'affections différentes pour pouvoir leur attribuer une valeur spéciale lorsqu'il s'agit de carcinome.

Mais nous prendrons en beaucoup plus sérieuse considération la marche de l'affection. Dans la plupart des affections bénignes de l'estomac, il suffit d'appliquer un traitement judicieux basé sur les principes que je me suis efforcé de vous faire connaître dans ces leçons, pour voir en quelques jours les symptômes les plus graves s'amender considérablement. En particulier les déviations chimiques du suc gastrique s'atténuent, et petit à petit rentrent dans l'ordre physiologique ; mais lorsque les mêmes symptômes dyspeptiques proviennent d'une tumeur en évolution, l'amélioration produite par le traitement est nulle ou à peu près.

Au point de vue de la fonction mécanique, il faut distinguer entre les tumeurs qui se développent dans le voisinage du pylore, et celles qui envahissent les autres portions de l'estomac (15 p. 100), sans entraver la fonction pylorique.

Nos examens de la fonction stomacale nous décéleront assez rapidement les premiers à cause des phénomènes de rétention ; celle-ci peut être provoquée par plusieurs causes, comme le simple spasme pylorique, le gonflement de la muqueuse prépylorique, l'ulcération simple (avant la cicatrisation), certaines ptoses, etc. Toutes ces causes d'origine non maligne s'atténuent très facilement sous l'influence de ce traitement, et la fonction mécanique redevient normale, tandis qu'au contraire elle ne se rétablit pas dans les cas de tumeur maligne située aux environs immédiats du pylore. La rétention ne fait qu'augmenter, avec toutes les altérations du suc gastrique qu'elle comporte.

Dans les cas où la tumeur maligne se développe dans une autre partie de l'estomac, surtout dans la région du gros cul-de-sac et de la grande courbure, les renseignements fournis par l'appréciation de la fonction gastrique sont encore moins nets. Lorsque le néoplasme présente des parties ulcérées, nous pouvons quelquefois retrouver dans le contenu gastrique des débris de muqueuse plus ou moins modifiée. Même si ces fragments ne présentent pas sous le microscope la structure spéciale d'un carcinome, il faut toujours admettre un processus destructif grave. Ainsi il nous arrive parfois de trouver un petit fragment représenté simplement par un groupe de glandes en tubes paraissant absolument normales. Elles peuvent avoir été détachées de la muqueuse, en s'engageant dans l'œil de la sonde, ce qui arrive surtout quand on se sert des appareils d'aspiration pour extraire le suc. Cet arrachement démontrera toujours une certaine friabilité de la muqueuse, et nous savons que cette friabilité est préparée par les infiltrations malignes.

A part ces constatations microscopiques, la tumeur peut se développer longtemps sans donner de troubles digestifs bien précis. Elle peut même arriver à un volume qui la fera alors diagnostiquer facilement par la palpation, bien avant qu'on soit averti par des troubles dans la fonction chimique.

Dans l'évolution de ces tumeurs, nous voyons qu'aussi longtemps que le pylore est perméable les troubles digestifs locaux sont peu appréciables. Nous avons vu des tumeurs malignes infiltrantes, comme celles qu'on a baptisées du nom de linite plastique par exemple, évoluer jusqu'à envahir toutes les parois de l'estomac sans gêner le passage des aliments par le pylore, qui n'est pas atteint ou qui reste béant. Dans ces cas, le volume de l'estomac est réduit, il ne se développe plus par l'insufflation, la proportion d'acide chlorhydrique et de pepsine, ainsi que le lab, diminuent progressivement jusqu'à disparaître tout à fait. Et cependant le malade, qui tombe peu à peu dans une cachexie progressive, ne se plaint que très peu de troubles digestifs.

Je me souviens d'un malade atteint d'une telle affection, auquel je demandais, deux jours avant sa mort, s'il souffrait, et qui me répondait : « Je n'ai mal nulle part, mais je crève de faim; on ne me donne pas assez à manger ». A l'autopsie, nous trouvâmes un estomac qui représentait l'aspect d'un gros saucisson à parois épaisses, lardacées, laissant le pylore béant. Il semblait que c'était là un vrai estomac-entonnoir par lequel les aliments passaient, sans s'arrêter, directement dans l'intestin.

Vous voyez qu'en dehors des tumeurs du pylore le diagnostic précoce des affections malignes de l'estomac est entouré de grosses difficultés. On a beaucoup recommandé, ces derniers temps, pour résoudre ces questions, l'emploi de l'éclairage de l'estomac et de la radioscopie.

Je n'ai pas encore vu que ces moyens aient donné des renseignements plus précis, justifiant l'emploi de ces moyens compliqués. La radioscopie faite après la déglutition de bismuth peut donner de bons renseignements pour un rétrécissement du cardia. Mais ces renseignements ne sont pas supérieurs à ceux obtenus par l'exploration à la sonde. Et pour le fonctionnement du pylore, ils sont tout à fait insuffisants et inférieurs à ceux fournis par l'exploration du pouvoir digestif.

En commençant cette leçon, je vous ai dit que la question thérapeutique à résoudre était celle de l'extirpation aussi précoce que possible du néoplasme malin, et que le médecin devait faire un choix des malades qu'il pourrait proposer au chirurgien pour l'incision exploratrice, dernier critérium du diagnostic probable.

Plan d'examen. — Nous allons essayer de vous faire le tableau général d'un de ces cas, que nous ne pouvons pas d'emblée classer définitivement dans une des affections stomacales à symptômes bien définis.

Il s'agit généralement d'un malade, homme ou femme, âgé de quarante ans et plus, accusant des troubles digestifs vagues, avec baisse progressive du poids et des forces. Les examens de la fonction stomacale ont démontré une anomalie dans les processus chimiques : hyper- ou hypochlorhydrie. La fonction mécanique est entravée, la rétention est moyenne. La palpation et l'insufflation n'ont pas permis de constater la présence d'une tumeur. Nous laissons de côté les symptômes subjectifs qui sont trop variés et trop inconstants pour aider réellement au diagnostic.

Vous demandez à un tel malade un laps de temps de deux ou trois semaines pour observation, sous l'influence d'un traitement que vous instituez, en tenant compte de ce que j'ai essayé de vous démontrer au cours de ces leçons ; c'est-à-dire que vous ferez ce qu'on doit faire pour corriger les anomalies de la sécrétion gastrique, tout en aidant à la fonction mécanique de l'estomac et de l'intestin. Pour que cette observation et ce traitement portent tous leurs fruits, le malade doit être au repos complet, soit dans un établissement spécial, soit à l'hôpital.

La plupart des affections qui peuvent en imposer pour un carcinome au début, comme les dyspepsies nerveuses, les gastrites avec ou sans ulcérations, sont améliorées dès les premiers huit jours, et le plus souvent guéries. Après trois semaines, le malade reprend du poids et de la gaieté et le dynamomètre démontre que les forces reviennent parallèlement. Tandis que les troubles digestifs et généraux dé-

pendant de l'évolution d'une tumeur maligne ne rétro-
cèdent pas, ils ne font au contraire que s'accentuer. Si un
tel malade présentait dans ses ascendants des cas de néoplasmes malins, n'hésitez pas à proposer l'incision exploratrice pour lever tous vos doutes, et permettre au chirurgien de faire, si possible, une opération radicale et
définitive.

Traitement médical. — Comme nous vous l'avons dit,
le traitement médical d'un carcinome inopérable ne peut
être que palliatif, et pour cela nous n'avons qu'à appliquer
les règles générales soit au point de vue médicamenteux,
soit au point de vue de la nourriture.

Un carcinome ulcéré se trouvera toujours bien de lavages
au perchlorure de fer à 1 p. 1 000. L'extrait fluide de condurango allié à l'eau alcaline phosphatée, dans la proportion de 4 grammes pour un litre, est un bon tonique et
désinfectant de la muqueuse gastrique. On donnera ce
mélange par petites gorgées, deux heures après les repas,
et dans des proportions qui sont dictées par chaque cas en
particulier, mais en général à la dose de 100 grammes trois
fois par jour.

Dans la dernière période, et surtout si le malade souffre,
n'hésitez pas à calmer ses douleurs, par les nombreux narcotiques qui sont à votre disposition et principalement par
la morphine.

Vous savez combien je suis avare de ce médicament dans
les cas curables. Mais une fois que les chances de guérison
sont nulles, je l'administre *larga manu*, et de façon à soulager le malade d'une manière continue.

VINGTIÈME LEÇON

TROUBLES GASTRIQUES
DANS LES DIFFÉRENTES MALADIES.

Affections fébriles. — Malaria. — Tuberculose. — Septicémie. — Pneumonie. — Fièvre typhoïde. — Chloro-anémie. — Anémie pernicieuse. — Affections hépatiques. — Affections cardiaques. — Affections urinaires et rénales. — Urémie. — Maladies de la peau.

Affections fébriles. — Nous savons tous que l'appétit est en quelque sorte la pierre de touche de la santé, et d'autre part je vous ai dit que la faim était le résultat du travail cellulaire général et de la demande de matériaux de travail et de reconstruction, tandis que nous pouvons considérer l'appétit comme la mise en œuvre des forces digestives, surtout gastriques. Toute perturbation et toute déviation dans l'activité cellulaire générale seront accompagnées d'inappétence et de diminution dans la fonction digestive. Ainsi, dans ces affections fébriles passagères que nous appelons grippe, influenza, etc., le principal symptôme morbide se traduit par de l'inappétence, allant jusqu'au dégoût des aliments, précédé ou accompagné d'une élévation de température pouvant aller jusqu'à 40°. Puis la fièvre tombe, le travail cellulaire, un instant détourné de sa fonction physiologique normale, reprend son cours, et le malade sent le besoin d'une nourriture substantielle pour réparer les pertes subies par son organisme pendant la lutte qu'il vient de soutenir contre l'infection. La faim et l'appétit sont revenus, annonçant que l'organisme a repris son équilibre physiologique.

Certaines de ces infections générales sont de très courte durée, de quelques heures à quelques jours.

Malaria. — Dans les fièvres palustres, nous voyons se produire les mêmes troubles digestifs pendant la préparation de l'accès ; celui-ci terminé, la fonction digestive redevient normale.

L'intensité de la fièvre a une certaine importance, mais c'est surtout sa continuité qui produira les plus grandes perturbations dans les processus digestifs.

Tuberculose. — Ainsi, nous voyons les tuberculeux avoir un assez bon appétit tant qu'ils n'ont pas de fièvre ou que la température ne dépasse pas 37°,5.

La fonction digestive stomacale mécanique et chimique est à peu près normale. Mais lorsque la température s'élève, et surtout lorsque la fièvre hectique s'allume, la perturbation digestive commence et se présente sous les formes les plus diverses ; vous y reconnaîtrez les symptômes généraux des gastrites à tous les stades. La toux est souvent une cause de vomissement, car elle se produit surtout après les repas, comme si, à ce moment, il y avait une augmentation de la congestion autour des foyers tuberculeux. L'alimentation du tuberculeux devient alors très difficile.

Septicémie. — Les hautes températures, comme nous les voyons dans les fièvres septicémiques, surtout lorsqu'elles durent plusieurs semaines, produisent à la longue de la dégénérescence des glandes gastriques, pouvant aller jusqu'à l'achylie complète, c'est-à-dire la disparition des ferments solubles et de l'acide chlorhydrique.

Pneumonie, fièvre typhoïde. — En général, le taux de l'acide chlorhydrique baisse proportionnellement avec l'élévation de la température. Cette diminution est surtout sensible dans les fièvres d'infection avec rétention des chlorures, comme nous le voyons dans la pneumonie, la fièvre typhoïde, les septicémies, le rhumatisme articulaire aigu, etc.

Nous devrons donc prendre ces données en considération pour fixer l'alimentation de nos malades fébricitants. Si les aliments albumineux solides sont peu ou mal.digérés, par contre la faculté d'absorption de la muqueuse stomacale ne paraît pas diminuée.

Quelquefois, au contraire, elle est augmentée. Nous nous contenterons donc d'une alimentation liquide, comme le lait coupé de thé léger, le képhir et autres laits fermentés ; les bouillons, principalement ceux préparés avec du jarret de veau et les cartilages costaux qui contiendront des matières gélatineuses plus facilement transformées par la digestion gastro-intestinale. C'est l'alimentation de choix que nous donnons aux malades atteints de fièvre typhoïde, et nous la continuons aussi longtemps que la réparation intestinale n'est pas complète. Vers la quatrième ou cinquième semaine, le besoin de réparation générale de l'organisme se fait sentir par une faim torturante, et les malades réclament à grands cris de la nourriture solide.

Il ne faut céder à leurs sollicitations que lorsque la cicatrisation intestinale est définitive. Mais on se servira avec avantage, dans cette période de transition, des gélatines de veau, de poulet, de porc, etc., de même que des laits caillés et des œufs. Comme hydrates de carbone,.on emploiera le pain grillé, les biscottes, le zwieback, etc.

Comme boisson : des limonades de citron, froides ou chaudes, de la bière de Bavière.

Chloro-anémie. — Il semblerait que, dans les cas d'anémie, nous devrions trouver des sucs digestifs plus ou moins inactifs, et cependant c'est plus souvent le contraire que nous avons constaté. Ainsi, dans la chloro-anémie des jeunes filles, le suc gastrique est plutôt hyperchlorhydrique, et il contient toujours une forte proportion de ferments solubles très actifs. Le taux de l'acidité totale se rapproche souvent beaucoup de celui que nous constatons dans les cas d'ulcère rond. D'un autre côté, nous savons que l'ulcération gastrique est très fréquente chez les chlorotiques, soit sous le type de l'ulcère rond, soit sous celui de l'exulcération, cette dernière étant de beaucoup la plus fréquente. C'est dans ces cas que nous remarquons bien souvent, dans le contenu gastrique retiré par la sonde, ces petits caillots sanguins que je vous ai signalés dans la leçon sur l'ulcère rond, et que je vous ai engagés à toujours examiner au microscope. Ils sont certainement les témoins de petites hémorragies, peu importantes il est vrai, mais qui, en se répétant, peuvent certainement être une des causes du déficit de l'hémoglobine du sang. Nous voyons toujours ces malades guérir rapidement sous l'influence de la médication ferrugineuse. Et nous nous demandons si celle-ci n'a pas une action locale sur ces petites ulcérations, comme celle que nous obtenons par les lavages au perchlorure de fer dans le traitement de l'ulcère rond.

Anémie pernicieuse. — Par contre, dans les anémies pernicieuses, la sécrétion gastrique digestive diminue peu à peu, et finit même par se tarir complètement. Le contenu stomacal, examiné avec un des repas d'épreuve, ne contient plus ni acide chlorhydrique, ni ferments solubles, mais seulement une sécrétion muqueuse. Dans ces cas, la digestion stomacale est nulle, et il est probable que la digestion intestinale diminue parallèlement, et la mort arrive autant par intoxication que par épuisement.

Inutile de vous dire que, dans ces cas, notre intervention thérapeutique est inefficace.

Affections hépatiques. — Les *affections du foie* apportent toujours une grande perturbation dans les processus digestifs gastro-intestinaux. Bien que nous ayons surtout étudié plus spécialement la digestion stomacale, nous ne pouvons pas la séparer complètement de la digestion hépato-pancréatico-intestinale. Il est vrai que la digestion stomacale est le premier acte des processus digestifs généraux, mais nous devons bien nous souvenir que les réflexes qui régissent ces différents actes digestifs sont tous solidaires les uns des autres. Dès que nos papilles de la langue ont goûté la saveur d'un morceau de rôti, par exemple, l'estomac est averti, et la muqueuse digestive se met en activité, puis la répercussion réflexe se continue sur la fonction pancréatique, intestinale et hépatique. Puis viendra la première sortie par le pylore de la bouchée gastrique acide, qui déterminera plus directement la sécrétion pancréatico-intestinale. A ce moment-là aussi, la vésicule biliaire commence à livrer rythmiquement son contenu.

Il est donc bien évident qu'une altération dans la fonction de ces organes aura aussi sa répercussion sur la digestion stomacale. Mais il ne faut pas oublier que c'est aussi par voie réflexe que s'établissent les suppléances digestives et que, grâce à elles, l'organisme ne souffre pas trop d'une anomalie dans la fonction d'un foie ou d'un pancréas, pourvu qu'elle ne soit pas de trop longue durée.

La nature se charge donc, mieux que nous ne pourrions le faire, de parer à ces à-coups de digestion générale.

Cependant nous savons que dans les cas de stase hépatique, par exemple, s'accompagnant de troubles digestifs avec inappétence, nausée, vomissement matutinal, nous pouvons obtenir un effet thérapeutique excellent, en produisant une dérivation intestinale par un purgatif salin, sel de Carlsbad ou autre.

De même qu'une amélioration de la fonction digestive gastrique apportera un certain soulagement dans la fonction hépatique momentanément gênée.

En résumé, rappelez-vous que toutes les fonctions diges-

tives se tiennent, et que l'amélioration que vous procurez
à l'une, l'autre en bénéficie aussi.

Affections cardiaques. — La *fonction du cœur* joue
naturellement un très grand rôle dans les processus digestifs.
Vous ferez tout votre possible pour soigner au mieux l'alimentation des cardiaques d'après les règles générales que
je vous ai expliquées. Mais il arrivera un moment où, malgré
toutes vos précautions diététiques, la digestion gastro-intestinale sera gravement compromise par les effets de la myo-
cardite. La stase veineuse de la muqueuse gastrique suffit
pour faire diminuer considérablement la sécrétion du suc
gastrique actif, tandis que la sécrétion muqueuse augmente.

Il se produira les mêmes symptômes que ceux que nous
remarquons dans toute gastrite chronique.

La digestion stomacale chimique et mécanique sera
ralentie et toute votre médication stomachique sera inutile.
Mais il suffira, pour voir cesser tous ces troubles digestifs,
de savoir employer à temps la médication cardiaque. Une
infusion de digitale bien administrée redonnera une impul-
sion nouvelle à la fibre cardiaque. La circulation activée
fera disparaître la stase stomacale, et en même temps les
fonctions digestives reprendront leur cours normal.

Affections urinaires et rénales. — La *fonction
urinaire* n'a pas une moindre influence sur la digestion
stomacale, qui est très sensible aux altérations de tout
l'appareil éliminateur de l'urine.

Tous les urinaires sont en même temps des dyspeptiques ;
et bien souvent une dyspepsie est le signe avant-coureur de
troubles plus graves qui envahissent progressivement cet
appareil.

La rétention urinaire des prostatiques s'accompagne
volontiers de troubles digestifs. La langue de ces malades
est surtout caractéristique : elle est rouge vif, un peu sèche,
facilement envahie par le muguet, provoquant des aphtes

et des sensations d'irritation très désagréables. Le malade vous répétera souvent que sa langue est comme du bois, qu'elle colle au palais, et que le matin principalement cette sensation est des plus pénible.

Tous ces symptômes s'accentuent lorsque la rétention urinaire est d'origine rénale. Les néphrites, et plus particulièrement la sclérose rénale, s'annoncent par des troubles gastro-intestinaux : vomissements et diarrhée. Ces vomissements ont lieu surtout à jeun le matin. Ils se composent d'un liquide, mélangé quelquefois de bile, mais ayant toujours une odeur assez forte, souvent ammoniacale. A une période avancée, il peut être coloré en brun par du sang extravasé.

Urémie. — Examiné chimiquement, le liquide stomacal renferme tous les éléments de l'urine. Dans certaines crises urémiques graves avec vomissements, j'en ai même recueilli qui contenait une proportion d'urée aussi forte que celle qu'on trouve dans une urine ordinaire. Dans ces cas, un lavage d'estomac soulage beaucoup ces malades et peut même faire cesser une crise d'urémie. Si on examine la partie liquide des selles, on la trouve également formée de ces éléments urinaires. Ces produits excrémentitiels, ne pouvant passer par les reins devenus insuffisants, sont éliminés par la muqueuse gastro-intestinale.

Retenez bien dans votre esprit cet exemple de suppléance des différents organes, dont la construction anatomique et histologique sont si différentes, et qui cependant peuvent, à un moment donné, exercer la même fonction. Vous comprendrez pourquoi l'étude de la fonction physiologique des organes prend une place toujours plus grande dans la médecine moderne. Dans ce cas particulier, un médecin qui ne verrait que le symptôme vomissement et diarrhée chercherait à arrêter l'un et l'autre par n'importe quel moyen thérapeutique. Supposons qu'il s'adresse à l'opium pour calmer la diarrhée : il verrait immédiatement les vomissements redoubler d'importance, et peut-être se produire brusquement une crise d'urémie grave ; tout simplement parce qu'il aurait supprimé l'élimination des substances toxiques par la muqueuse intestinale ; un lavage d'estomac et un purgatif ont toujours raison, momentanément du moins, de ces intoxications urinaires.

Les troubles digestifs chez les néphritiques doivent toujours être traités par des purgatifs qu'on variera souvent, et qu'on donnera sous une forme aussi peu irritante que possible. Je vous conseille surtout l'emploi d'une infusion, dont vous trouvez la formule dans la plupart des pharmacopées, sous le nom d'infusion laxative de Vienne (infusion de séné composée), avec laquelle vous obtiendrez, suivant la dose, tous les effets désirables depuis la purgation légère jusqu'à l'effet drastique nécessaire dans la grande urémie.

La dose pour un adulte est de 50 à 100 grammes. On peut employer dans le même but la plupart des tisanes purgatives à base de séné. Par contre, je suis tout à fait opposé à l'emploi d'un médicament que vous voyez souvent cité dans les formulaires thérapeutiques, sous le nom d'eau-de-vie allemande, du reste presque complètement ignoré en Allemagne, et surtout employé en France. C'est une teinture de jalap et de scammonée, préparée avec un alcool fort, qui par lui-même peut déjà être nuisible aux malades atteints de néphrite, d'autant plus que la dose de 40 grammes généralement recommandée représente déjà une quantité correspondant au moins à 80 grammes d'eau-de-vie.

Le lait, sous ses formes les plus digestives, doit naturellement constituer l'unique nourriture des malades atteints d'affections rénales.

Maladies de la peau. — Certaines *maladies de la peau*,

si elles ne sont pas causées par des troubles digestifs, sont
dans tous les cas entretenues ou exagérées par eux. Cela est
surtout vrai chez les enfants en bas âge ; la *croûle de lait*
particulièrement est beaucoup influencée par la bonne ou
la mauvaise digestion gastro-intestinale. J'ai toujours
remarqué que ces enfants avaient un suc gastrique hyperacide et des matières fécales toujours trop acides. Il suffit
bien souvent de corriger les digestions stomacales par un
peu d'eau alcaline, répétée à distance égale entre chaque
repas (30 à 50 grammes chaque fois).

Sous l'influence d'une meilleure digestion gastro-intestinale, on voit diminuer et même disparaître complètement les
érythèmes, prurigo et autres manifestations cutanées auxquelles les petits enfants sont si souvent sujets.

La furonculose est aussi le résultat d'une intoxication
gastro-intestinale, et le meilleur moyen de combattre cette
affection si désagréable est d'améliorer la digestion stomacale d'abord, tout en désinfectant l'intestin. La levure de
bière, préconisée ces dernières années pour traiter la
furonculose, donne de bons résultats, probablement à cause
des changements qu'elle apporte dans le développement de
la flore intestinale.

Je veux encore vous signaler, au sujet de l'eczéma, une
vieille observation empirique qui vous sera confirmée par
les malades qui souffrent d'eczéma localisé et peu étendu,
mais tenace. A certains moments, cet eczéma diminue ou
disparaît, mais en même temps se produisent des gastralgies plus ou moins intenses, ressemblant beaucoup à celles
produites par les ulcérations gastriques. J'ai même observé
quelques cas où l'ulcération était manifeste, puisqu'elle se
traduisait par des hématémèses. Lorsque la plaque d'eczéma
réapparaissait et qu'elle était pour ainsi dire en activité,
avec un peu de démangeaison et de suintement, les manifestations stomacales disparaissaient. Y a-t-il là une simple

coïncidence, ou bien la relation entre l'eczéma et l'irritation de la muqueuse gastrique existe-t-elle vraiment?

L'observation empirique de ces malades semble faire admettre cette dernière manière de voir.

J'en ai connu plusieurs qui pendant des années ont observé cette alternance des accidents cutanés et gastriques.

On a fait la même remarque pour certaines crises d'asthme, qui semblent dépendre aussi d'une affection eczémateuse, l'accès augmentant lorsque l'eczéma cesse à la peau, pour diminuer ou disparaître quand il y réapparaît.

VINGT ET UNIÈME LEÇON

INFLUENCE DE LA DIGESTION STOMACALE SUR LES FONCTIONS INTESTINALES.

Je n'ai pas l'intention de traiter en détail les affections intestinales, mais je voudrais simplement vous exposer les relations qui existent entre les troubles de la digestion stomacale et ceux de la digestion intestinale, de même que l'influence des premiers sur les seconds.

Pour arriver à une conception nette des maladies de l'intestin en général, nous pouvons employer la même méthode que nous avons appliquée pour classer les maladies de l'estomac. Lorsqu'on a examiné avec soin un certain nombre de malades du tube digestif, on se rend très rapidement compte qu'il y a une analogie parfaite entre les affections de l'estomac et celles des intestins.

De même que les lois physiologiques qui s'appliquent à la fonction stomacale sont identiques à celles de la fonction intestinale. Les mêmes influences qui agiront sur la sécrétion gastrique auront aussi leur répercussion sur la sécrétion intestinale. La fonction chimique du suc gastrique s'accomplit dans un milieu acide, tandis que la fonction chimique du suc intestinal s'effectue dans un milieu neutre ou alcalin, sur un certain parcours tout au moins.

Le premier acte de la fonction chimique intestinale sera donc la neutralisation de la bouillie gastrique se déversant rythmiquement par le pylore, dès la première heure de la digestion.

D'emblée nous voyons donc que la sécrétion gastrique commande la sécrétion intestinale par cette nécessité de neutralisation.

Chez l'homme normal, en calculant le taux d'acidité du suc gastrique et le taux d'alcalinité des sucs intestinaux réunis, nous voyons qu'ils se neutralisent à parties égales.

En d'autres termes, nous voyons que 100 centimètres cubes de suc gastrique à 0,30 p. 100 d'acide chlorhydrique sont neutralisés par 100 centimètres cubes de suc intestinal mixte.

Il est très probable que l'alcalinité du suc digestif intestinal varie suivant le taux de l'acidité du suc gastrique aux diverses périodes de la digestion.

Les expériences des physiologistes nous montrent la sécrétion duodénale commençant dès que le suc gastrique a franchi le pylore.

Nous pouvons conclure de ces premiers faits que toutes les anomalies de la sécrétion gastrique auront leur répercussion sur la sécrétion intestinale.

Une hyperchlorhydrie, par exemple, exigera une hypersécrétion intestinale correspondante.

D'un autre côté, nous pouvons aussi admettre que tout ce que nous ferons pour corriger ou améliorer la digestion gastrique aura aussi une heureuse influence sur la digestion intestinale.

Ainsi vous comprenez pourquoi, dans mes démonstrations thérapeutiques, je lie toujours très exactement les deux traitements. On ne peut s'occuper du traitement de n'importe quelle affection intestinale, sans faire le nécessaire auparavant pour assurer la digestion stomacale.

La digestion stomacale de notre repas nº 2 dure, chez l'adulte normal, environ trois heures, mais le travail subséquent de la digestion intestinale durera à peu près le double, c'est-à-dire au moins six heures.

Pour accomplir sa fonction neutralisante, digestive et assimilatrice, l'intestin dispose d'une surface de muqueuse environ vingt fois plus grande que celle de la muqueuse stomacale.

Un estomac d'adulte présente une surface muqueuse d'environ 1 000 centimètres carrés. Tandis qu'un intestin grêle représente environ 20 000 centimètres carrés de muqueuse, et le gros intestin 3 500.

Ces proportions vous indiquent aussi la valeur relative des deux actes digestifs.

Nous savons aussi que la fonction des ferments solubles intestinaux ne peut réellement commencer que dans un milieu peu acide ou neutre, et d'un autre côté que l'absorption des produits transformés ou digérés ne se fait bien que dans un milieu alcalin. Nous pouvons donc en déduire que, plus rapidement sera faite la neutralisation du suc gastrique, plus vite aussi commencera la digestion intestinale réelle. Et plus grande aussi sera la surface d'absorption utilisable. Si la neutralisation de la bouillie s'est faite, par exemple, dans les trois ou quatre premiers mètres de l'intestin, cette bouillie alimentaire trouvera encore une dizaine de mètres d'intestin pour achever les transformations, et assurer l'absorption des produits digérés.

Cela nous explique pourquoi les hyperchlorhydriques sont en général maigres. Nous rencontrons souvent dans la vie des individus qui mangent beaucoup et qui sont très maigres. Le plus souvent cette maigreur peut s'expliquer par le manque d'absorption intestinale. Un pareil individu emploiera la plus grande partie de son intestin pour le seul travail de la neutralisation, et il ne disposera plus que d'un parcours intestinal restreint pour parfaire la digestion et assurer l'absorption.

Lorsque nous sommes en présence d'un malade qui se plaint de troubles intestinaux, nous devons nous poser les mêmes questions que nous nous posons lorsque nous avons affaire à un malade de l'estomac.

Sommes-nous en présence d'une maladie avec substratum anatomique, ou bien s'agit-il d'une simple manifestation nerveuse sans lésion anatomique?

Un coup d'œil jeté sur une planche anatomique représentant le système nerveux gastro-intestinal nous fait voir l'importance considérable qu'il faut attribuer aux causes purement nerveuses des troubles digestifs. Le pneumogastrique et le sympathique avec ses nombreux ganglions et plexus sont les voies par lesquelles passent les neurones centripètes et centrifuges présidant aux fonctions gastro-intestinales. Ces voies nerveuses peuvent être atteintes dans leur partie périphérique ou dans leurs centres, avec ou sans lésions constatables par nos moyens actuels.

Ces névrites ou ces névroses atteignant le grand sympathique abdominal se traduiront par des troubles sécrétoires, moteurs ou sensitifs, provoquant la diarrhée ou la constipation et des sensations les plus variées.

Ces symptômes ont été exploités par les spécialistes de la division théorique des maladies intestinales, pour distinguer des entérites muqueuses, muco-membraneuses, aiguës ou chroniques.

Il suffit de comparer les symptômes intestinaux de ces entérites variées pour voir qu'ils sont les mêmes que ceux que nous avons décrits pour les affections stomacales.

Nous avons vu les névrosés gastriques souffrir d'hypersécrétion, de spasme du pylore ou de la musculature des parois stomacales, de troubles sensitifs variés et plus ou moins douloureux, se traduisant par des éructations, des vomissements, des crampes douloureuses, de la dilatation de l'organe, avec ou sans atonie des parois.

Chez l'intestinal, ce même état va se traduire aussi par une hypersécrétion de la muqueuse ; le vomissement sera alors représenté par de la diarrhée, et celle-ci aura une consistance spéciale suivant la quantité et la qualité du mucus sécrété.

On l'appellera muqueuse ou muco-membraneuse, suivant la consistance de la mucine sécrétée.

Les éructations du gastritique seront représentées chez l'intestinal par des gaz qui gênent beaucoup le malade. Bien souvent ils ne sont pas plus abondants que chez l'individu sain, mais ils sont pour ainsi dire comprimés par le spasme intestinal. Leur absorption par la muqueuse et leur déplacement sont gênés, et cet état se traduit par une sensation de plénitude très désagréable.

La constipation sera plus souvent le résultat du spasme intestinal que de l'atonie des parois. Les troubles dans le fonctionnement des sphincters produiront des effets analogues à ceux que nous observons dans le spasme du pylore, et ils se traduiront par de la dilatation totale ou partielle du gros intestin.

Je vous ai décrit la crise gastrique chez l'enfant, se traduisant par des vomissements incoercibles et une élévation de température, durant un à plusieurs jours. Vous retrouverez l'analogue dans la crise intestinale. L'enfant est pris subitement de coliques plus ou moins douloureuses, suivies de diarrhée fétide, contenant beaucoup de mucus ou de pseudo-membranes, quelquefois sanguinolentes. La température peut monter jusqu'à 40º.

- Le plus souvent le médecin fait le diagnostic d'infection intestinale, alors qu'il ne s'agit que d'une pure crise nerveuse de l'intestin, qui va cesser, comme la crise gastrique, par le seul repos et sans avoir à employer aucun médicament. Malheureusement, on donne volontiers du calomel, dont l'effet certain sera de prolonger la crise de plusieurs jours.

Il n'y a pas plus d'infection microbienne dans ces cas

qu'il n'y a de fermentation stomacale dans la crise gastrique. Cette notion de l'infection microbienne et de l'intoxication intestinale a plus fait pour répandre et surtout faire durer ces pseudo-entérites que tous les microorganismes réunis.

La seule pensée de donner asile dans son intestin à tant d'espèces malfaisantes suffit chez le névrosé pour lui donner la colique et la diarrhée. Les médicaments feront le reste pour maintenir l'irritation de la muqueuse.

L'arthritisme et les microbes jouent le rôle capital dans l'échafaudage des théories qui ont la prétention d'expliquer ces soi-disant entérites muco-membraneuses.

D'après mon expérience, ces deux causes ne jouent qu'un rôle nul ou très minime, et la preuve en est que la psychothérapie toute seule est très capable de guérir ces malades, bien souvent même en quelques jours.

La flore et la faune intestinales sont bien plus sous la dépendance de la sécrétion gastro-intestinale que sous l'influence des aliments.

Que les actes digestifs gastro-intestinaux soient bien réglés, et la vie microbienne intestinale reste ce qu'elle doit être normalement ; la qualité de la nourriture ingérée n'aura sur elle que peu d'influence.

Mais qu'il se produise un à-coup dans la distribution des ordres nerveux gastro-intestinaux, et d'une minute à l'autre nous voyons se produire les principaux symptômes de l'entérite muco-membraneuse.

Encore moins que pour l'estomac, les nombreux et souvent bizarres régimes proposés par les spécialistes de l'entérite n'ont de valeur, et dans tous les cas de névrose intestinale la désinfection de l'intestin par le calomel est plus nuisible qu'utile.

Lorsque vous vous trouverez en présence d'un malade qui se plaint de troubles intestinaux, votre premier soin sera donc de vous rendre compte si ces troubles sont d'origine nerveuse ou s'il existe vraiment une lésion. Et vous verrez bien vite que les trois quarts des cas d'entérites sont imputables à des troubles de la fonction nerveuse, et que bien plus rarement la maladie est due à une lésion organique.

Cependant, dans l'un et l'autre cas, il est urgent de mettre la digestion stomacale dans l'état le plus physiologique possible ; ce faisant, vous soulagerez d'autant la besogne de l'intestin.

TABLE DES MATIÈRES

13925-11. — CORBEIL. Imprimerie CRÊTÉ.

TECHNIQUE THÉRAPEUTIQUE
CHIRURGICALE

PAR LES DOCTEURS

PAUCHET
Professeur à l'École de Médecine
d'Amiens.

DUCROQUET
Chargé du service d'Orthopédie
à la Policlinique Rothschild.

1911. 1 vol. in-8 de 543 pages avec 552 figures, cartonné....... **15 fr.**

La chirurgie opératoire prend chaque jour une extension plus grande. A côté du chirurgien spécialiste des grandes villes, s'installent de plus en plus dans tous les centres un peu importants des chirurgiens-praticiens.Le développement pris par la question du traitement des accidents du travail a beaucoup contribué à ce développement et aujourd'hui tout médecin-praticien doit se doubler d'un chirurgien-praticien, de façon à pouvoir pratiquer une intervention d'urgence pour les opérations courantes et à donner des soins éclairés aux blessés.

C'est pour eux qu'est écrit ce livre.

Dans la TECHNIQUE OPÉRATOIRE, le Dr PAUCHET examine successivement le *matériel opératoire*, l'*installation chirurgicale* dans une maison d'opérations, dans une chambre de la maison du praticien, enfin à domicile, la position du lit d'opération et l'*arsenal chirurgical*. Vient ensuite l'exposé des règles de l'*asepsie* du local, du matériel, de l'opérateur et de l'opéré, de l'*anesthésie* générale et locale, par les diverses méthodes.

L'étude de l'opération elle-même comprend l'exposé des *ponctions*, des *incisions* (panaris, ongle incarné, abcès chaud, hémorroïdes, appendicite, hernie, etc.), des *méthodes d'exérèse* (extraction des projectiles et des corps étrangers, amputation, désarticulation, etc.), de l'*hémostase*, des méthodes de restitution (sutures), des *autoplasties* et des *greffes*.

Après l'opération, le Dr PAUCHET examine le traitement des plaies, les pansements, les complications, les accidents et les soins post-opératoires. Enfin il expose dans un dernier chapitre les *opérations d'urgence*.

Le Dr DUCROQUET expose dans la deuxième partie de l'ouvrage la TECHNIQUE DES APPAREILS. Viennent d'abord les *méthodes d'extension*, puis la technique des *appareils plâtrés*, avec des exemples d'utilisation de ces appareils, enfin une étude particulièrement intéressante pour le médecin de campagne, des appareils orthopédiques de fortune que l'on peut improviser, loin d'un grand centre.

La TECHNIQUE DES BANDAGES, des ceintures et corsets, des appareils herniaires termine ce volume essentiellement pratique, illustré de 552 figures qui en rendent la compréhension encore plus facile.

OPOTHÉRAPIE

PAR

le Docteur Paul CARNOT

Professeur agrégé à la Faculté de Médecine de Paris.

1911. 1 vol. in-8 de 600 pages, avec 90 figures. Cartonné........ **12** fr

L'Opothérapie a pris une place fondamentale en thérapeutique, depuis les recherches des physiologistes sur les sécrétions internes, les hormones, les anticorps, et depuis les recherches des cliniciens sur les différents syndromes glandulaires. Elle utilise des produits fabriqués par l'organisme vivant et supplée aux insuffisances glandulaires en fournissant artificiellement au malade les substances qu'il ne fabrique plus ; il y a là tout un monde de corps et d'anticorps que l'on commence seulement à connaître et qui, vraisemblablement, feront la base de la thérapeutique de demain.

Dans une première partie, M. CARNOT envisage d'abord l'*opothérapie en général* ; il étudie la nature des médicaments opothérapiques, les sécrétions internes, les hormones, les kinases, les anticorps cytolytiques et anticytolytiques, les substances anaphylactiques ; la toxicité des produits opothérapiques, etc., puis les indications et contre-indications générales des médicaments opothérapiques, et enfin les différents modes de préparation, les formes pharmaceutiques et les équivalences de ces produits.

Dans une deuxième partie, il étudie les *opothérapies spéciales* : l'*opothérapie hématique* comprend la méthode de la transfusion du sang, les préparations d'hémoglobine, de fibrinogène, de fibrose, d'extraits leucocytaires ; les sérums normaux ou réactionnels : l'*opothérapie médullaire*, etc.

L'*opothérapie digestive* dérive des notions anatomo-physiologiques sur le suc gastrique, la pepsine, le lob, sur le suc intestinal, l'écresine, la kinase, la sécrétine, sur les sucs pancréatiques, sur la bile, sur les ferments du foie, etc. Le mode de préparation de ces produits (sucs gastriques naturels et artificiels, pepsine, présure, pegnine, kinase) est étudié en détail : enfin les indications et contre-indications thérapeutiques sont minutieusement réglées dans les différents syndromes gastro-intestinaux, pancréatiques, hépatiques.

De même, sont successivement passées en revue les fonctions rénales, les préparations dérivées du rein et les indications de l'*opothérapie rénale*. L'*opothérapie génitale* comprend l'étude du suc testiculaire, du suc interstitiel, du suc prostatique, des extraits ovariens, des extraits de corps jaune, des extraits placentaires, mammaires, ainsi que leurs multiples applications thérapeutiques.

L'*opothérapie thyro-parathyroïdienne* est étudiée dans ses multiples applications : myxœdème, crétinisme, infantilisme, rhumatisme chronique, sclérodermie, dermatoses, migraines, incontinence nocturne d'urine, asthme, etc.

De même, l'*opothérapie hypophysaire*, l'*opothérapie surrénale* avec la préparation des adrénalines extractives et des suprarénines synthétiques, avec ses multiples applications dans les hémorragies, les hypotensions, les adynamies graves, l'ostéomalacie, etc. ; l'*opothérapie musculaire* avec la technique de la zomothérapie, etc.

On voit quels immenses progrès a réalisés l'organothérapie depuis quelques années et toutes les ressources thérapeutiques qu'elle offre au clinicien.

RÉGIMES ALIMENTAIRES

PAR

le Docteur Marcel LABBÉ

Professeur agrégé à la Faculté de Médecine de Paris, médecin des hôpitaux.

1910. 1 vol. in-8 de 585 pages avec figures, cartonné.......... **12 fr.**

L'alimentation a une importance de premier ordre en médecine.

A l'état de santé, une alimentation saine et proportionnée contribue à assurer le bon fonctionnement de l'organisme et à le maintenir en bonne santé. Les maladies par défaut ou excès d'alimentation sont nombreuses, comme aussi les maladies causées par des aliments mal appropriés ou de mauvaise qualité. Il est de toute importance de connaître les régimes alimentaires des différents âges et des différentes professions.

A l'état de maladie, l'alimentation est un des éléments de la thérapeutique. La plupart des maladies nécessitent des régimes différents. Choisir les aliments convenant à tel ou tel malade est un point délicat dans les prescriptions du médecin. M. Marcel LABBÉ passe successivement en revue les régimes des obèses, des goutteux, des diabétiques, des dyspeptiques, des entéritiques. Il étudie également l'alimentation dans les affections hépatiques, dans les affections des voies urinaires, dans les affections cardiaques et vasculaires, dans la tuberculose, etc.

M. Marcel LABBÉ, qui s'occupe depuis plusieurs années déjà, en collaboration avec le professeur LANDOUZY, de toutes les questions relatives à l'alimentation, était tout désigné pour écrire ce livre qui sera bientôt entre toutes les mains ; car outre les bases scientifiques et thérapeutiques des régimes, bases reposant sur la connaissance des principes de la nutrition et de la composition des aliments, qui font l'objet des deux premières parties, on y trouvera également de nombreuses *indications culinaires* qui permettront de *varier les régimes*. Cette dernière partie, intitulée *Cuisine diététique*, est un recueil de recettes de soupes, de préparations d'œufs, de viandes de poissons, de légumes, de pâtes, d'entremets et sera particulièrement goûtée des malades.

ÉLECTROTHÉRAPIE

PAR

le Docteur NOGIER
Professeur agrégé à la Faculté de Médecine de Lyon.

1909. 1 vol. in-8 de 528 pages avec 251 figures, cartonné .... **10 fr.**

La Physiothérapie comprend les multiples méthodes de traitement dans lesquelles on utilise les Agents Physiques. Elles dérivent d'un principe commun, peuvent se combiner l'une à l'autre et se rapprochent par les connaissances techniques et l'instrumentation qu'elles nécessitent : il y a donc intérêt à les étudier parallèlement.

Aussi MM. GILBERT et CARNOT ont-ils réservé, dans leur *Bibliothèque de Thérapeutique*, une place à part à la Physiothérapie : elle y constitue une section spéciale, composée de quatre volumes qui paraissent presque simultanément, et qui, rédigés dans un même esprit et d'après un même plan général, se complètent réciproquement l'un à l'autre. Leur ensemble représente un Traité complet de Thérapie Physique, le premier du genre, dont le besoin se faisait vivement sentir en raison de l'importance, chaque jour grandissante, de ces nouvelles méthodes de traitement.

La *Physiothérapie* fait partie de la série consacrée aux Agents Thérapeutiques ; elle comprend quatre volumes : 1° Electrothérapie ; 2° Radiothérapie ; 3° Kinésithérapie (Massage, Mobilisation, Gymnastique) ; 4° Mécanothérapie, Rééducation motrice, Jeux et Sports, Hydrothérapie.

Depuis quelques années, ces Agents Physiques ont été appliqués au traitement d'un très grand nombre de maladies.

En Electrothérapie, on utilise non seulement l'action des courants galvaniques ou faradiques sur le muscle ou sur le nerf, mais aussi celle des courants de haute fréquence sur la nutrition, sur la tension vasculaire, sur l'histolyse ; on provoque l'introduction électrolytique des médicaments ; on cherche à déterminer le sommeil électrique, etc.

La première partie du livre de M. NOGIER est consacrée à l'*Electro-technique* : courant galvanique ou courant constant, courant faradique, courant galvano-faradique, courants oscillatoires, électricité statique, franklinisation hertzienne, courants de haute fréquence. La deuxième partie est consacrée à l'*Electrophysiologie* et à l'action des divers courants. La troisième partie traite de l'*Electro-diagnostic*. Enfin la quatrième partie, qui comprend, à elle seule, la moitié du volume, expose l'*Electrothérapie clinique*, c'est-à-dire l'application de l'électrothérapie aux diverses maladies : maladies du système musculaire, du système nerveux et sensitif, du système articulaire et osseux, de l'appareil circulatoire, de l'appareil digestif, de l'appareil respiratoire, de l'appareil génito-urinaire, de la peau, des yeux, de la bouche, du nez, du larynx et de l'oreille.

★★

KINÉSITHÉRAPIE

MASSAGE, MOBILISATION, GYMNASTIQUE

PAR LES DOCTEURS

P. CARNOT, DAGRON, DUCROQUET,
NAGEOTTE-WILBOUCHEWITCH, CAUTRU, BOURCART

1909. 1 vol. in-8 de 559 pages avec 356 figures, cartonné........ **12** fr.

M. CARNOT étudie, d'abord, les *bases scientifiques de la Kinésithérapie* et les *lois de la Mécanomorphose*.

Après cette introduction générale, le *Massage* et la *Mobilisation* sont étudiés dans leur technique générale, puis dans leurs applications aux différentes régions anatomiques et aux différentes maladies. Ainsi que le dit fort bien le D[r] DA-GRON, tout médecin transporte partout avec lui un instrument merveilleux, sa main, dont il ne tient qu'à lui de tirer de remarquables résultats thérapeutiques.

La *Gymnastique* est, elle aussi, une méthode puissante et simple dont le médecin ne tire pas toujours le parti qu'il pourrait, parce qu'il la connaît mal. Le Dr DUCROQUET en fait un exposé très intéressant. La Gymnastique éducative aide puissamment au développement morphologique de l'organisme et le met en état de résistance contre la maladie. La Gymnastique médicale et orthopédique a pour but, non seulement de prévenir la maladie, mais de la traiter une fois constituée.

La *Kinésithérapie vertébrale*, traitée par Mme NAGEOTTE, chargée de ce service à l'hôpital des Enfants-Malades, est la base même du traitement des déviations vertébrales. La *Kinésithérapie respiratoire*, complément de la méthode précédente, est fondamentale : car apprendre à l'enfant dont le thorax se développe mal, à l'adulte prédisposé héréditairement, au prétuberculeux, à l'emphysémateux, à l'asthmatique, la façon de respirer, c'est modifier profondément ses conditions générales d'existence ; c'est faciliter ses défenses pulmonaires ; c'est augmenter ses combustions organiques ; c'est, par là même, fortifier le terrain et le rendre impropre aux infections.

La *Kinésithérapie abdominale*, appliquée à l'estomac, à l'intestin, au foie, etc., provoque un stimulus mécanique dont bénéficient souvent ces organes. Elle est exposée par le Dr CAUTRU.

La *Kinésithérapie gynécologique* (Dr BOURCART) modifie la statique et les conditions circulatoires du petit bassin ; elle provoque parfois d'heureux changements en des cas que l'on aurait cru justiciables de la seule intervention sanglante.

Telles sont les différentes méthodes de la Kinésithérapie. Cette branche de l'art de guérir a le grand avantage de n'introduire dans l'organisme aucune substance toxique ; elle rend, à qui sait en manier les méthodes, d'inappréciables services ; elle doit, par là même, être familière à tous les Praticiens.

MÉCANOTHÉRAPIE

Rééducation, Jeux et Sports, Méthode de Bier

HYDROTHÉRAPIE

PAR LES DOCTEURS

**FRAIKIN, GRENIER DE CARDENAL,
CONSTENSOUX, TISSIÉ, DELAGENIÈRE, PARISET**

1909. 1 volume in-8 de 404 pages avec 114 figures, cartonné...... **8 fr.**

Les Drs FRAIKIN et GRENIER DE CARDENAL donnent la définition de la *mécanothérapie*, exposent son principe et son utilité, puis décrivent les appareils, indiquent les dosages des exercices. C'est un véritable *formulaire mécanothérapique appliqué.*

Le Dr CONSTENSOUX expose les principes de la *rééducation motrice*, la technique, les indications et contre-indications.

Les *jeux et sports en thérapeutique* sont scientifiquement étudiés et mis en valeur par le Dr TISSIÉ. On y trouve d'utiles aperçus thérapeutiques sur la marche, la course, la chasse, la natation, l'équitation, le tennis, le cyclisme, l'automobilisme, l'aviron, le patinage, etc.

La technique de la *méthode de Bier*, par stase hyperémique passive, est exposée par le Dr DELAGENIÈRE. Nombreuses sont ses indications : maladies de peau, abcès, adénites, ostéites, fistules, fractures, etc.

L'*hydrothérapie* constitue la plus grande partie du volume (Dr PARISET) : 1° action physiologique et technique des procédés hydrothérapiques : 2° traitement des maladies par l'hydrothérapie.

Enfin le Dr PARISET donne l'exposé de l'état actuel de l'*aérothérapie* : action physiologique et indications de l'*air comprimé* et des *injections d'air.*

CRÉNOTHÉRAPIE

Climatothérapie, Thalassothérapie

CURES HYDROMINÉRALES

CURES D'ALTITUDE, CURES MARINES

PAR LES PROFESSEURS

LANDOUZY, Armand GAUTIER, MOUREU, DE LAUNAY,

LES DOCTEURS

HEITZ, LAMARQUE, LALESQUE, P. CARNOT.

1910. 1 vol. in-8 de 706 pages avec 166 figures et 8 cartes coloriées.
Cartonné.. **14** fr.

La pratique thermale est beaucoup plus compliquée que ne le pense le malade à qui l'on ordonne un verre d'eau ou un bain. C'est une arme à deux tranchants d'un maniement délicat. Il faut que le médecin qui envoie un malade aux eaux sache exactement les propriétés de ces eaux, et aussi les façons multiples dont le confrère à qui il s'adressera peut employer ces mêmes eaux.

De là la nécessité de ce volume qui s'adresse à tous les praticiens soucieux de n'ordonner une cure d'eau ou une cure d'air à leurs malades qu'à bon escient.

La thérapeutique thermale s'est du reste considérablement modifiée depuis quelques années sous l'influence même de ceux qui en exposent magistralement les divers aspects dans ce volume : le professeur LANDOUZY qui depuis vingt ans parcourt inlassablement chaque année nos si riches et si nombreuses stations thermales pour les faire connaître à ses confrères ; — le professeur ARMAND GAUTIER, qui a jeté une lumière toute nouvelle sur les origines, la synthèse et la diagnose des eaux minérales ; — le professeur MOUREU, de l'École de pharmacie, qui a renové l'étude chimique et physique des eaux minérales et ouvert tant d'horizons nouveaux sur leurs phénomènes de radio-activité ; — le professeur DE LAUNAY, de l'École des Mines, qui s'est occupé depuis de longues années du gisement et du captage des eaux minérales.

Après ces études d'ensemble, et une étude générale sur la technique des cures hydrominérales, viennent les descriptions des diverses stations : stations des Pyrénées, de la Corse et de l'Algérie, par le Dr LAMARQUE ; stations du Plateau central, de l'Est, des Vosges et des Alpes, puis du Nord et de l'Ouest, par le Dr HEITZ.

Le Dr LALESQUE expose ensuite, avec sa compétence bien connue, les bases et les applications de la *climatothérapie*, cures marines et cures d'altitude, et la thalassothérapie.

Enfin le volume se termine par l'exposé des *Indications et contre-indications cliniques des cures créno-climatiques*, par le professeur LANDOUZY et le professeur agrégé CARNOT.

Il était impossible de réunir une collaboration plus brillante et plus compétente, et ce nouveau volume de la Bibliothèque de thérapeutique GILBERT-CARNOT sera certainement un des plus appréciés et des plus lus.

Il est illustré de nombreuses figures et de 8 cartes en couleurs.

MÉDICATIONS GÉNÉRALES

PAR

Ch. BOUCHARD, H. ROGER,
SABOURAUD, SABRAZÈS, POUCHET, BALTHAZARD, LANGLOIS,
CARNOT, MARIE, CLUNET, PINARD, APERT, BERGONIÉ,
MAUREL, RAUZIER, LÉPINE, ROBIN, COYON, CHAUFFARD,
WIDAL, LEMIERRE.

1911. 1 vol. in-8 de 700 pages avec 42 figures, cartonné....... **14** fr.

Une série de volumes de la *Bibliothèque de Thérapeutique* est relative à l'étude des MÉDICATIONS.

Étant donné un symptôme clinique, le premier problème thérapeutique qui se pose est de savoir si l'on doit agir sur lui, le favoriser ou le combattre ; or, ce n'est pas toujours une question facile à résoudre. Si certains symptômes sont, dans tel cas déterminé, manifestement défavorables et doivent être combattus, d'autres, par contre, indiquent un effort réactionnel de l'organisme, que l'on doit respecter et même favoriser. Mais, si tel symptôme doit être combattu et tel autre favorisé, beaucoup ont une signification variable ou douteuse. Aussi, bien souvent, en Thérapeutique, le difficile est-il non pas d'agir, mais de savoir s'il faut agir et dans quel sens. En second lieu, pour ou contre un symptôme donné, on peut utiliser pluseurs méthodes thérapeutiques. Chacune a ses indications et ses contre-indications. On voit, par là, toute l'importance pratique que présente l'étude des Médications symptomatiques.

Le volume consacré aux *Médications générales* est dû à la collaboration des plus éminents représentants de la science médicale française.

Voici un aperçu des matières traitées :

Médications générales et médications locales, par le professeur BOUCHARD.

Médications générales des infections, par le professeur ROGER. — Thérapeutique antiseptique. — Bactériothérapie. — Sérothérapie. — Traitement des manifestations inflammatoires. — Thérapeutique de la fièvre. — Vaccinations.

Médications des maladies parasitaires externes, par le Dr SABOURAUD. — *Médications des maladies parasitaires internes*, par le Dr J. SABRAZÈS. — *Médications générales des intoxications*, par le professeur G. POUCHET..— *Médications des auto-intoxications*, par le Dr V. BALTHAZARD, professeur agrégé à la Faculté de Médecine de Paris.

Médications générales des accidents physiques : MÉDICATIONS DES ACCIDENTS DUS AUX CHANGEMENTS DE PRESSION, par le Dr J.-P. LANGLOIS. — Maladie des caissons ; — des scaphandriers. — Mal des montagnes ou des aéronautes. — *Médications des accidents thermiques*, par le Dr J.-P. LANGLOIS. — *Médications des accidents électriques dus aux rayons X*, par le professeur J. BERGONIÉ (de Bordeaux).

Médications cellulaires générales : MÉDICATIONS HISTOPOIÉTIQUES ET MÉDICATIONS HISTOLYTIQUES, par le Dr P. CARNOT, professeur agrégé à la Faculté de médecine de Paris. — Médications relatives à la fécondation, à la croissance, aux réparations et régénérations de la peau, des muqueuses, des os, du sang. — Médications relatives aux greffes et transplantations. — *Action des rayons X sur les cellules cancéreuses*, par le professeur PIERRE MARIE et le Dr CLUNET.

Médications générales du développement : MÉDICATIONS GÉNÉRALES EN PUÉRICULTURE, par le professeur PINARD. — *Médications générales de la croissance*, par le Dr E. APERT, médecin des hôpitaux de Paris. — MÉDICATIONS GÉNÉRALES DE L'INVOLUTION SÉNILE par le professeur RAUZIER (de Montpellier).

Médications symptomatiques générales : MÉDICATIONS DES TROUBLES NUTRITIFS, par le professeur R. LÉPINE (de Lyon). — MÉDICATION DIÉTÉTIQUE. — MÉDICAMENTS : Opothérapie. — Eaux minérales. — Médication par les bains. — Cure par le climat. — Massage. — Électricité.

Médications de la fièvre, par le professeur ALBERT ROBIN et le Dr COYON. — *Médications de l'inflammation*, par le professeur A. CHAUFFARD. — *Médications des œdèmes*, par le Dr F. WIDAL et le Dr LEMIERRE.

THÉRAPEUTIQUE

des

MALADIES RESPIRATOIRES

et de la

TUBERCULOSE PULMONAIRE

PAR

les Docteurs Ed. HIRTZ, RIST, RIBADEAU-DUMAS, TUFFIER,
J. MARTIN, KUSS.

1911. 1 vol. in-8 de 713 pages avec 83 figures, cartonné......... **14** fr.

Extrait de la table des matières :

Traitement des maladies broncho-pulmonaires, par le Dr E. HIRTZ, médecin de l'hôpital Necker. — Étiologie et thérapeutique générales. — Traitement des bronchites aiguës et chroniques. — Traitement de la broncho-pneumonie. — Traitement de la dilatation des bronches. — Traitement de la bronchite fétide. — Traitement de la gangrène pulmonaire. — Traitement de l'emphysème pulmonaire. — Traitement de l'asthme. — Traitement de l'œdème aigu du poumon. — Traitement des abcès du poumon. — Traitement des kystes hydatiques du poumon. — Traitement de l'actinomycose pulmonaire. — Traitement des pneumokonioses. — Traitement de la syphilis et du cancer du poumon. — Traitement de la pneumonie. — Traitement des congestions pulmonaires.

Traitement des maladies des plèvres, par les Drs RIST, médecin des hôpitaux de Paris, et RIBADEAU-DUMAS. — Traitement des pleurésies sèches, séro-fibrineuses et purulentes. — Traitement du pneumothorax. — Tumeurs de la plèvre et du médiastin.

Traitement chirurgical des maladies respiratoires, par les Drs TUFFIER, professeur agrégé à la Faculté de médecine de Paris, et MARTIN, professeur agrégé à la Faculté de médecine de Toulouse. — Voies aériennes supérieures. — Trachéotomie. — Tubage. — Suture des plaies de la trachée. — Bronches. — Procédés de chirurgie générale permettant l'extraction des corps étrangers de la trachée et des bronches. — Traitement chirurgical de l'embolie pulmonaire. — Traitement chirurgical des pleurésies. — Traitement chirurgical des maladies pulmonaires. — Pneumotomie. — Pneumectomie. — Traitement des tumeurs de la plèvre et du poumon. — Traitement chirurgical de la tuberculose pulmonaire. — Traitement des blessures du poumon. — Traitement chirurgical de l'emphysème pulmonaire.

Traitement de la tuberculose pulmonaire, par le Dr G. KUSS, médecin en chef du sanatorium de l'Assistance publique à Angicourt. — Curabilité de la tuberculose pulmonaire. Traitements efficaces. — Formes de début. — Traitements précoces. — Méthodes de traitement et indications thérapeutiques. — Traitement diététo-hygiénique. — Cure d'air et cure d'endurcissement. — Cure de repos et cure d'entraînement. — Alimentation rationnelle des tuberculeux.— Hygiène du milieu ambiant. — Psychothérapie. — Résultats d'ensemble de la cure diététo-hygiénique.— Médicaments antituberculeux d'origine bacillaire — Sérothérapie antituberculeuse. — Tuberculinothérapie. — Médicaments pharmaceutiques antituberculeux. — Pneumothorax artificiel. — Traitement des phénomènes évolutifs des symptômes et des complications. — Cures hydrominérales et climatiques. — Traitement des tuberculoses évoluant dans des conditions étiologiques spéciales. — Traitement des candidats à la tuberculose. — Traitement des tuberculeux au sanatorium.

THÉRAPEUTIQUE URINAIRE

PAR LES DOCTEURS

ACHARD
Professeur à la Faculté de Médecine de Paris.

MARION
Professeur agrégé.

PAISSEAU
Chef de Clinique.

à la Faculté de Médecine de Paris.

1910. 1 vol. in-8 de 516 pages avec 204 figures. Cartonné........ **12 fr.**

Le traité de *Thérapeutique urinaire* est dû à M. ACHARD, professeur à la Faculté de médecine de Paris, pour la partie médicale, et à M. MARION, professeur agrégé, pour la partie chirurgicale. Ces deux noms montrent assez à eux seuls quel souci les directeurs de la Bibliothèque de Thérapeutique ont eu de s'adresser toujours aux hommes les plus compétents pour traiter chaque matière.

Un simple exposé de la table des matières montrera tout l'intérêt du nouveau livre.

Thérapeutique médicale des maladies des reins. — I. Le régime dans les néphrites : Indications générales. Le lait. La déchloruration. La diète d'azote. Indications particulières et pratiques des régimes. Régime lacté. Régimes déchlorurés. Boissons. — II. Hygiène générale dans les néphrites. — III. Traitement symptomatique. Traitement opothérapique. Traitement de l'albuminurie, de l'oligurie et des œdèmes, des troubles circulatoires, des hématuries, de l'anémie. — IV. Traitement des différentes formes de néphrites. — V. Traitement des albuminuries simples. — VI. Traitement de l'urémie. — VII. Traitement de la lithiase rénale.

Thérapeutique chirurgicale urinaire. — *Exploration de l'appareil urinaire.* — *Rein. Indications thérapeutiques.* — I. Traitement chirurgical des maladies de l'urètre. Urétrites. Rétrécissements. Fistules. Calculs. Tumeurs, etc. — II. Traitement chirurgical des maladies de la prostate. Hypertrophie. Cancer. Prostatites. Tuberculose. Calculs. — III. Traitement chirurgical des maladies de la vessie. Tumeurs. Calculs. Cystite. Fistules. Troubles d'origine nerveuse. Exstrophie. — IV. Traitement chirurgical des maladies de l'uretère et du bassinet. — V. Traitement chirurgical des maladies des reins. Pyélonéphrites. Pyonéphroses. Tuberculose. Rein mobile. Tumeurs. Kystes. Lithiase. Hydronéphroses. Fistules. Traitement chirurgical des néphrites. Infection urineuse. *Technique opératoire.* I. Stérilisation. — II. Injections et lavages. — III. Opérations sur l'urètre. Cathétérisme. Sonde à demeure. Dilatation électrolytique. Massage. Instillations. Opérations urétrales au moyen de l'urétroscopie. Ionisation urétrale. Urétrotomie. Urétroscopie. — IV. Opérations sur la prostate. Prostatectomie. — V. Opérations sur la vessie. Cystoscopie. Cathétérisme des uretères. Division des urines. Ponction de la vessie. Taille hypogastrique. Lithotritie. Exstrophie. — VI. Opérations sur l'uretère et le bassinet. Pyélotomie. — VII. Opérations sur le rein. Néphrotomie. Néphrostomie. Néphrectomie. Néphropexie. Décortication.

Thérapeutique chirurgicale des maladies de l'appareil génital de l'homme. — *Indications thérapeutiques.* I. Traitement des affections du testicule et de l'épididyme. — II. Traitement des affections du cordon. — III. Traitement des affections des enveloppes du testicule. — IV. Traitement des affections du pénis. — *Technique opératoire.* I. Opérations sur le testicule et l'épididyme. — II. Opérations sur les enveloppes du testicule. — III. Opérations sur le pénis.

TRAITEMENT
DES MALADIES CUTANÉES
ET VÉNÉRIENNES

PAR

les Docteurs Ch. AUDRY, J. NICOLAS et M. DURAND

Professeurs de Clinique des Maladies cutanées et syphilitiques aux Universités
de Toulouse et de Lyon.

1909. 1 vol. in-8 de 691 pages, avec 143 figures, cartonné........ **12 fr.**

Le *Traitement des maladies cutanées et vénériennes* a été confié par MM. GIL-
BERT et CARNOT à MM. AUDRY, NICOLAS et DURAND, professeurs aux Facultés
de médecine de Toulouse et de Lyon.

Il existe beaucoup de livres consacrés au traitement des maladies cutanées
et vénériennes, mais ils s'adressent surtout aux spécialistes.

Il n'y a qu'un petit nombre de véritables maladies de la peau ; trop souvent,
on a à soigner des manifestations ou des localisations ectodermiques provoquées
par des infections ou d'autres troubles plus ou moins généraux et entièrement
dénués de spécificité. Le traitement des maladies de la peau est souvent dirigé
contre de purs ensembles symptomatiques et non contre des entités morbides.
Les interventions et les médicaments externes l'envahissent de plus en plus,
mais sans éliminer les autres.

C'est une grande erreur de croire que la thérapeutique des dermatoses est
compliquée ; les dermatologistes de profession simplifient sans cesse leur pratique. Tel dermatologiste du siècle passé, et des plus illustres, s'était réduit à
quelques formules. Le médecin, effaré par les longues colonnes de substances
variées formulées à propos de chaque lésion peut se rassurer ; il n'a pas besoi
d'en savoir aussi « long ». Il suffit qu'il connaisse bien deux ou trois douzaine
de préparations pour venir à bout de la plupart des circonstances. Et c'est à c
but que répond le présent livre, illustré de très nombreuses reproductions d
photographies d'après nature.

13760-11. — CORBEIL. Imprimerie CRÉTÉ.